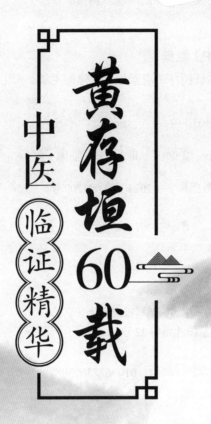

黄存垣60载

中医 临证精华

黄存垣　李金华◎主审

胡素敏　徐秀梅◎主编

中国健康传媒集团

中国医药科技出版社

内容提要

　　本书是对江西省国医名师黄存垣60余年临证精华进行的系统总结。全书分三部分，临床辨治经验部分是黄存垣教授对专病和部分经方的辨治应用经验总结，临证医案部分包含其治疗内科及妇科等常见病医案，医话杂谈部分则主要介绍中医预防保健心得，对指导临床具有重要意义，可供中医临床工作者及中医爱好者、大众阅读参考。

图书在版编目（CIP）数据

　　黄存垣60载中医临证精华 / 胡素敏，徐秀梅主编 . —北京：中国医药科技出版社，2024.6

　　ISBN 978-7-5214-4610-4

　　Ⅰ.①黄…　Ⅱ.①胡…②徐…　Ⅲ.①中医临床－经验－中国－现代　Ⅳ.① R249.7

　　中国国家版本馆CIP数据核字（2024）第093209号

美术编辑　陈君杞
版式设计　南博文化

出版　**中国健康传媒集团** | 中国医药科技出版社
地址　北京市海淀区文慧园北路甲22号
邮编　100082
电话　发行：010-62227427　邮购：010-62236938
网址　www.cmstp.com
规格　710×1000mm $^1/_{16}$
印张　19 $^1/_4$
字数　342千字
版次　2024年6月第1版
印次　2024年6月第1次印刷
印刷　北京侨友印刷有限公司
经销　全国各地新华书店
书号　ISBN 978-7-5214-4610-4
定价　**49.00元**

获取新书信息、投稿、为图书纠错，请扫码联系我们。

编委会

编写说明

黄存垣教授为1965年江西中医学院首届本科（六年制）毕业生，曾师承著名老中医、江西中医泰斗——姚荷生教授，跟随姚老到基层进行临床诊治、巡回医疗与科研。从医执教60余年，积累了丰富的学术经验。擅长治疗内科常见病、时病、杂病、疑难杂症以及妇科病、儿科病、老年性疾病。临床以治中医内科疾病为主，以肝、胆、脾胃病为研究方向。2021年被授予"江西省国医名师"荣誉称号。

本书是黄老60余年的临证精华，分为三大部分。临床辨治经验部分主要是对时病、杂病、急慢性疾病等的临证辨治经验和体会，包括发热、中暑、温病、湿病、哮喘、胃痛、肝炎、慢病以及肿瘤等病症的辨治，还有部分经方运用经验；临证医案部分主要包括内科医案100余例，以及少量的妇科、儿科和外科医案，每病案后附以按语，对该病案机制以及用药规律加以解释说明。医话杂谈部分包括漫话健康、漫话中药养生、漫话四季养生、漫话体质、古方今用调五脏、失眠调治、便秘调治以及漫话足疗等内容，主要介绍中医的预防保健知识，体现中医不仅治病有独到之处，同时治未病的预防理念更为突出。

本书是在研读黄老临证60年的医案及参考黄老一些著作和200余篇中医学术性科普文章的基础上，对其辨治内科杂病理法方药等内容进行全面梳理、分类归纳编写而成。本书总结病证辨治、处方思路、配伍特色，较系统整理了黄老临证特色和经验，对于进一步挖掘名医经验，提高临证能力，培养中医思维，创新中医理论具有重要的现实意义。

本书的问世，旨在总结黄老的临证经验和思辨精华，以及黄老一生的历练和感悟，也是其辛勤耕耘的见证。承蒙中国医药科技出版社的大力支持，本书得以顺利付梓。限于作者水平，不当之处敬请斧正。

江西国医名师黄存垣传承工作室

2023年12月

目录

临床辨治经验

临证医案

医话杂谈

临床辨治经验

第一章　发热辨治

中医所称的"发热"即是"身热"，含义有二：其一，是指体温超过37℃；其二，为体温低热或正常，但自觉身体局部（如手、足心）或全身发热。发热是临床常见的一种症状，也是中医内科杂病中的一个病症。中医学认为发热有外感发热和内伤发热两大类。如体温在39℃以上者称为高热，属中医外感发热，为温病范畴，多见于急性传染病、急性感染性疾病，如流行性感冒、流行性脑脊髓膜炎（流脑）、急性支气管炎、肺炎、急性胃肠炎、阑尾炎等。内伤发热以低热为多见，但也可出现高热现象。

关于"发热"，中医学有较全面的认识，积累了许多宝贵的经验。

一、病因病机

引起发热的原因很多，其病机比较复杂。一般认为，发热的病机是"正邪相争于表"或"热邪蒸腾于外"，或"阳浮于外"。外感发热是由六淫邪气或疫毒疠气等引起，是人体正气抗拒外邪，正邪相争的表现。内伤发热是由七情、饮食、劳倦、瘀血等原因引起，由于机体阴阳气血耗损或阴阳气血逆乱、功能失调所致。

总之，发热是人体感受风寒、风热、湿热、暑热、秋燥等病邪引起邪正相争，或瘀血、饮食、七情内伤而使阴阳、气血、脏腑功能失调所致。如邪正相争，正阳亢奋，阳胜则发热，否则就无热；假若阳气大虚，无力抗邪，格阳于外导致发热，则是阳气"虚性亢奋"的表现，是一种"虚热"现象，临床不可忽视。

二、辨证论治

外感发热多实证，虚证极少，以祛邪为主；内伤发热多虚证，以滋补为主。

（一）解表法

1.辛温发汗

麻黄汤为辛温发汗代表方，以恶寒发热、无汗而喘、脉浮紧的表实证为辨证要点。

2.辛凉解表

温病初起，风热袭于肺卫，风热与卫阳相搏，阳从热化，阳盛则热，故以辛凉解表为总则。可选辛凉解表轻剂桑菊饮或辛凉解表平剂银翘散或两方化裁合用。黄老临床曾用银翘散加味（金银花、连翘、牛蒡子、竹叶、白菊花、钩藤、蝉蜕、薄荷、荆芥、甘草）组成流脑1号合剂，治疗流行性脑脊髓膜炎（流脑）普通型（即风热表证）。

3.扶正解表

以憎寒壮热、头身重痛、咳痰声重、脉浮重取无力为辨证要点，选人参败毒散为治。

（二）调和营卫法

以发热、恶风寒、头痛、汗出、脉浮缓等为辨证要点，不论外感、内伤，均可用桂枝汤。

（三）清解少阳法

1.和解少阳

以往来寒热、口苦、咽干、胸胁苦满、舌苔薄白、脉弦为辨证要点，拟用小柴胡汤。

2.清泄少阳

本法代表方为蒿芩清胆汤，主要功用为清泄少阳，利湿化浊。应用于邪在少阳胆经，夹有湿热痰浊之证。

（四）清气法

以大热、大汗、烦渴、脉洪大、舌苔黄为辨证要点，拟用白虎汤。流行性乙型脑炎（乙脑）、流脑属气分实热者，可加金银花、连翘、板蓝根等清热解毒；若呕吐甚者加竹茹（姜汁炒）或石菖蒲、竹沥以止呕；若热甚动风抽搐者可加羚羊角（或大量水牛角代）、双钩藤、地龙等以清热息风。

（五）通下法

主要脉症是腹满硬痛，不大便，舌苔老黄，其则黑苔起刺，脉象沉实。前人归纳为"痞、满、燥、实、坚"，阳明实热为辨证要点，拟用大承气汤。后世温病学家吴鞠通在伤寒承气汤的基础上，发展了五加减承气汤。对于急性单纯性肠梗阻、粘连性肠梗阻、蛔虫性肠梗阻、急性胆囊炎、急性阑尾炎以及某些热性病过程中出现的高热、神昏谵语、惊厥、发狂而有阳明腑实者，均可用本方加减治疗。

（六）清热化湿法

以头痛、恶寒、身重、胸闷、午后热重、舌白不渴、脉濡为辨治要点，拟用三仁汤。肠伤寒、胃肠炎、肾盂肾炎、波状热等属于湿重于热者，均可用本方加减化裁。

（七）清营凉血法

1.清营泻热

清解营分热邪的代表方为清营汤，使用本方必须见舌质绛而干。乙脑、流脑、败血症属营分热者，可用此方加减。

2.凉血散血

此法以活血散血、清热凉血的犀角地黄汤为代表方，是治疗热入血分各种失血证的重要方剂。常用于急性黄色肝萎缩、肝昏迷、尿毒症、急性白血病、疗疮肿毒等出现高热、出血而属于血热者，也可用于烧伤。

3.气血两燔

此法代表方为清瘟败毒饮，即为白虎汤、黄连解毒汤与犀角地黄汤三者之合方，功用为泻火解毒，凉血救阴，主治一切火热之证。黄老临床以此方为主组成流脑2号合剂，治疗流脑等高热证。

（八）清心开窍法

此法选用"凉开三宝"：安宫牛黄丸长于清心解毒，多用于高热昏谵、烦扰惊厥者；至宝丹化浊开窍之力较优，多用于痰热内闭、昏厥惊痫证；紫雪丹镇痉力最强，多用于身热、烦狂、痉厥者。现代临床多制成注射剂，如醒脑静注射液、人参注射液，直接注入静脉，对危重症进行急救。

第二章　中暑急救

中暑症状错综复杂，且起病往往急骤，辨证必须抓住关键，随证选药才可达到预期效果，现将黄老治疗中暑的辨证思路及验方介绍如下，供大家参考。

一、辨证

中暑类型虽多，但在急救时首先必须辨清脱证与闭证，且各有属寒、属热的不同。

1.脱证

脱证往往顷刻之间吐泻交作，或先泻未吐，腹中绞痛，甚则转筋阴缩，目眶与螺纹下陷，无脉。属寒者颜面苍白，唇舌俱淡，手足厥逆，冷汗淋漓，或口噤无汗，脉多微细；属热者皮肤灼热，或兼指冷，初起有的有汗，旋即无汗，烦躁，口渴，面赤，唇舌俱红，神志不清，脉多兼数。

2.闭证

闭证突然手足麻冷，心胸烦闷，腹中或胀或痛，有的欲吐不吐，欲泻不泻，神情烦扰不安，甚则神昏，卒倒，脉伏，口噤难言。属热者面色与爪甲发紫，小便短涩、赤黄，舌苔黄腻；属寒者面色与爪甲发青，手足厥冷较甚，舌苔白腻。

上述两证，如神昏卒倒，口噤无脉，无旁人告知病情发生情况，则辨证更为困难，最简单而可靠的方法，只有立即观察患者的眼部和口唇，如目红、唇红者为热，目不红而唇淡者为寒，凭此仅有的依据，用药就不致寒热误投。

二、验方

（一）脱证偏寒者

三宝回阳药酒

［处方］公丁香50g，油肉桂50g，樟脑50g，高粱白酒500g。多备可以照此比例加量。

［制法］先将丁香、肉桂研粗末，与白酒、樟脑拌匀，装入瓷罐并盖紧，7天

后可以启用。浸至 1 个月更佳。急待应用时可隔水煮 1 小时（煮时盖紧，勿泄气），冷后亦可应用。

〔用法〕每次用一般汤匙半匙（约 1.5g），冷、热开水各 2 汤匙冲服。转筋者可用药酒擦患处。

〔主治〕阴寒，腹中绞痛，呕吐，洞泄不止，手足厥冷，或无汗，或冷汗淋漓，唇、舌俱淡，甚者转筋入腹，目眶螺纹下陷，脉沉细或无脉。

〔宜忌〕泻下坠胀不畅者忌服，另外此证忌表散及推拿、针刺，但可用灸。

按：此药酒为姚荷生教授家传数代之秘方。他自己曾患此证，也以三宝回阳药酒治疗而愈，疗效甚佳，特介绍以供参考。

黑锡丹

〔处方〕黑铅 100g，硫黄 100g，沉香、附片（炮）、胡芦巴（酒浸，炒）、阳起石（煅，研细，水飞）、补骨脂、小茴香（炒）、肉豆蔻（面裹，煨）、川楝子（酒蒸，去皮梗）、广木香各 50g，上肉桂 1.5g。

〔制法〕先用豆腐煮硫黄，将黑铅熔化后入硫黄同炒，烟尽为度，研末，余药共研细末，洒水为丸，用黑铅、硫黄末和酒为衣，如芥子大。

〔用法〕每次服 1.5~3g，空腹时温开水送下，淡盐汤、大枣汤、姜汤亦可，妇人以艾汤送下。急症可服 6g。

〔主治〕卒中寒暑，甚则昏倒，手足厥冷，冷汗淋漓，或有腹痛吐泻，唇、舌俱淡，脉沉细。孕妇忌服。

按：如经用 3~9g 仍无效者，改服三宝回阳药酒。

纯阳正气丸

〔处方〕藿香、肉桂、广陈皮、苍术、姜半夏、公丁香、青木香、茯苓、白术各 50g，红灵丹 16g。

〔制法〕共研末，用花椒 1.5g 煎汁，泛丸，如绿豆大，红灵丹为衣。

〔用法〕每次服 3~6g，日服 2 次，温开水送下，小儿视年龄及病情酌减。

〔主治〕寒暑腹痛，吐泻或有或无，手足厥冷而无汗。孕妇忌服。

按：若用至 50g 仍无效者，改用三宝回阳药酒。

（二）脱证偏热者

加减连梅汤

〔处方〕乌梅 26g，黄连 9g，党参 9g，麦冬 15g，蚕沙 9g，木瓜 9g，吴茱萸 6g，大渴者可兼用西瓜。

　　[制法]煎水浓缩成膏，加入适量苯甲酸钠以防腐。

　　[主治]暑热腹痛，吐泻烦渴，甚则转筋，目眶螺纹下陷，唇、舌俱红，肌肤灼热，或兼指冷，脉数或兼细者。

　　按: 姚荷生教授曾用蚕矢汤治疗上述证无效，认为此证关键在于暑热伤津甚急，蚕矢汤力弱，故难胜任，一般甘寒药亦难生津救脱，必须酸甘化阴，选取连梅汤（《温病条辨》方）、生脉散（《医录》方）、蚕矢汤（王孟英方）三方的有力药品组成此方，治疗2~3例，尚属有效，谨提出以供救急时参考。

（三）闭证偏寒者

速效丹

　　[处方]细辛1g，枯矾1.5g，贯众6g，制半夏6g，白芷3g，牙皂1g，陈皮6g，薄荷叶6g，防风6g，广木香6g，朱砂8g，甘草6g，桔梗6g。

　　[制法]以上13味共研细末，以瓷瓶紧装，毋令泄气。

　　[用法]每次用0.9g，吹入鼻孔，寒湿盛而病重者用开水调服3g。

　　[主治]诸痧手足麻木，牙关紧闭，目闭不语，胸背有红点，或咽肿，心痛。

　　[宜忌]饮食以冷饮为宜，并忌食稀粥。

　　按: 此方为《痧疫指迷》根据《瘟疫汇编》中治麻脚瘟之效方制订，可代飞龙夺命丹、诸葛行军散、通关散之用。此证如兼用刮痧、针刺、放血等法则取效更速。

（四）闭证偏热者

太乙紫金锭

　　[处方]山慈菇100g，五倍子、千金子霜各50g，红芽大戟56g，朱砂、麝香、雄黄各9g。

　　[制法]上药研细末，用糯米面312.5g和匀，打糊为锭，干重3g。

　　[用法]每次服1.5g，日服2次，温开水送下。

　　[主治]中暑发痧，才欲吐泻即觉手指麻木或冷或热，爪甲发紫，心胸烦闷，小便短赤，神识如蒙。

　　[宜忌]孕妇忌服，并忌食稀粥。可兼用刮痧、针刺、放血等法。

第三章 温病辨治

第一节 试论叶天士《温热论》

叶天士是清代著名温病学家，《温热论》是他的主要代表作之一。《温热论》系统论述了温病的辨证论治，补充了《伤寒论》有关温病的不足，对温病学说的发展起着承前启后的作用，不仅在温病学中占有重要地位，而且对整个中医学发展也有深远影响。

一、《温热论》的特点

1.承前启后，羽翼伤寒

叶氏温病学说是在继承前人成就的基础上发展起来的，如继承刘河间辛凉、表里双解之法。刘河间为金元四大家之一，他倡用寒凉，在热性病治疗上大胆创新，反对拘执《太平惠民和剂局方》，滥用辛温大热之药，主张辛凉双解，为叶氏提供了良好的治病法度。在此基础上叶氏创立了辛凉轻透、清热、养阴等法，如文中"在表初用辛凉轻剂""到气才可清气""若虽薄而干者，邪虽去而津受伤也，苦重之药当禁，宜甘寒轻剂可也""舌黑而干者，津枯火炽，急急泻南补北""绛而不鲜，干枯而痿者，此肾阴涸，急以阿胶、鸡子黄、地黄、天冬等救之"等清热及养阴之法。明代温病学家吴又可的学术观点对叶氏影响很大，叶氏取其精华，并加以发扬，如继承吴氏"邪从口鼻而入"之说，创立了"温邪上受"的发病学思想；在吴氏传变学说"其迹或从外解，或从内陷，从外解者顺，从内陷者逆"的基础上，叶氏提出了"逆传心包"的温病传变规律；又在吴氏所论"战汗"的理论上，完善了战汗的病机、临床表现和护理等方面的内容。《伤寒论》中营卫气血学说，其概念是本《内经》之旨，论风伤太阳、营卫失和的道理，使卫气营血的概念从生理引申到病理方面。《温热论》中的卫气营血概念是在《伤寒论》病理基础上，仿照《伤寒论》六经辨证，将卫气营血引申其义，成为归纳病变部位、病理变化、发展规律、证候类型、治疗法则的辨证施治纲领，使温病学说形成了一套完整的体系，起到承先启后、继往开来的作用，成为羽翼伤寒之作，共同组成完整的中医外感热病学。

2.独创新论，自成体系

叶氏所处清代是尊古压制革新的时代，叶氏能跳出伤寒的圈子，独树一帜，指出"温病与伤寒大异也"，是一大胆卓越的创见。

温病与伤寒同属外感热病，但其性质不同，伤寒为外感寒邪所致，寒性阴凝，卫阳被郁，化热过程较慢，如邪不外解，则化热传里，即"伤寒之邪留恋在表，然后化热入里"。温病是外感温邪为患，温为阳邪，最易化燥伤阴，即使病初邪在表，亦是热象偏重，如邪不及时向外透解，势必向里传变，或传入气分，或由卫分而径入营分、血分，引起种种里热亢盛的病变，所以说"温邪则热变最速"。

伤寒与温病病因不同，证候表现亦有别。伤寒感受寒邪，初起表现为表寒证；温病感受温邪，初起表现为表热证。表证虽当解表，但寒郁于表，宜温散，温邪在表，宜凉解，所以伤寒治宜辛温解表，而温病则宜辛凉解表。因此叶氏指出："若论治法，则与伤寒大异也。"

《温热论》第7条、第10条列举了伤寒与温病的不同之处，将伤寒与温病的病因、病机、传变、治疗方法等许多方面的不同都论述得很清楚，把千年来寒温混淆的局面打破，为温病自成体系，后世医家研究与发展温病奠定了牢固的基础。

3.经验总结，汇著新篇

《温热论》中所谈，大部分是经验的总结，如察舌、验齿、辨斑疹白㾦，都是发前人所未发，谈前人所未谈。特别是察舌之法，对舌象的苔、质变化，论述更详。白、黄苔各8种，灰白苔1种，黑苔4种，红舌4种，绛舌12种，紫舌3种，芒刺1种，舌胀大1种，共42种，他反复用"必验之于舌"强调它的重要性，认为察舌可以观正气之虚实、邪气之进退、津液之盈亏，对温病的诊断最为重要。这些都是他长期实践的经验总结，也是对温病诊法的重大贡献。

4.立法严谨，灵活多样

立法严谨、辨证选药、灵活多样是叶氏毕生临床实践的又一重要特点。叶氏对四时温病初起多以辛解，曰："在表初用辛凉轻剂""夹风则加入薄荷、牛蒡之属，夹湿加芦根、滑石之流。"薄荷、牛蒡子是辛凉解表、疏解风热的代表药，具有"透风于热外"的作用；芦根、滑石两药性味甘寒，既能清热，又能渗湿，而无伤阴之弊，具有"渗湿于热下"的作用。外邪入里，里热内盛，或者伏热外发，叶氏主张寒清里热。在气、营、血分均以清法为主，在气分予以清气，在营分予以清营透热转气，在血分予以清热凉血。用药则分辛寒、甘寒、苦寒、咸寒的不同，当分病程的阶段、邪热所在部位等，采用不同清里热方法。叶氏用药还十分注意三焦投药，他认为"分三焦受邪"，故"谓温热时邪，当分三焦投药，以苦辛寒为主"，"上焦药用辛凉，中焦药用苦辛寒，下焦药用咸寒"。

二、《温热论》学术思想

（一）贯穿辨证论治的精神

辨证论治是中医学的基本特点之一，《温热论》通篇贯穿着辨证论治内容。

1.卫气营血辨证论治体系的创立

《内经》讲的是卫气营血的生理，叶氏根据他多年的医疗实践经验，在前人理论的基础上，将卫气营血增补了病理内容，作为温病的辨证施治纲领，《温热论》原文第8条之"大凡看法，卫之后方言气，营之后方言血。在卫汗之可也，到气才可清气，入营犹可透热转气……入血就恐耗血动血，直须凉血散血"执简驭繁地划分出温病所犯部位的浅深层次，总结出温病发生发展的一般规律，提出了卫气营血四个阶段的证候表现和治疗方法，使立法处方有了准则，临床诊疗工作有法可依，而且这种温病发生发展的规律性及表里、内外、浅深的不同层次，与西医学急性传染病的潜伏期→前驱期→症状明显期→衰竭期→恢复期的演变过程大致相同，与西医学各期的病理机制是相通的，说明了其科学性。

2.主张温病分两类辨治

《温热论》全篇以卫气营血为纲，以温热、湿热为目展开论述，亦体现出辨证论治的精神。邪在卫分，《温热论》第1条之"温邪上受，首先犯肺""肺主气，其合皮毛"乃根据《内经》"其在皮者，汗而发之"之义，治疗上应当发汗祛邪，用辛凉轻剂解除在卫表之邪。不仅如此，还应细辨有无兼夹之邪，因为温病常有夹风、夹湿两途，其施治之法也有差异。其实此即突出温病中温热与湿热的两大纲领。邪到气分，正邪相争剧烈，所犯脏腑部位不同，如肺、胃、脾、肠、胆等，病情更为复杂。对于气分温热证，伤寒阳明篇论述较详，为突出温病的温热与湿热两大纲目，《温热论》的气分证可说是补充《伤寒论》内容，而论湿热气分证的五种类型，即流连气分证、邪留三焦证、湿邪致病、里结阳明证、痰湿中阻证等。邪入营血分，由于营热炽盛，营阴耗伤，病势最为深重，叶氏首先点出邪已入营的特征，以作为辨证的依据，据此治疗原则就必须以清营透热为主，这是邪入营分的治疗大法，最后强调还要细辨"如从风热陷入者，用犀角、竹叶之属；如从湿热陷入者，犀角、花露之品，参入凉血清热方中"，亦突出叶氏从温热与湿热两类辨治。

（二）贯穿知传防变、早期治疗的精神

中医学强调预防为主，早期治疗。早在《内经》中就提倡"治未病"，张仲景"见肝之病，知肝传脾，当先实脾"之说亦是治未病的思想。叶天士继承了这些宝贵的遗产，也主张治未病，他在温病治疗中充分体现了"未病先防，防治并重"的思想，并积累了丰富的经验。

1.寓防于透邪之中

温邪侵袭人体，发病急，传变快，所以如何阻止其内传深陷是十分重要的，叶氏十分重视用透邪的方法，使温邪外达，从而防邪深入，这也是他的一大治疗经验，而且贯穿在病程的各个阶段。温邪初起客于卫表，表气闭郁，邪无出路，极易内传为患，叶氏指出："在表初用辛凉轻剂"，"辛凉泄卫，透汗为要。"吴鞠通据此而创制了银翘散、桑菊饮等辛凉解表之剂，使邪随汗而解，此称"辛透法"。温邪传入气分，极易内陷营血，此时须急急透邪外达，"热未伤津，犹可清热透表"，即在清气药中加入宣透之品，如薄荷、豆豉等冀其从表解，此称"清透法"。湿遏热伏，用除湿透热法使湿散热解，此称"芳透法"。入营分后极易内陷血分，叶氏提出治当"透热转气"，使邪转出气分而解。温邪深入血分，病情最为严重，热迫血妄行，多见斑疹出血之症，叶氏提出当"急急透斑"为要，即凉血清热解毒，使血分邪热有清泄之机，则不锢结于里而烁伤营血，从而能透达向外，此称"滋透法"。以上可见，叶氏在整个温病的治疗过程中都着眼于"防"而立足于"透"，用积极透邪外达的方法，防止温邪内传为患。

2.务在先安未受邪之地

温邪极易耗伤人体阴液，叶氏指出："热邪不燥胃津，必耗肾液。"温病一般热偏盛，易汗出，如再加呕吐、泄泻，或误汗、误下，更易耗伤津液，《内经》治热病主张"实其阴以补其不足"，所以叶天士在温病的治疗中注意顾护阴液，主要是防止阴液损伤。如"心胃火燔，劫烁津液，即黄连、石膏亦可加入"，是在清营药中加入清胃泻火之品，以保护阴津不被火灼。对"其人肾水素亏，虽未及下焦，先自彷徨矣，必验之于舌，如甘寒之中加入咸寒"，指明肾阴素禀不足的患者，邪热最易乘虚而入，因此要先给予咸寒之玄参、阿胶、龟甲、知母之类药物，以滋

填真阴，防御邪热内陷下焦。正如严苍山曰："善治温病者，必须见微防渐，护于未然。"

3. 治外感如将，贵在神速

治疗外感热病，必须抓住时机，正如吴鞠通所说："治外感如将。"贵在神速，叶氏也谆谆告之，治外感宜急，目的是护阴保津。《温热论》到处可见"急"字，邪入营分，见斑点隐隐，若加烦躁、大便不通，要"急急透斑为要"；温病见舌黑而干，津枯火炽，要"急急泻南补北"；若舌黑燥而中心厚，土燥水竭，要"急以咸苦下之"；舌绛而光亮，为胃阴衰亡，要"急用甘凉濡润之品"；舌绛而不鲜，干枯而痿，肾阴涸也，欲救竭绝之阴，要"急以阿胶、鸡子黄、地黄、天冬等救之"。叶氏如此催促，正是要保津护阴。温邪化热最速，热化即可灼阴，要"刻刻顾护阴液"，"留得一分津液，便有一分生机"。

第二节 温病学理论在临床中的运用

温病学科的理论萌芽于《内经》，而系统理论治疗方法完善于明清时期。虽然发源时间早，但它至今仍然与时代结合得最为紧密。在治疗感染性疾病之危急重症领域具有重大指导意义。在感染性疾病中，我们与西医能够进行经验交流、沟通的地方很多。中医治疗感染性疾病有几个显著的特点。

第一，中医把病原微生物与人的关系作为辨治的出发点。就是说治疗外感病不是单纯杀灭细菌或病毒的问题，不是哪个药抗病毒，而是以人的病状为主进行辨治。

第二，中医非常重视外感病本身的特点，一病有一病的规律，一病有一病的特点，中医治疗感染性疾病或传染性疾病先会了解疾病的规律。如流行性出血热的特点是发病即为血分证，如70年代江西丰城、高安等地出血热流行，患者一入院即发高热，甚至昏迷，遍身出血发斑，这是我们温病所指的营血分证；2019年新型冠状病毒感染的主要证候为发热或恶寒，口干，咽干，咽痛，鼻干，舌尖红，多为卫气分证候。当然，不同疾病、不同证候选方用药不同。

第三，对于新发疾病，即使是既往没有认识的疾病，中医也可以依据症候反应做出应答。特别是感染性疾病，在发病以后，中医就可以根据症状拿出治疗意见，而西医则要明确病原体是病毒、细菌后才能清楚疾病过程，这样的话，花费大量时间，即使清楚病因，也可能没有针对性治疗，只是对症治疗。中医的优势是从整体来看，从临床来看，从病性来看。

温病学说里用于感染性疾病、传染病治疗与急救的经典方药，如银翘散、麻杏石膏汤、清营汤、安宫牛黄丸、紫雪丹、至宝丹（安宫牛黄丸、紫雪丹、至宝丹被称为中医急救"三宝"），在大灾大疫时期发挥了了不起的作用。

温病学家多以"卫气营血""三焦"为辨证纲领，按病因分温热、湿热两大类疾病展开论述。

一、温热类疾病

温热类疾病有风温、湿温、暑温、秋燥等，都由风热毒邪引起，是起病即表现热象偏重而易化燥伤阴的一类外感疾病，其症状特点是"犯肺卫，伤津液，易逆传"。从西医来看，包括一般流行性感冒（流感）、麻疹、手足口病、急性上呼吸道感染，绝大多数与病毒感染相关。

温热类疾病可按卫气营血四个阶段进行辨证施治。

1.卫分证

包括一般流感、感染性疾病，初起多见发热或微恶寒，咽干，咽痛，鼻干，舌尖红，脉浮数。

肺卫证宜用辛凉解表法治疗，代表方是大家最为熟悉的银翘散，此方为温病学经典方之一，其方共10味药，药味简单，轻灵活泼，可分为几组来认识。

第一组：金银花、连翘、竹叶为辛凉之品，辛可使热邪外透，寒能清热，使热从表解，亦从小便而去。

第二组：豆豉、荆芥穗辛温开腠理，薄荷辛凉走外，寒温并用，开泄腠理，使邪气泄去。

第三组：桔梗、牛蒡、甘草宣肺利咽，治表要重视宣肺，这是一个整体观，桔梗不一定是利咽，而是宣肺，因为气化则湿化，气化则热散。

第四组：芦根甘寒，甘养阴，寒清热。

以上体现了温病治疗的四个思想：第一，给热找出路；第二，表病重宣肺；第三，寒温并用，利咽宣肺；第四，养阴。

温热病大凡疾病初起，多侵及太阴肺卫，用此法此方化裁可达到药到病除的效果。

2022年11月新型冠状病毒感染流行，感染无数人，我们用此方化裁进行预防及治疗，效果良好。治疗方：金银花、连翘、贯众、藿香、鱼腥草。预防方：金银花、芦根、荷叶、贯众、藿香。用预防方泡水喝，饮用者大部分未被感染。

2.气分证

肺卫证若不能外解，病邪向里便进入气分，这一阶段是症状最重、传染性最强的阶段，多表现为大热、大汗、大渴、脉洪大、舌苔黄及高热、咳喘、胸闷痛、痰多等症。

温病学家认为人体此时气血未乱，津液未耗，正气未大虚，这个时候要祛邪，把祛邪放在首位。多以苦寒、辛寒、甘寒大清热邪为主，选用石膏、黄芩、黄柏、黄连、大黄祛邪外出。麻杏石甘汤、白虎汤、三承气汤多在这阶段运用，大清气热，鼓邪外出。

1967年春为局部地区流脑大流行时期，举一例：王某，女，12岁，1967年3月14日下午1点30分入院，患者下午神疲乏力，不思饮食，嗜睡，头痛，傍晚颈项及下肢亦痛，曾呕吐2次。入院时高热微汗，头颈疼痛较剧，纳差，小便不利，体温39℃，神志清楚，四肢有散在瘀点，舌淡，苔白，脉细而数。中医诊断：春温（气血两燔）。入院及时给予脑流2号合剂。处方：石膏60g，知母15g，大青叶30g，鲜生地黄30g，赤芍9g，牡丹皮20g，黄连12g，黄芩12g，连翘15g，竹叶15g，甘草9g，桔梗9g，水牛角120g。至下午5点10分，体温降至38℃，但脉搏加快，神志不清，即灌安宫牛黄散1.5g，呕吐少许，针刺内关，体温降至37.5℃，神志渐清醒并解小便1次，至15日清早体温38℃，仍面红，口苦，口渴，喜热饮，舌尖红，苔薄黄而干，脉缓，病情有显著好转，改服竹叶石膏汤加水牛角水300ml，病情逐渐好转，最后以辛寒之金银花、连翘、牛蒡子、竹叶等消除余热治愈。

以上方药在临床上很多疾病中运用很广，特别是感染性疾病，如肺炎、肺脓疡、尿路感染及妇科炎症、皮肤科疾病等。承气汤在急腹症中应用较多。

3.营分证

邪热未解，进一步深入营分。营是人体一种非常重要的营养物质，能够为全身供给营养，相当于水液与津液，营和血都在血管内，《温热论》指出："营分受热，则血液受劫，心神不安，夜甚无寐，或斑点隐隐。"即营分证的主要表现有身热（多是夜甚），口干不欲饮，心烦谵语，斑疹隐隐，舌质红绛，少苔，脉细数，其症状涉及营、心、血三方面的关系，病机为营热阴伤，扰神窜络，辨证要点是舌质红绛。

临床上营分证也非常常见，分析原因，一是大量激素的使用，如支气管哮喘吸入激素一两个月；再一个原因是气候变暖、农药化肥的使用，再加上用心操劳，熬夜，伤阴耗气的现象非常突出。

营分证的治疗，以吴鞠通的清营汤为主，可归纳为四组药：第一，犀角、黄连清心热。第二，玄参、麦冬、生地黄滋阴。第三，丹参活血化瘀。第四，金银花、连翘、竹叶透热转气。透热转气有一定的临床标志，比如患者初诊时舌质绛，服用清营汤后由绛舌变成红色，身上斑疹消退，这就说明转气了，本法不只在温病中应用，皮肤科、内分泌科、呼吸科疾病中符合营分证热邪亢盛，阴液耗伤者，均可以使用清营汤。

例如用于治疗消渴（糖尿病）：王某，男，40岁，肌肉瘦削，善饥渴饮，烦劳体衰，壮盛不觉为中上消病，临床上西医用胰岛素治疗，或因糖尿病肾病用激素治疗后，多出现营阴耗伤的营络虚热证，就可选用清营汤加味，犀角（今用水牛角代替）、鲜生地黄、玄参、北沙参、麦冬，加柿霜，配沙参以滋补肺胃阴液，用地骨皮清虚热，此例患者经此方法治疗后病情稳定。

4.血分证

血分证较营分证更深一层，血分证临床表现偏于出血，而且比营分证严重，表现为吐血、衄血、便血、尿血、咳血、咯血，即多部位出血。此外，血分证还会有营分症状，舌的颜色比营分证更深，舌质深绛，病机要点为迫血耗血，瘀热互结。有出血肯定有瘀，西医学主要重视止血，中医治疗出血不只着眼于止血，还适当活血，有热就要清热，火降血自止。血分证偏重于出血，所以用犀角地黄汤（犀角、生地黄、芍药、牡丹皮）。本方以犀角清心凉血解毒为主，配生地黄以凉血止血、养阴清热，芍药、牡丹皮既凉血，又能散瘀。此方凉血与活血散血并用，正如叶天士所述："入血就恐耗血动血，直须凉血散血。"

例如用于治疗血证：孔某，女，18岁，某中学学生。2003年11月23日初诊，患者长期患血小板减少症，拟诊为"特发性血小板减少性紫癜"，平素血小板为（30~150）×10^9/L，皮下瘀斑密布，苔薄微黄，舌质稍红，边尖齿印，脉细小数，今查血小板计数38×10^9/L。辨证：素肾阴素亏，肾阴亏而致火毒燔灼，迫血妄行。治法：凉血止血，佐以补肾养阴。处方：水牛角（先煎）20g，生地黄10g，赤芍10g，牡丹皮10g，紫草12g，炙女贞子10g，墨旱莲12g，仙鹤草15g，白及10g，茜草根15g，侧柏炭10g，槐花10g，炙僵蚕10g，炙龟甲（先煎）20g，雷公藤5g，生黄芪20g，制黄精10g，鹿角霜10g，7剂。11月30日二诊，血小板升至50×10^9/L，皮下未见明显出血，苔薄，舌质淡红，脉濡，守上方7剂。2003年12月7日三诊，查血小板90×10^9/L，皮下出血已止，未见新发，继续服原方14剂。

本病的发生与自身免疫功能失调、血小板破坏过多有关，选择炙僵蚕、雷公藤等调节免疫功能，以减少对血小板的破坏，二诊时血小板升至50×10^9/L，三诊

时血小板已达 $90 \times 10^9/L$，且皮下出血已止，未见新发，故守原方续服。

二、湿热类疾病

湿热类疾病主要由湿热病邪引起，包括湿温、暑湿、伏暑等。湿热类温病起病较缓，临床表现兼湿、热两方面的特点。起初热象不十分显著，湿热病致病特点：第一，伤及脾胃，有消化系统症状，包括纳呆、恶心、呕吐、泄泻、舌苔厚腻，病位以脾胃为中心。第二，湿为阴邪，容易困阻人体阳气，阻碍气机，头昏沉，身重，脘腹胀或肌肉酸痛。第三，病程长，热伤阳，湿伤阴，清热则湿更甚，治湿用燥湿药则热更炽，所以难治而病程长。

以湿温为例，概括湿热病在临床中的特点。

发病多在夏秋雨湿较盛的季节（长夏季节，7月下旬至9月上旬），起病较缓，初起恶寒少许，身热不扬，脉缓，继则热势渐开，伴脘痞、呕恶、苔腻等症。

以邪在气分为主，脾胃症状明显，可出现上、中、下不同部位的湿热病证：在上头昏蒙，胸闷；在中脘痞，呕恶；在下小便不利，大便干结或溏泄。

按症状分湿重于热证、湿热并重证及热重于湿证。

湿温（湿热证）的辨治，首先要辨析湿与热孰轻孰重，湿偏重者多热势不扬，头身重痛，便溏，口不渴，苔白腻，治宜芳香宣透，苦温燥湿，代表方为藿朴夏苓汤或三仁汤。湿热并重者，其发热明显，伴汗出，脘痞呕恶与心烦口渴并见，治宜苦辛通降、清热化湿并举，代表方为甘露消毒丹。热偏重多，热势较高，汗出不解，小便短赤，大便秘或下利臭秽，治以辛寒、苦寒清热为主，兼以化湿，代表方为白虎加苍术汤。

湿热病有蒙上流下的特性，亦能弥漫三焦，故须辨别病位上、中、下之所偏。病偏上焦，症多恶寒发热，头痛胸痞，有时可见昏蒙，甚则神昏谵语，治疗上焦湿热证以宣肺化湿、芳香透邪为主；病在中焦以脘腹胀满、呕恶便溏、肢倦苔厚为主，治以疏运化湿；病偏下焦多见小便不利或不通，腹满或大便不通，治以渗利湿邪为主。出于湿热之邪有三焦弥漫的特点，以上治法通常兼用。以三仁汤为例，一方体现了三大治法：开上，运中，渗下。其中用杏仁开上，宣降肺气，肺主一身之气，气化则湿化；白蔻仁芳香化湿，厚朴、半夏燥湿，辛苦温，行气宽中；薏苡仁、滑石、通草、竹叶渗下，使热邪从小便去，"治湿不利小便，非其治也"。

以上方剂临床运用广泛，除治疗湿温外，临床治疗肠胃疾病，如慢性非萎缩性胃炎，还有咳喘、皮肤病等都有很好的效果。

新型冠状病毒感染属于中医瘟疫病，临床以发热乏力、干咳为主要表现，少数人伴有鼻塞，流涕，咽痛和腹泻，苔多腻，苔腻必有湿，病性是湿热浊毒，病毒湿热化。

抗击新型冠状病毒感染所使用的连花清瘟胶囊以清热邪药为主，其中也有化湿药，在抗疫战斗中立下了功劳，为大家所熟悉。

另一化湿败毒方也很好，组成如下。

麻黄6g，杏仁9g，生石膏15g，甘草3g，藿香10g，厚朴10g，苍术15g，草果10g，法半夏9g，茯苓15g，生大黄（后下）5g，生黄芪10g，葶苈子10g，赤芍10g。

此方为麻杏甘石汤、宣白承气汤、葶苈大枣泻肺汤合方。作用：①开肺气。②化在里之湿，宣透膜原。③补气。

附：从温病学理论认识新型冠状病毒感染

自2019年开始，新型冠状病毒感染在全球大流行，我国控制新型冠状病毒感染取得了举世瞩目的成就，中医药在其中发挥了十分重要的作用，从中医角度怎样认识新型冠状病毒感染是我们中医工作者又一新的课题。

新型冠状病毒感染属于中医学温疫病范畴。温病分两类，一类一般不传染或很少传染，称为"温病"，亦称为"外感热病"。另一类有传染性、流行性，死亡率高，称为"疫病"。因为其病因突破了"外感不外六淫"的传统认识，其致病因素"非风，非寒，非暑，非湿，乃天地间别有一种异气所感"，异气即戾气，致病暴戾的称"戾气"或"疠气"，这些不同于一般六淫邪气的致病因素，具有传染性和流行性，如《内经》所曰："五疫之至，皆相染易，无问大小，症状相似。"新型冠状病毒感染的传染性很强，为疫疠之邪，其病当称"瘟疫病"，所以新型冠状病毒感染即属中医"瘟疫病"范畴。

一、瘟疫感邪途径及发病

瘟疫的感邪途经如《内经》曰："邪之所凑，其气必虚"，"一人病气，足充一室"，吴又可说："邪之所着，有天受，有传染。"所谓"天受"，是由口鼻而入，由呼吸道、消化道感染，"传染"就是直接接触感染。这种对于感染途经的认识，是比较完整的，既有空气的传播，也有饮食的传播，还有接触传播、血液传播等。感邪以后是否发病，主要跟人体的体质状况密切相关。《内经》亦曰："正气存内，邪不可干。"强调正气御邪为主要作用，正气的亏虚是关键，而若感邪必会损伤正气，因此新型冠状病毒感染"基础疾病者""年老体虚者"易患，且病症多重，故曰"其气必虚"。新型冠状病毒感染表现为发热，乏力，干咳，白细胞总数及淋巴细胞减少，重症、危症患者有一系列表现，这些实际上都和正气亏虚有关系。

关于发病，中医论病因，实际上有外因和内因两大类，新型冠状病毒致病也有这样的特点，外因是疫毒之气（新型冠状病毒），所以在预防的时候，主要要消除传染源，阻断传染途经。但是我们也要看到正气不足（有基础疾病）、卫表不固的内在因素。有一部分人肺经有郁热，比如平常见咽红、咽痛、舌苔薄黄等，这种情况可能更容易感染新型冠状病毒；还有一部分人脾胃不和，或有湿滞，这也是一类易感人群。我们在预防外因的时候，也要强调内因的作用。

二、疾病病性病位

报据国家卫生健康委员会对此病的描述，新型冠状病毒感染典现症状为发热，乏力，干咳，少数伴有鼻塞，流涕，咽痛和腹泻，重症出现呼吸困难。大多数患者苔腻，苔腻必有湿邪或湿热浊毒，苔腻自始至终皆具有，所以此病多湿热证。

其病位多涉及身体各个脏器。温病的传变规律，叶天士在《温热论》第1条曰："温邪上受，首先犯肺，逆传心包。"肺为五脏之华盖，位置在上，故"邪必先伤"，出现肺卫症状。如果不能外解，病邪由浅入深，由上焦肺下传中焦阳明胃，甚至进入下焦肝、肾、膀胱等。若不顺传阳明，反而内陷心包，此为逆传。从温病的传变规律了解到病毒实际上损害的不完全是肺，也导致多脏器损害，从肺到脾、胃、肠，再到肝、肾，这是脏腑传变。此次新型冠状病毒感染同样是多系统损害。

从病机上看，突出湿热，临床上见苔腻，大便黏，胸闷脘痞，这是湿邪阻滞气机的结果，此外还有乏力，非为气虚，主要是由湿毒阻滞导致阳气不能通达四肢。湿邪阻滞气机可以体现在很多方面，如有些人有身重、肌肉酸痛等症状，如阻滞清阳，可出现头重如裹，昏蒙，表情淡漠，嗅觉、味觉减退或消失；阻滞胃肠则有脘痞呕恶，呕吐和大便不畅；湿阻肺气则出现咳喘，肺气闭阻则病情危重，出现呼吸困难、呼吸窘迫综合征，以上都是由湿邪阻滞气机，导致气郁或痰瘀阻滞出现的症状。由于湿毒闭阻，郁而化热，上扰心神而出现神昏谵语的重症，所以这次新型冠状病毒感染病位不只在肺，脾、胃、心、肾都会出现异常。

三、治疗

瘟疫学理论主张"以祛邪为第一要义"，吴又可说："大凡客邪，贵乎早逐。"人体刚刚感染了邪气，正气还没有很亏虚，这个时候要祛邪，患者不致危殆，历代瘟疫学家都把祛邪放在首位。

在病毒流行期间，感染人多，传播速度快，症状相似，当早预防，早截断病源，可首先采用中医古法。

火锅预防方：生黄芪1000g，防风600g，苍术600g，芦根600g，板蓝根900g，连翘600g，知母600g，荷叶600g，藿香600g，薄荷300g。

用火锅煎煮水，起到预防及截断病源的效果。

起病即高热，热象显著，多数都有苔腻。根据近些年抗疫总结出来的经验，连花清瘟胶囊（颗粒）疗效肯定，运用广泛，有很好的治疗效果。

附方：连翘，金银花，炙麻黄，炒苦杏仁，石膏，板蓝根，绵马贯众，鱼腥草，广藿香，大黄，红景天，薄荷脑，甘草。

从瘟疫学理论来认识新型冠状病毒感染，根据其病性及传变特点，可按照温病的卫气营血进行辨证论治。初起时，如果属于太阴肺脾证候，藿朴夏苓汤、三仁汤、桂枝汤可加减运用。如果有正气亏虚，可以用荆防败毒散或人参败毒散进行加减。在中期，邪热壅盛，痰湿、痰热阻肺，可用麻杏石甘汤、三拗汤合小陷胸汤等，亦可用黄芪、荞麦、连翘等宣肺涤痰；邪气在里影响胃肠，可以用大黄祛邪治本。到了极期，逆传心包，要开窍固脱，取用温病"三宝"（安宫牛黄丸、至宝丹、苏合香丸）以及与急救相关的一些注射液等。固脱可以用人参汤、四逆汤（或用颗粒剂）来进行治疗。在恢复期要考虑补益肺脾，尤其要防止复阳，如果有阴虚干咳，可以合用沙参麦冬汤，伴有余邪未尽，可以用薛氏五叶芦根汤。恢复期还应配合饮食疗法，使患者达到病祛、体健的良好效果。

第三节　舌诊在温病临床中的运用

舌诊是中医诊断学中望诊的一个组成部分。临床上对于各种病症，常结合辨舌来决定诊断和治疗。在温病诊断上，舌诊价值更大。古人曰："杂病重脉，时病重苔"，实为经验之谈。舌为心之苗窍，又为脾胃之外候，人体有很多经络与舌有联系，故为诊候之要地。人体内部的变化，如脏腑的虚实、病势的浅深、津液的盈亏、气血的盛衰，均可客观反映在舌象变化上。尤其温病，病程短，起病急，变化快，往往在脉象上来不及反映，而在舌象上可迅速反映出来；在温病过程中，病情的进退，进一境即转一象，退一步亦转一象，在舌象上都能反映出来。历代温病学家都非常重视舌诊，尤其清代著名温病学家叶天士、吴鞠通等都强调"必验之于舌"，叶氏《温热论》全文共37条，其中17条论述舌诊，吴氏《温病条辨》

共255条，涉及舌诊内容的有66条。他们所总结出的宝贵经验，为后世中医临床诊断提供了客观依据，为形成中医诊断学奠定了基础。温病舌诊的临床运用大致体现在以下几个方面。

一、区分病邪的性质

病邪性质一般指邪之或寒或热，或燥或湿。温病初起夹有寒邪，多舌苔白而薄，其舌必润，舌质无变化；若纯为热邪，舌苔虽薄白，但舌必稍干而舌边尖红；若热邪入里，则多显黄苔；舌苔薄白而燥（干），舌边尖红赤，为燥热伤肺；厚白苔、苔白滑或腻，多主痰湿、食浊内阻；青紫舌是瘀血之征。然究其病因性质，概而言之，不外温热与湿热两大类型，因湿和热的属性不同，反映在舌苔上也有明显的差异。温热类疾病的特征是舌苔黄燥，甚则干黑，或起芒刺；湿热类疾病的特征是舌苔滑腻、白滑或黄滑。

通过舌象变化还可详辨证候的性质。如"太阴温病，寸脉大，舌绛而干，法当渴，今反不渴者，热在营中也"（《温病条辨》中焦篇第15条），"阳明温病，舌黄燥，肉色绛，不渴者，邪在血分⋯⋯若滑者⋯⋯当于湿温中求之"，"若舌苔白滑，灰滑，淡黄而滑，不渴者，乃湿气蒸腾之象"（《温病条辨》中焦篇第20条）。湿热证多不渴，即使渴亦不多饮，是属"湿气蒸腾"之象。温热证多口渴，甚则大渴引饮，"渴乃温之本病"，然温邪陷入营血，热迫营阴之气上升则"反不渴"，易与"湿气蒸腾"所致的"不渴"相混淆，唯有验舌苔之干燥滑腻，昭若冰鉴，无所遁形。又如神昏谵语，为病深入里的重证，临床上有湿热蒙闭清窍、温邪逆传心包、阳明腑实等几种不同病机性质。然湿热蒙闭清窍之神昏，其舌苔黄腻；而温热逆传心包者舌红绛鲜泽；阳明腑实之神昏，其苔必老黄起刺。所以不同病因病机所致的同一证候可从舌象上分辨清楚。

二、辨别病位之所在

叶氏《温热论》云："其热传营，舌色必绛。绛，深红色也。初传绛色中兼黄白色，此气分之邪未尽也"，"若烦渴烦热，舌心干，四边色红，中心或黄或白者，此非血分也，乃上焦气热烁津"。从而将温病卫气营血深浅层次从舌象上清楚地分辨出来，并以舌诊作为鉴别的重要依据。一般苔白邪多在卫分，苔黄则转入气分，温邪入营则舌质红绛，邪入血分则舌质深绛或紫晦。以流行性出血热为例，病之初期，温邪侵犯卫表，为发热早期，舌苔多薄白或微黄，舌多边尖红；低血压休克期为温邪疫毒内陷，气阴两伤，出现内闭外脱，舌苔多黄燥，舌质多红绛，说明邪热炽盛，内陷营分、血分，津液耗伤；少尿期因疫毒内入下焦，肾阴枯涸，或疫毒锢结，湿毒上犯于胃，内闭心包，舌质多红绛或深绛，舌苔多黄燥，亦为疫毒炽盛，气、营、血分同病；恢复期邪去正虚，绝大部分舌象恢复正常，若舌质仍见红，苔见黄，说明余热未尽，营卫失和。

吴鞠通三焦辨证也须在舌象上探其消息。大凡病在上、中二焦，多邪盛正实，易搏聚而成苔，苔色多有变化；一涉下焦，多邪少正虚，易致舌质变化。并因病的性质有温热与湿热不同，在三焦病变中又各自有不同的舌象表现。

1.温热类

温为阳邪，易耗津液，故热在上焦者多苔黄口渴，如："太阴温病，脉浮洪，舌黄，渴甚"（《温病条辨》上焦篇第7条）。热传中焦，燔灼津伤，苔多老黄、金黄，或干黑起刺，如："舌苔老黄，甚则黑有芒刺……传至中焦，阳明温病也"（《温病条辨》中焦篇第1条）。温病深入下焦，真阴受劫，舌多见干绛而少苔，舌体可出现强、短、痿等，如："热邪久羁，吸烁真阴……舌绛苔少"（《温病条辨》下焦篇第16条）。

2.湿热类

湿为阴邪，湿胜则阳微，故上焦湿热苔多白滑而不渴，如："舌白不渴……名曰湿温"（《温病条辨》上焦篇第43条）。湿困中焦，湿重者多见白滑腻苔或灰滑苔，如："湿郁三焦，见脘闷，便溏，身痛，舌白"（《温病条辨》中焦篇第59条）。此与上焦之苔略同，但比之较厚，且多满布。热重者多见黄滑苔，如："脉洪滑，面赤身热，头晕，不恶寒，但恶热，舌上黄滑苔……阳明暑温"（《温病条辨》中焦篇第38条）。湿滞下焦，正阳必馁，舌质多偏淡或淡红，如："少阴三疟……舌淡脉微"（《温病条辨》下焦篇第61条）。

三、判断津液之存亡，确定温病的治疗法则，指导临床用药

温热病邪最易伤津耗液，而舌苔的润燥是津液多少最直接的反映。如《温热论》11条："若白（苔）干薄者，肺津伤也，加麦冬、花露、芦根汁等轻清之品………初病舌就干，神不昏者，急加养正透邪之品；若神已昏，此内匮也，不可救药。"温邪上受，首先犯肺，必然灼烁肺津，即所谓"风挟温热而燥生，清窍必干"。温邪初起，除肺津受伤的卫分证外，若温毒较重，或其人元阴素亏，则可直入心营，不仅舌苔干燥，而且舌亦变干枯，此乃正不胜邪、元阴告匮之象。

1.察舌用药以存津液为第一要义

盖温邪焚灼，必耗阴津，留得一分津液，才有一分生机，所以温热初起苔"白干薄"者，叶氏指出要在疏散药中加"麦冬、花露、芦根汁等"养阴清热之

品；而舌质干，指出要用滋阴益气解表法，以"养正透邪"。特别是他十分注意下焦阴分，要求在临床上做到见微知著，防微杜渐。如《温热论》第5条曰："若斑出热不解者，胃津亡也，主以甘寒……或其人肾水素亏，虽未及下焦，先自彷徨矣。必验之于舌，如甘寒之中加入咸寒，务在先安未受邪之地，恐其陷入易易耳。"这是叶氏根据舌象而提出的防患于未然的思想。

2.辨舌施治必须遵循"卫气营血"病机进退

《温热论》第8条曰："在卫汗之可也，到气才可清气，入营犹可透热转气……入血就恐耗血动血，直须凉血散血。"《温热论》第15条曰："若烦渴烦热，舌心干，四边色红，中心或黄或白者，此非血分也，乃上焦气热烁津，急用凉膈散，散其无形之热，再看其后转变可也，慎勿用血药，以滋腻难散。"舌绛而中心干是心营热盛，胃火灼津，此则中心虽干，舌质红而不绛，故诊为上焦气热炽盛，津液被耗，只宜散其无形之热，不能用滋腻的血分药，以免留邪。这充分说明温病的辨证施治要循卫气营血的先后缓急次序。

3.注意辨舌用药

如《温热论》第11条曰："脘在腹上，其地位处于中，按之痛，或自痛，或痞胀，当用苦泄，以其入腹近也。必验之于舌，或黄或浊，可与小陷胸汤或泻心汤，随证治之。或白不燥，或黄白相兼，或灰白不渴，慎不可乱投苦泄。其中有外邪未解，里先结者，或邪郁未伸，或素属中冷者，虽有脘中痞闷，宜从开泄，宣通气滞，以达归于肺，如近俗之杏、蔻、橘、桔等，是轻苦微辛，具流动之品可耳。"本条说明脘部痞痛，其因不一，治法各异，临床辨证观察舌苔变化是一主要依据。有因湿热聚于脘部的痞证，其苔多黄（腻），宜选用泻心汤治疗；因痰热结于胸中的结胸证，其苔多浊（黄而污浊），治疗宜选用小陷胸汤。证候相同，苔亦相似，故不出"苦泄"一法，基本上属于同证同舌同治。而后段脘部痞痛而见有"白不燥"（湿浊内阻）、"黄白相兼"（表未解而里先结）、"灰白"（素属中冷或阴寒内盛）等，就不能"乱投苦泄"，而应当随证选用。因此证虽相同，然苔有别，治法当异，此属同证异舌异治。

四、判断温病的轻重及预后转归

一般舌苔反映卫、气分病变，较轻，舌质反映营、血分病变，较重，因此有"气病察苔，血病观质"的说法。《温热论》16条曰："若紫而干晦者，肾肝色泛也，难治。"17条曰："绛而不鲜，干枯而痿者，肾阴涸也，急以阿胶、鸡子黄、地黄、天冬等救之。"24条曰："若舌黑而滑者，水来克火，为阴证，当温之，若见短缩，此肾气竭也，为难治。"上海第一届中医研究班学员在诊治流行性乙型脑炎时，对29例舌象变化做出了一些观察：舌质、舌苔逐渐转淡、转薄，一般预后良好；舌质由红绛转为淡红，舌苔由腻化松，由厚转薄，均为由营转入气分，为邪气外透，预后良好；苔退后能继续出现薄白苔，是胃气未复，谷气上潮，是病向愈的佳象。综上所述，从舌象上可反映出温病的浅深轻重与预后，对临床诊断、辨证有很重要的意义。

附：温病辨舌歌

一、辨舌苔

（一）白苔

1.苔白厚而干燥

2.苔薄白久润，舌边尖略红

舌苔白厚燥而干，胃燥津伤润即还；

薄白边尖红候卫，辛凉疏散莫迟延。

3.苔薄白而干

4.苔白腻，舌质绛

白干薄者肺津伤，疏散加银花露良；

绛底白苔湿热伏，先驱湿热审端详。

5.苔白厚而黏腻，且吐浊稠涎沫，口甜

白苔黏腻吐稠涎，病属脾瘅口必甜；

湿热交加谷气搏，芳香辛散省头先。

6.白苔滑腻如同积粉而舌质紫绛

白而如粉滑，紫绛现边缘；

温疫邪初入，非归胃腑间；

急当从透解，莫待陷而传；

此舌多凶险，常须留意焉。

（二）黄苔

1.苔薄黄而润

2.苔薄黄而干

黄苔不厚含光润，热未伤津是主因；

治以清热与透表，病能得解保和平。

黄苔虽薄燥面干，热甚津伤势必然；

苦重伤阴当禁用，甘寒为法即能痊。

3.黄苔微带白色或黄白相兼

黄苔带白或相兼，表证凭看是必然；

邪热伸延传气分，疏解清散立能安。

4.苔焦燥色黄甚，或灰黄色，或老黄色，或如沉香色，或中有裂纹

黄甚灰黄及老黄，断纹中见或沉香；

腹疼胀满邪深进，急下存阴承气上。

5.苔黄厚腻并不干燥

6.舌红苔黄，舌上生芒刺

无燥舌苔黄厚腻，蕴藏湿热是厚因；

如何医治从双法，利湿还须将热清。

上焦热极毒盛者，红舌黄苔芒刺生；

揩去者轻生者险，选方凉膈建奇勋。

（三）黑苔

1.黑苔焦燥起刺，或黑苔干燥，舌中心甚厚

2.苔薄而焦黑，无起刺现象

黑苔起刺舌无津，腑实力因热毒深；

黑燥之苔中甚厚，均宜寒苦下存阴。

下焦热入纵而深，焦黑苔型在营分；

且又从无苔刺生，急需清火力滋阴。

3.遍舌色黑而润

温初观舌色，黑润再推详；

发热和胸闷，渴而热饮尝；

且又无他证，痰湿夹茫茫；

拟除痰湿法，药后必然康。

二、辨舌质

（一）红舌

1.舌红，中有裂纹，如有"人"字形，或红舌，中生有红点

2.舌四边色红而中心干燥，或舌中心留有黄白苔垢

舌红人字裂文呈，还有中间赤点生；

均系心营热极盛，凉营清火可回春。

舌心干燥四边红，或有白黄苔在中；

气热灼津凉膈散，无形热散觉轻松。

3.舌质光红柔嫩，望之潮湿，扪之干燥

舌红潮润似，扪则燥无津；

邪热乍热退，阴液未重生。

4.舌色淡红而干，其色不荣

舌淡红兮色不荣，气无化液胃津贫；

寒凉药物当须忌，复脉汤方独有灵。

（二）绛舌

1.纯绛色鲜

纯绛色鲜包络病，犀翘菖郁地黄鲜；

迁延热盛牛黄治，痰湿须参至宝丹。

2.绛而兼有黄白苔垢

舌绛存留黄白苔，气营皆热是成因；

如何治法称双解，泄卫还须又透营。

3.绛舌上罩有黏腻垢物，似苔非苔

4.舌绛，欲伸抵齿不能骤伸

稠黏绛舌似苔蒙，化浊芳香用自宏；

抵齿深红伸不易，舌根痰阻内生风。

5.绛而中心独干

舌色深红心独干，实缘心胃火俱燔；

清营救胃犀丹外，生地膏连照旧添。

6.舌独中心绛干

7.舌尖干绛

心营胃热来焚灼，舌必中心现绛干；

心火上炎宜导赤，舌尖干处绛依然。

8.绛舌光亮如镜

9.绛而干燥

舌绛而光胃阴竭，绛干营被火刑焉；

甘凉濡润专扶胃，凉血清营要地丹。

10.舌绛不鲜，干枯而萎

舌色深红实不鲜，焦枯而萎肾阴干；

二黄鸡地阿胶服，救肾滋阴策万全。

（三）紫舌

1.紫焦起刺，状如杨梅

紫焦起刺属沉疴，血分殃然热盛多；

动血动风先兆见，血凉毒解立能瘥。

2.紫晦而干，色如猪肝

紫晦而干舌，猪肝色一般；

理为肝肾竭，危候治艰难。

3.紫而瘀暗，扪之潮湿

热传营血毒瘀伤，热与瘀争势必狂；

舌紫不鲜呈润泽，清营散血法精良。

4.舌色淡紫青滑

淡紫青滑舌属寒，恶寒肢冷脉微兼；

临床必以温阳剂，勿对阴邪用苦寒。

第四节　养阴护津法在温病治疗中的地位

养阴护津法是中医治疗温病的大法。有前贤说过："热病未有不耗阴者，其耗之未尽则生，尽则阳无留恋，必脱而死也。"强调"温病存阴，最为紧要"，可见养阴护津法在温病的治疗和转归预后方面占有极为重要的地位。

一、养阴护津是温病治疗的需要

阴液是人体赖以生存的重要物质基础，对全身组织器官起着营养和滋润的作用，津液丢失可导致"气随液脱"，严重伤津脱液会影响血液，表现为津枯血燥。所谓"夫精者，身之本也，故藏于精者，春不病温"，从生理上反映了人体阴精对机体的重要意义。

温邪最易伤津耗液，在温病过程中几乎均有阴伤现象，尤其在后期，表现得更为突出。吴鞠通指出："温为阳邪……最善发泄，阳盛必伤阴"，"温病最善伤阴"。凡温、热、暑、湿、燥、火、疫疠等外感病邪侵袭，延误失治，以及发汗、食少和吐泻等，必致机体阴液耗伤；误汗、过汗、误下或恣用淡渗通利，或素禀阴虚之体，以及疮家、衄家、淋家、亡血家等，均可促成温邪化燥化火，乃致伤津耗液。由此可见，耗津伤阴是温病的基本病理，如不注意保津养阴，则不仅传变甚速，而且往往逆传心包，造成危候。故吴鞠通曰："本论始终，以救阴精为主。"因此养阴护津法实为针对温病病理提出的治法，此法在温病治疗中运用机会也最多。

二、养阴护津法贯穿温病治疗之始终

温为阳邪，最易伤津化燥。温病初期，病在上焦肺卫表证阶段就有口微渴、舌边尖红，甚至舌欠润等津液轻度损伤的表现，故在表证阶段即须顾护津液，防止变端。吴鞠通用辛凉透邪佐以甘润，即寓护津之意，如银翘散和桑菊饮中均用芦根生津；秋感燥气，取桑杏汤轻宣肺卫，配沙参、梨皮凉润，达到生津润燥解表的目的。更有素体阴亏者，感受外邪则易于化热，见咽干、口渴心烦，舌赤脉数，宜滋阴解表，治以加减葳蕤汤，方中玉竹滋阴润燥为主药，以清热生津、顾护阴液为主。以上均为温病初起因时、因人之不同所采用的不同养阴护津法，均属辛凉护津法。

邪入气分为温病之中期或极期阶段，此时邪热炽盛，邪实正气旺，表现为大热，大汗，大渴，脉洪大，其热量过剩，耗伤津液严重，采取养阴护津法的同时当以祛邪为主，选用辛凉重剂白虎汤，重在清热保津。邪热入里与积滞相结，里热更盛，津液更伤，转成胃肠实热证，即阳明腑实证，急宜三承气汤泻下泄热，以救津液。对于素体阴虚、热结津枯或半虚半实无水行舟者，又当润下救津，吴鞠通首创增液汤、增液承气汤、新加黄龙汤等，即为此而设。

邪入营血为疾病之危重阶段，阴伤更为突出，或表现为热灼营阴，口渴而不欲饮，舌绛无苔，甚则见斑疹，此时宜以甘润寒凉之品凉营透邪，清热解毒，用清营汤或犀角地黄汤凉血生津，以救阴液。或邪热久羁下焦，劫灼肝肾真阴，虚风内动，见身热朝轻暮重，神倦，手足蠕动，舌光绛，脉虚数，则投咸寒增液之品，以三甲复脉汤或大定风珠滋阴清热，潜阳息风。

以上不难看出，邪热伤阴是贯穿温病的主要矛盾，故保津养阴法实为治疗温病的关键法则，亦为温病治疗之最大特色。

三、养阴护津的法则

温病治疗中的养阴护津法主要治疗原则包括"实其阴以补其不足""泻热存阴"及"热淫于内，治以咸寒，佐以甘苦"，也就是说温病的养阴是通过"泻热"

和"补阴"两大途径实现的，有直接救阴与间接救阴两种。

1.邪盛时祛邪以保津

病邪在上、中焦，邪热炽盛，以清热祛邪为主，邪去则正安，清热即所以养阴，如邪在表之辛凉保津法、邪在阳明之清热保津法和急下存阴法，均是通过祛邪而达到保津目的，又称间接护津法。

2.邪少而阴伤者养阴以祛邪

病在后期或深入下焦，以阴伤表现为主要矛盾时，当采取扶正以祛邪的治则，养阴有助于清热，常用的甘寒生津法、咸寒甘润法、酸甘化阴法等均可直接补充津液，以促进机体修复，提高机体的抗病能力，故亦称为直接护阴法。

3.邪热阴伤并重者宜清热养阴兼顾

此法则是以上两法的复合运用，如玉女煎去牛膝、熟地黄加细生地、玄参方，即为"辛凉合甘寒法"；清营汤、清宫汤、化斑汤皆称为"咸寒甘苦法"等。诸如此类，临床应根据病情灵活加以掌握。

总之，养阴护津法在温病治疗中有重要的作用，其运用相当广泛，不但在温病中运用机会多，在杂病中运用亦不少，且相当灵活，取效如何全在掌握其法度。另外，在湿热证中一般忌用，确有阴伤现象时应做到祛湿不伤阴、滋阴不碍湿，在清热化湿中佐以养阴，但不可纯用滋阴，以免助湿恋邪。

第四章 湿病辨治

湿邪为六淫之一，在临床上湿邪致病颇为多见。鉴此，兹就湿邪的产生、湿邪的性质及致病特点、临床常见的湿证与疾病，以及治湿的常用方法谈点心得体会。

一、湿邪的产生

湿邪有外湿、内湿之分：外湿的产生与季节、气候、环境有关，多发于夏秋季节，特别是长夏，盖长夏、初秋之际，湿土当令，每多淫雨连绵，秽浊熏蒸，人于气交之中，感之而为病。或久居潮湿之处，以及水上作业、汗出当风、涉水等，均易外感湿邪。内湿的形成与脾胃有密切关系。薛生白曰："阳明为水谷之海，太阴为湿土之脏，故多阳明太阴受病。"指出由于脾虚气弱，运化无权，脾困气滞失运，以及平素酷食生冷肥甘、醇酒厚味，均造成"太阴内伤"，脾伤不能运化水湿，致使"湿饮停聚，客邪再至，内外相引，故病湿热"。因此，湿邪为病多是内外合邪，即素有内湿者易感受外湿，外湿入侵人体后又必与内湿相合，亦正如叶天士所说："外邪入里，里湿为合。"

二、湿邪的性质及致病特点

1.湿性重浊

重，即沉重的意思，所以湿邪致病，常有头重如裹，或腰带五千钱，或腹部胀满，或周身四肢沉重困倦等症；浊，即秽浊之意，湿邪致病，可产生秽浊不清的分泌物或排泄物，如小便混浊似米泔汁，妇女白带多及大便稀薄，或黏滞，或泄泻等，均属湿浊病变。

2.湿性黏腻

由于湿性黏腻，临床可见湿邪为病，往往缠绵难解，病变过程较长，病难速已。如外感温热病夹湿者，就比单纯的外感温病发病慢，病程长，缠绵难愈。由于湿性黏滞，致病后湿邪阻塞气机，可引起人体某一部位的症状，如湿阻清阳，则头目昏胀，甚至神识如蒙；邪阻下焦，则小便不通；湿邪留著关节，则引起关节疼痛，固定不移，并有重着感，故称之"湿痹"或"着痹"。

3. 湿为阴邪，易伤阳气

脾是运化水湿的主要脏器，性喜燥而恶湿，如湿邪留滞，则常先困脾，使脾阳不振，运化无权，水湿停聚，发为腹泻、尿少、水肿等病症。

4. 湿邪致病具有"三性"

①具有较明显的季节性。从临床许多病例看出湿证与气候、季节有很大关系，湿主长夏之令，正当暑湿熏蒸，故有"暑易夹湿"的说法，因此长夏易患痢疾、泄泻、湿温等病证。②湿邪致病具有广泛性。即湿邪可兼夹他邪为患；湿邪可侵犯人体多个部位；湿邪致病在临床涉及的病种较多。③湿邪致病还具有多变性。痰、饮、水、湿属同源而异流，均由津液不归正化，停积而成，但四者各具不同特点，在一定的条件下，可相互转化。

5. 湿邪中人，多犯于脾胃

叶天士说："湿伤脾胃。"从临床实践观察，湿邪（或湿热病邪）侵入机体，最突出的就是脾胃症状，或羁留的时间较长，或开始即表现出脾胃症状。

6. 湿邪的转化

湿邪侵犯人体还随人体素质不同而有不同的转化，正如叶天士所说："在阳旺之躯，胃湿恒多；在阴盛之体，脾湿亦不少。"

三、湿邪为病的诊断、临床表现与治疗

湿邪为病的诊断注重从季节、气候、住所、饮食嗜好等发现易产生湿邪的因素，但主要还是从患者临床表现判断湿邪存在以及湿邪的性质及部位。

1. 表湿证

常见有"阴湿""阳湿"两证。湿邪伤于肌表，郁遏卫阳，湿未化热而见恶寒无汗，身重头痛，证候性质类似寒湿证，故称为"阴湿伤表"。本证的治疗，可用藿香、香薷、苍术等芳香辛散，透表化湿，并佐用羌活、薄荷、牛蒡子祛风胜湿；湿中蕴热郁于肌表，湿已化热，故发热较著，身重，关节疼痛，湿在肌肉，不为汗解，称为"阳湿伤表"，本证治疗，可用滑石、豆卷、茯苓、通草淡渗之品利湿泄热，配合藿香、荷叶、苍术芳香宣化表湿。

2. 里湿证

常见证型按三焦部位来分。湿邪犯上，主要病位在头面清窍、咽喉、上焦肺及心包。如湿阻上焦，肺失肃化，症见头痛恶寒，身重疼痛，胸闷脘痞，呕恶，苔白腻，脉濡缓，宜宣气化湿，多用杏仁、薏苡仁、通草、蔻仁、滑石等，方如

藿朴夏苓汤、三仁汤。如湿蒙清窍而致神识昏蒙、时清时寐者，宜用芳香之品以宣窍化痰湿，石菖蒲、远志、郁金、降香之类，如菖蒲郁金汤加减。若湿热之邪化燥而入心包络，则可配合芳香避秽开窍的牛黄丸、至宝丹之类。湿阻中焦，以清热化湿为主，并视湿与热之孰轻孰重而确定不同的治法。如脾湿素盛，湿阻中焦，症见脘腹胀满，胸痞呕恶，口不渴或欲热饮，口淡或口甜而黏腻，苔白腻，治以苦温燥湿，化浊行气，可用藿香正气散或平胃散治之。湿热互阻中焦，气机壅滞，升降失司，热重湿轻，症见脘腹胀满，呕恶，便溏，甚至吐利，身热，渴欲凉饮，口干心烦，尿赤，舌红，治以辛开苦降，清化湿热，以厚朴之苦温与黄芩、川连等苦寒，配合陈皮、半夏等辛温以升降中焦气机，清热化湿，同时还可佐以蔻仁、通草、茯苓皮、滑石、大腹皮等化湿理气之品，常用方如黄芩滑石汤和王氏连朴饮等。湿热郁于中焦而发黄疸，则多用清利湿热的茵陈、茯苓皮、赤小豆皮、泽泻、滑石等；若热重则加入栀子、连翘、黄柏、石膏等，如杏仁石膏汤或甘露消毒丹之类，湿重可用茵陈四苓汤。湿阻下焦，主以通利导下。如湿热阻于膀胱而致小便不利，则可用薏苡仁、茯苓皮、泽泻、猪苓、通草、大腹皮、竹叶等渗湿清热利气之品，常用方如茯苓皮汤、四苓散等。如湿热阻于肠道而大便不爽者，宜淡渗，佐以理气化湿，药用薏苡仁、半夏、茯苓、橘红、郁金，方如一加减正气散，如暑湿之邪阻塞下焦，少腹硬满，大便不下，系湿热气滞肠道而致，宜用猪苓、茯苓、寒水石、晚蚕沙、皂荚子导浊通闭，方如宣清导浊汤。如湿热与肠道积滞相结，此多湿邪内搏，宜用导滞通下法，药如枳实、大黄、神曲、山楂等，方如枳实导滞汤。

四、治湿尚须注意的几个问题

（1）湿邪在致病时，常易兼夹他证，在治疗时应予以兼顾。如湿兼热，当在疏解中加入芦根、滑石等清利湿热而不伤阴之品，使湿从下泄，即"渗湿于热下"，这样兼夹之邪得除，不与邪热相搏，势必孤矣，病邪易于祛除。

（2）治湿重当佐理气。叶天士曰："湿走气自和。"气和则湿易除，因气机流畅则水湿不易聚，湿邪内阻则可影响气机的流畅，两者互为因果。常用药有杏仁、瓜蒌皮、白蔻仁、川朴、陈皮等理气化湿、治肺之品。

（3）治湿应分三焦。三焦属少阳，主气机升降出入，并司通行水道。湿邪羁留于三焦，治疗分别采用开上、运中、导下之法。即湿邪在上焦者，主以宣化，治肺为主；湿在中焦者，主以运化，治脾为主；湿在下焦，主以淡渗，治肾、膀胱为主。若湿邪弥漫三焦，则以上三法可综合运用。此外，不论湿在上、中、下焦，淡渗之法均可运用，如滑石、通草、茯苓均为常用之药，此即"治湿之法，不利小便，非其治也"。

（4）治湿须顾阳气。因湿属阴浊之邪，易损人体阳气，在治疗中不应滥用寒凉之品，以免损伤人体阳气，故吴鞠通说："湿为阴邪，非温不解。"叶天士治湿温病案多寒温并用，既为清热化湿所需，又可保护人体阳气，不致寒遏伤阳。

五、临床案例

1.痰饮案

黄某，男，34岁，养路工，1985年10月9日入院。主诉头晕、胸闷、咳嗽10余天。入院症见头晕甚，咳痰白稠，早晚尤多，夜间痰鸣，咳引胸痛，心下满，口不甚干，喜温饮，不思食，身倦无力，腰胀沉重，小便清，大便溏，日行1次，舌淡，苔白腻，脉沉弱。拟温阳化湿，以苓桂术甘加桔梗甘草汤（茯苓15g，桂枝10g，白术10g，桔梗10g，款冬花15g，法半夏10g，车前仁10g，炙甘草6g）主之。服药3剂，头晕稍轻，上午小便7~8次之多，胸闷渐宽，但四肢无力。守方加菟丝子、覆盆子各15g，再进3剂，自觉诸症好转，准备出院。次日晨又觉晕甚，头用巾裹，则以天麻钩藤饮出入（天麻10g，钩藤15g，川牛膝15g，桑寄生12g，茯苓15g，法半夏10g，陈皮10g，炙草6g）5剂，头晕转愈，精神渐振，诸症俱除。

按：治疗饮证在《金匮要略》有宣散、利水、逐饮、温化等不同治法。又提出"病痰饮者，当以温药和之"的原则，可偏阳虚者，又当以健脾利湿温肾以固其本。治疗本例，既治其标，亦扶正固其本，故获得较理想的效果。

2.泄泻案

鄢某，女，32岁，农民。1988年3月12日就诊。1个月前患肠伤寒，在某医院治愈。出院后大便溏薄，1日3次，多方求治，服诺氟沙星、复方磺胺甲噁唑片、黄连素片等，未见好转，且病情渐增，大便次数增至日6次，脘腹胀满，伴恶心，不思饮食，面色无华，语言无力，身体困倦，舌苔厚腻，舌边齿痕，脉象细弱，粪检有不消化之物。此系中医湿温病，由于湿邪未尽，又滥用苦寒，使寒湿内侵，脾阳受逼，阳气不振，运化失司而泄泻病发。治拟温脾化湿，方用厚朴温中汤化裁，药用川朴、苍术、陈皮各10g，白蔻仁4g，薏苡仁、扁豆、茯苓各20g，吴茱萸3g，神曲、藿香、佩兰各10g。7剂，泄泻递减，腹胀亦消，胃纳见香，腻苔缓解，守方调治半个月，诸症均除。

按：此例为湿胜濡泄证，乃恣投寒凉太过，湿滞而阳遏，寒湿中伤，脾失健运。厚朴温中汤加吴茱萸温中助运；薏苡仁、佩兰、扁豆、神曲等淡渗利湿，健脾化浊，使湿除气通，脾健阳升，泄泻自止。

第五章 哮喘辨治——用控涎丹治疗哮喘经验

哮喘病的临床主要症状为呼吸急促，喉间痰鸣，胸膈痞闷，咳嗽，多遇寒冷或劳累后而发作，经常复发，不易治愈。黄老曾跟随省第四医疗队深入湖口县马影公社巡回医疗，观察到姚荷生教授用控涎丹治疗8例哮喘患者，效果尚好，现简单介绍如下。

方药组成与制法：白芥子、大戟、甘遂各50g，米粉为丸，如梧桐子大。

用法：成人每次服7粒（约1g），每日早晨空腹服，小儿酌减。

疗程：一般7~16天为1个疗程，若连服3个星期而小效者，则为无效。

禁忌：忌重荤油、生冷、滋腻等食物。

疗效标准①近愈：呼吸急促、喉间痰鸣、咳嗽基本消失。②好转：上述症状减轻或有些症状消失。③未愈：气喘痰鸣未全除。

疗效观察：8例中，1例无效，1例好转，6例近愈。

在服控涎丹之前，如见肾阳虚患者，先用真武汤合苓桂术甘汤化裁，胸闷甚者用瓜蒌薤白半夏汤合苓桂术甘汤化裁。有的患者先服用了小青龙汤、射干麻黄汤、宣痹汤等方药化裁治疗，效果不显，后再进控涎丹。

服药后反应：服药前大便一般为干或结，或软而成形，进药3剂后大便开始转软或稀，继则或溏，或泻，或黄白相间，甚或如鼻涕状黏液便。有个别例子在进药1~2小时即腹痛，肠鸣，泄泻，便后则腹舒畅，呼吸气喘等相应减轻，服至10剂以上，则大便又开始转变成原样（干，或软而不稀），病情也逐渐转愈。

第六章　胃痛辨治

胃脘痛是中医病名，系指上腹部发生疼痛。胃脘痛是临床上一种常见病、多发病，任何年龄均可发病，但以成年人为主，也是一种职业性疾病。在临床上有些冠心病的初期或急性阑尾炎的早期患者，往往先有模糊不清的脐周痛或上腹痛，应注意鉴别诊断。

本病与西医学急慢性胃炎、溃疡病、胃神经官能症等关系极为密切。此外，还涉及部分胰腺炎、胆囊炎、胆石症等。黄老结合临床，提出其辨证与治疗要点，供临证参考。

一、辨证要点

1.辨虚实

实证：胃痛而胀，闭结不通；痛而拒按；食后痛甚；痛剧，固定不移；新病体壮；脉盛气盛；补法治疗后痛剧者，多属实证。

虚证：痛而不胀，无闭结；痛而喜按；空腹疼痛，得食则痛减；痛徐而缓，痛处不定；久病体弱；脉虚气怯；攻法治疗后痛加重者，多属虚证。

2.辨寒热

寒证：胃痛暴作，遇寒则痛甚，得温则痛减为寒证。

热证：胃痛灼热，痛势急迫，舌苔黄或黄腻，脉弦数或濡数为热证。

3.辨气滞与血瘀

气滞：以胀痛为主，伴有嗳气；痛处攻窜不定，或牵引背胁者，多为气滞。

血瘀：痛如针刺或刀割；痛处固定不移；饥时痛减，食后加重者，多为血瘀。

二、治疗原则

胃痛的治疗，应以理气和胃止痛为基本原则，即以通降法为主。

（1）邪盛者以祛邪为急。如食滞中阻宜消导以和中，瘀血内阻宜活血化瘀，肝气犯胃宜疏肝和胃。

（2）属虚证当以补虚为先。如脾胃虚寒宜温中健脾，胃阴不足宜养阴益胃。

（3）虚实夹杂当扶正祛邪。

（4）注意点：①应用理气药时谨防伤阴，故不宜大量久服。②注重解除致病（痛）原因，以达止痛之效，即"通则不痛"。③通降法，即疏通导气，有宣通上焦、肃降肺胃，疏通郁滞、和胃降逆，辛润通营、化瘀降逆，甘凉濡润、通腑降逆等法。

三、分型论治

1.气滞型

［主症］胃脘胀痛，痛窜胁背，郁怒诱发或加重，苔白，脉弦。

［兼症］嗳气频频，胸脘痞满，得嗳气、矢气痛减，大便不畅。

［治法］疏肝理气，和胃止痛。

［选方］四逆散、金铃子散、香砂枳实丸、五磨饮子等。

2.虚寒型

［主症］胃脘隐痛，喜暖，喜按，遇冷加重，得食痛减，舌淡，苔白，脉弦紧。

［兼症］胃痛夜甚，纳少便溏，畏寒，肢冷，倦怠无力。

［治法］温中散寒，暖胃止痛。

［选方］小建中汤、良附丸、香砂六君子丸、大建中汤、黄芪建中汤、丁萸理中汤。

3.湿热型

［主症］胃脘闷痛，脘腹胀满，口黏纳呆，苔腻而黄。

［兼症］头身重着，肛门灼热，大便不畅，脉滑数。

［治法］寒热并用，和中止痛。

［选方］半夏泻心汤、甘草泻心汤、小陷胸汤等。

4.阴虚型

［主症］胃脘灼热，口干舌燥，舌红少津或有裂纹，脉细数。

［兼症］手足心热，烦躁易怒，纳少，便干，嘈杂干呕。

［治法］养阴清热，益胃止痛。

［选方］一贯煎。

5.瘀血型

［主症］胃痛拒按，痛如刺割，痛有定处，舌有紫色或舌下络脉淡紫瘀胀。

［兼症］胃痛夜甚，其痛持久，呕血便黑，舌质暗红，脉弦。

［治法］活血化瘀，理气止痛。

［选方］丹参饮、失笑散。

6. 食滞型

［主症］胃脘胀闷，或闷痛，嗳腐吞酸，呕吐不消化食物，苔厚腻。

［治法］消食导滞。

［选方］保和丸。

7. 出血型

［主症］久病不愈，火热炽盛或胃热出血。

［治法］清热降火，凉血止血。

［选方］犀角地黄汤、大黄粉等。

8. 错杂型

［主症］某型主症2项以上。

［兼症］某型主症1项或某型兼症2项。

［治法］主症＋兼症治则。

［选方］主症治方＋灵活化裁。

第七章 肝病辨治

第一节 一贯煎治慢性肝炎的体会

慢性肝炎（以下简称"慢肝"）属中医黄疸、胁痛、鼓胀、癥瘕等范畴。黄老通过临床多年摸索，以一贯煎治愈多例慢性肝炎，兹举隅并谈体会如下。

一、病案举例

胡某，男，56岁，南昌县人，工人。

现病史：1974年起出现持续头昏，间断性在门诊治疗。1976年12月，头昏加剧，全身乏力，查肝功：谷丙转氨酶536U，乙肝表面抗原（＋）。收入院治疗。1977年3月26日服中药前查肝功能：麝香草酚浊度试验12U，脑磷脂胆固醇絮状试验（＋＋），谷丙转氨酶456U，乙肝表面抗原（＋）。3月28日开始服中药治疗。现症：头昏，精神欠佳，两眼视力模糊，下肢无力，腹微胀，口干不欲饮，食佳，舌娇嫩，少苔，脉弦细，稍数。辨证属肝肾阴虚，宜滋养肝肾，用一贯煎加味。

处方：生地黄20g，枸杞子25g，北沙参25g，杭白芍20g，川楝子10g，当归10g，麦冬20g，怀牛膝15g。

服药1周后，自觉症状有所好转。4月13日复查肝功能：麝香草酚浊度试验12U，脑磷脂胆固醇絮状试验（＋），谷丙转氨酶166U，乙肝表面抗原（－）。守方加减再服半个月，复查肝功能正常而出院。

二、体会

1.方义与运用

一贯煎为清代著名医家魏之琇所创，是治疗肝肾阴虚、肝气不疏而致胁痛、胃痛的常用方。生地黄、枸杞子滋水益肾，北沙参、麦冬清肺益胃，当归、川楝子补血而清肝通络。全方共奏滋水养肾、清肺益胃、疏肝通络之功，故凡肝肾阴虚，血燥气滞变生诸证，均为其适用范围。

2.运用依据

运用一贯煎治疗"慢肝"的理论依据。

（1）"慢肝"一般是急性肝炎的延续。在急性肝炎期，邪气实，即以湿热蕴结为主要矛盾，转成迁延、慢性肝炎，病程久，正气已虚，或成为本虚标实，矛盾已发生了转化，由实证转虚证，涉及脏器主要是肝脏，肝虚又以肝阴亏损为多见。

（2）肝为风木之脏，肝气升发，喜条达而恶抑郁，肝气宜保持柔和舒畅、升发条达，才能维持其正常的生理功能。在病理上易怒化火，故初期多见实证、热证。肝为刚脏，以血为本，以气为用，体阴而用阳，所以实证、热证不愈，或病程久，必损肝体实质，伤及肝阴，故说"慢肝"以"阴虚为本"。

（3）在肝炎急性期，由于主要病机是湿热蕴结，故治疗常用香燥实脾，如苍术、广木香之类，或用大量苦寒清热之剂，如茵陈、板蓝根、黄芩、黄连、黄柏等。此类苦寒香燥之品都可伤及肝阴，所以造成"慢肝"的肝阴虚，可谓是必然趋势。

（4）在临床上有的"慢肝"患者虽湿热犹存，却多伴头晕目眩，疲乏无力，肝区胁痛，腰酸腿软，失眠多梦，甚至耳鸣，视力模糊，舌红，脉虚弦，或有低热等其他肝肾阴虚见症，因而"慢肝"在脏腑辨证定位上大多在肝肾，定性上大多是阴虚。综合上述论点，选择魏之琇一贯煎为主方进行化裁，是治疗"慢肝"的理想良方。

3.化裁运用

运用一贯煎治疗"慢肝"，应注意随证加减，灵活运用。遵照治肝"疏泄不宜太过，健运不宜过壅，祛湿不宜太燥，清热不宜过寒，祛瘀不宜太破，宜清润忌温燥，宜平淡不宜峻猛，补虚不能滞邪，攻邪不致伤正，以达邪去而正不衰，并要注意调理脾胃为主"的原则，如属气滞证，以胁肋腹部胀痛为主症者，加用柴胡、郁金、青皮、陈皮、山楂等；属湿重证，以脘腹痞闷、胁痛呕恶为主症者，加用薏苡仁、广木香、藿香、佩兰、炒谷芽、炒麦芽、蔻仁等，去生地黄、麦冬，或减量；属热偏重证，以胁肋灼痛、口苦、咽干、尿黄、舌红为主症者，加茵陈、虎杖、白花蛇舌草、半边莲等；属血瘀证，以右胁刺痛、肝大、舌有瘀点为主症者，加丹参、赤芍、红花、半枝莲、三七等；属阴虚证，以胁痛隐隐、眩晕腰酸等为主症者，再配合六味地黄丸及芍药、甘草等。在"慢肝"的整个治疗中，注意用鸡内金、山楂、神曲、谷芽、麦芽、砂仁、蔻仁等调理脾胃，增进食欲以扶正。

第二节　慢性迁延性肝炎的中医治疗

慢性迁延性肝炎（以下称"慢迁肝"）多由急性肝炎迁延不愈复发而成，或乙肝病毒表面抗原携带者，经年累月，逐步转成慢性肝炎或肝硬化。"慢迁肝"病程长，临床症状复杂，病情多反复，治疗与治愈均较困难。黄老长期从事中医肝病研究与临床治疗，认为只要患者与医生均树立治疗的信心，调动二者的积极性，按照中医辨证，正确治疗，大多数"慢迁肝"是可以好转及治愈的。

一、中医对慢性迁延性肝炎机制的认识

慢性迁延性肝炎的发生，主因是湿热余邪稽留，正气虚弱，机体抵抗力下降。肝炎患者在急性期，湿热病邪侵袭机体，通过祛邪清利湿热治疗，可将大部分湿热之邪加以清除，但往往因为病情重，或治疗不及时、不彻底，或素体虚弱、正气不足，湿热余邪未尽，仍潜伏于内，继续危害机体。湿热交阻中州，脾胃运化失职，迁延日久，正虚邪盛，抵抗力低下而邪气留恋。脾为湿困，湿郁久而化热，热一旦交结，则难以化解，致病情缠绵，病邪的部位由气分转入血分，机体受害程度由浅入深。总之，病因多为气滞、血瘀、痰浊湿阻、食伤等；病机为肝郁化火，脾郁生湿，或肝木乘脾，或土壅木郁，机体已由邪实转为正虚，久病入络，形成"本虚标实"的病理机制，导致病情迁延而转为慢性。

二、临床表现及诊断依据

1.症状

有较明显的肝炎症状，如身倦乏力、食欲欠佳、胁胀腹胀、大便稀溏等，或消瘦、口干、口苦、心烦、腰酸腿软、两胁隐痛等。

2.体征

肝大，质地中等硬度以上，可伴有黄疸、肝掌、蜘蛛痣、肝病面容等。

3.实验室检查

血清谷丙转氨酶活力反复或持续升高，伴有浊度试验（麝浊、锌浊）长期明显异常，或血浆白蛋白减低，或白/球蛋白比例明显异常，或血清胆红素长期或反复升高。

三、辨证论治

根据"慢迁肝"病因病机及临床常见症状，辨证归纳为脾虚、肝郁、湿困、血瘀、阴虚等几个类型，其常用治法初步分为四证八法。

（一）肝郁脾虚证

多因肝气郁滞，疏泄失常，以致脾虚不运。

1.疏肝理气法

以胁肋胀痛为主症。肝气横逆，络道不通，以致胁肋胀痛，犯胃则胸脘痞闷，食欲不振，乘脾则腹胀，大便不爽，凌心则多梦心烦，上逆则胸闷、咽干、口苦、头晕头痛，脉弦，苔薄白。仿逍遥散、四逆散、柴胡疏肝散加减：柴胡、白芍、枳壳、甘草、香附、青皮、陈皮、茯苓、郁金、木蝴蝶、炒麦芽。

2.崇土抑木法

肝郁气逆克伐脾土，则脾土失其健运，湿郁则生痰，因痰阻气机，肝又失其条达，以致脘闷腹胀，嗳气泛酸，四肢乏力，大便溏泄，脉象濡滑。仿越鞠丸、六郁丸加减：苍术、制半夏、川朴、香附、砂仁、青皮、陈皮、广木香、白芍、炒吴茱萸、神曲。

（二）湿热郁结证

其治为分解湿热或清热利湿，或健脾和胃。湿邪偏重治在脾，热邪偏重治在胃，但均同肝胆有关联。

1.清解湿热法

多因急性肝炎治疗不当，或在恢复阶段调护失宜，以致湿热之邪不能彻底清除，余邪留恋，或稽留肝胆，或蕴积脾胃，此外亦不排除因正虚复感湿热邪毒的可能。症见恶心、恶油腻、纳呆、腹胀、大便黏臭不爽，小便赤、短涩，或见胁痛，低热，舌苔黄腻，脉滑数。若湿热内蕴，日久化火，则口苦口臭，唇焦口燥，心烦难寐，大便秘结，小便灼热，舌苔黄燥，脉数大。治则及方药与急性肝炎基本相同，宜清热利湿解毒，佐以芳香化浊行气。湿重用茵陈五苓汤加减；热重用茵陈蒿汤加减：茵陈、黄栀子、大黄、虎杖、藿香、车前子、白花蛇舌草、败酱草、六一散、麦芽。

2.健脾利湿法

多因脾胃素虚或湿邪久困，脾阳不振，致使湿邪难以化解。症见身困肢沉、全身浮肿，乏力气短，面色㿠白，口黏，腹胀绵绵，大便溏泄，女子白带多而黏稠，舌体胖，边有齿痕，质淡，苔白腻，脉沉缓。宜健脾化湿，仿四君子汤合加减正气散组方：党参、焦白术、茯苓、炒薏苡仁、藿香、厚朴、草豆蔻、木香、车前子、大枣。

（三）肝肾阴虚证

病久阴血必亏，肝为藏血之脏，必赖血养，肝肾同源，两脏密切联系，治疗不宜早用攻与补剂，而应养血宁神，或滋水以柔肝。

1.滋水柔肝法

多因肝胆湿热，蕴久灼耗肝阴，由于肝肾同源，继而肾阴亦受损。症见腰酸腿软，头晕目眩，耳鸣，失眠多梦，两胁隐痛，口干舌燥，五心烦热，或伴有低热，舌质红，少苔，脉弦细。或阴虚内热，症见急躁多怒，口干思饮，大便干，小便黄，舌质绛，苔薄黄或无苔，脉细数。宜滋养肝肾，仿一贯煎或六味地黄丸加减：北沙参、麦冬、五味子、枸杞子、生地黄、当归、山茱萸、木瓜、生牡蛎、黄精。

2.养血宁神法

多因肝郁脾虚，运化失常，气血生化无源。血藏于肝主于心，心得血护，其神能安；肝得血养，其魂乃藏。病久阴血已亏，以致头晕眼花，心烦少寐，仿天王补心丹加减：生地黄、丹参、茯神、炙远志、麦冬、炒酸枣仁、炒白芍、当归、炙甘草、郁金、炒黄连、合欢花。

（四）痰瘀阻络证

脾郁必气滞，气滞则湿郁生痰，痰阻于络，则结痞成癖，郁久必伤肝络，络阻必致血瘀，瘀则成积，治法宜化痰以软坚，或祛瘀以通络。

1.祛瘀通络法

多因肝气郁滞，气滞而致血瘀，情志急怒则郁闷加重。症见面色黧黑，胁下痞块，痛有定处，月经不畅且色黑有块，舌质紫暗，或有瘀斑，脉弦。宜行气活血，软坚散结，仿膈下逐瘀汤、复元活血汤加减：北柴胡、赤芍、白芍、丹参、泽兰、桃仁、郁金、醋香附、炙鳖甲、五灵脂、延胡索。

2.化痰软坚法

除胁肋胀痛外，兼肝肿大为主症，痰湿阻络，每见胀多于痛，痛无定处，有时按之觉有水声，脉多沉滑，苔腻。仿旋覆花汤合三子养亲汤加味：旋覆花、茜草根、炒苏子、白芥子、法半夏、莱菔子、全瓜蒌、海蛤壳、青皮、陈皮、浙贝母。

四、病案举例

例1 林某，男，47岁，江西省粮油机械厂干部。1990年2月初诊。

现病史：患者于1989年2月患急性无黄疸性乙型肝炎，住院2个月，肝功能正常，乙肝5项中表面抗原、核心抗体阳性出院。10月份，因劳累，感身体不适，查肝功又不正常，住院用干扰素治疗，共注射180支。1990年1月26日复查肝功，乙肝5项中表面抗原、e抗原、核心抗体阳性。现右少腹胀气不舒，肠鸣嗳气，嘈杂，精神疲乏，口干，伴鼻、齿衄，两便平，舌苔白，中心厚，稍腻，脉濡滑。证属肝郁脾虚，湿郁趋向热化。宜崇土抑木法，佐以清热利湿为治。

处方：苍术6g，法半夏8g，川朴10g，青皮、陈皮各10g，香附10g，白芍15g，甘草5g，仙鹤草15g，牡丹皮10g，神曲10g，白茅根20g，白花蛇舌草20g。

守方加减，4月份复查肝功正常，坚持服中药1年余，自觉症状消除，肝功正常，乙肝5项中表面抗原、核心抗体阳性。

例2 况某，男，44岁，南昌发电厂工人。1990年7月19日初诊。

现病史：患者1989年5月因腹胀、腹部膨隆、下肢浮肿，在南昌市传染病院住院2个月，诊断为肝硬化腹水。稍好转出院在我专科门诊治疗半年余，腹水除，腹部膨隆消除，下肢不浮肿。7月19日来诊时两胁肋疼痛，痛处不移，面色黧黑，食一般，腹不胀，小便清，大便多稀薄，舌质淡，苔薄白滑润，脉左弦，右细偏数。体检与化验：腹较干软，肝肋下2指，剑突下3指，脾大3指。肝功能：麝香草酚浊度试验16U，硫酸锌浊度试验30U。蛋白电泳：总蛋白71.6%，白蛋白51.8%，球蛋白25.6%。乙肝5项中表面抗原、e抗原、核心抗体阳性。

诊断：慢性乙型肝炎，肝硬化。证属痰瘀阻络。宜用祛瘀通络法，兼扶正治疗，仿膈下逐瘀汤加减。坚持中药治疗，面色好转，自觉症状不明显，精神尚佳，肝功能完全正常，蛋白倒置纠正，乙肝5项为表面抗原、核心抗体阳性，正常上班，情况良好。

例3 罗某，男，36岁，南昌市政府干部。1993年4月12日初诊。

现病史：幼时曾患肝炎，经治疗痊愈，一直无特殊反应。嗜好饮酒，而且量大。现面部有红疹点，唇红，手掌为肝掌，自诉偶尔右胁下闷痛，口干，纳好，腹部不饱胀，大便正常，小便黄，舌质稍淡，苔薄白，脉弦带数。中医电脑诊断系统探测提示有肝硬化，为进一步确诊故又抽血化验，肝功正常。蛋白电泳：γ球蛋白28%。乙肝5项中表面抗原、e抗原、核心抗体阳性。

初诊为慢性乙型肝炎早期肝硬化。中医辨证为湿热瘀互结，宜行气活血，佐以健脾祛湿清热。药用丹参、赤芍、川楝子、延胡索、半枝莲、天花粉、青皮、陈皮、鸡内金、生山楂、三七、薏苡仁等。坚持治疗4个多月，8月份复查，蛋白电泳：γ球蛋白23.3%。临床无特殊症状，疗效十分满意。

第三节　试论中医肝病与病毒性肝炎

中医所称肝病与西医病毒性肝炎不能画等号。中医说的肝，是中医藏象学说中五脏之一，肝病则是因肝的病理变化出现的一系列病变证候。肝炎是西医病名，全称为病毒性肝炎。病毒性肝炎是由肝炎病毒感染引起的一种常见的传染性强的疾病，发病率高，流传广泛，对人类健康危害极大。

我国古代医籍中虽无"肝炎"病名，但西医学有关病毒性肝炎临床表现的论述，与中医古籍中的许多病症有相似或吻合之处，诸如黄疸、胁痛、郁证、癥瘕、积聚、鼓胀湿温、疫毒、虚劳等。现从以下几个方面加以探讨。

一、肝的生理、肝病主症和治法

（一）肝的生理

肝为五脏之一，以中医五行分类为五脏之首，以六经排列居六经之末。肝脉布胁肋，会于颠，位于季肋下。肝为魂之处，血之藏，筋之宗。肝在五行属木，其性比拟为风木，风善行数变，为百病之长，木则喻其生机活泼、动态自然，故主动主升。肝开窍于目，其华在爪，其充在筋，在志为怒，在液为泪，与足少阳胆相为表里。其主要生理功能：①主藏血，有贮藏和调节血液的功能，故有"肝主血海"之说。②主疏泄，能助脾胃消化食物，其气升发，能调畅气机。③主筋，全身筋腱、关节运动功能，须赖肝的精气滋养，有"罢极之本"之称。④《素问·灵藏秘典篇》曰："肝者，将军之官，谋虑出焉。"故肝主谋虑，与精神活动有关，肝病多急躁、善怒，急躁善怒则谋虑不周。

有关肝的生理病理常出现的名词有肝气、肝血、肝阴、肝郁、肝火、肝热、肝风、肝实、肝虚、肝寒、肝著、肝胀、肝积、肝经、肝俞、肝咳、肝痛、肝疳、肝痹、肝萎等。

（二）肝病主症

（1）胁痛：胁痛为肝病常见的主要症状之一。《古今医鉴》曰："胁痛者，厥阴肝经病也。"因为肝脉布于胁肋，凡外邪、七情伤肝，气滞瘀阻肝经，都能引起胁痛。肝病出现胁痛以气郁为主，多实证，少虚证，宜疏理或调理气机。

（2）胁胀：胁下满闷不舒，此为肝气阻滞的特征。较重时，胁胀上至胸膈，或下连腹部均胀，一般属实证。治疗用疏气法。

（3）少腹痛：少腹痛属肝经，气滞血瘀均能出现疼痛。治疗原则同胁痛，在妇科痛经中此证极为多见。

（4）腹胀：肝病腹胀以脐部两旁的少腹为主。多兼肠胃症状，伴有嗳气、肠鸣、矢气后则松解等。如腹部肿大，腹皮绷紧，青筋暴露，按之坚满者，为"单腹胀"，亦称"鼓胀"。

（5）眩晕：眩晕作为内科病的常见症状，其因归纳为肝阳上亢、气血亏虚、髓海不足、痰湿中阻。在肝病时，则为肝血不足、肝阳上亢、肝风上扰的主症之一。治疗以养肝血、潜肝阳、清肝热为主。

（6）口苦：肝热使胆液外泄而出现口苦，往往伴有口干。

（7）抽搐：为肝风症状之一。由于阴血极亏，不能濡养筋脉所致。初起只见手指蠕动，渐则抽搐，严重时即为"痉厥"。

（8）疝气：常因气滞而睾丸胀痛下坠，称为"疝气"。张景岳说："治疝必先治气"，便是指疏理肝气。

（9）黄疸：多由脾胃湿热或寒湿引起，在肝病中亦较常见。《寓意草》曰："胆之热汁满而溢出于外，以渐渗于经络，则身目俱黄，为酒疸之病。"这说明黄疸的形成与胆汁有关，肝与胆相表里，故临床合并论治。

（10）弦脉：为肝的主脉，临床上注意兼脉，如弦细为肝血虚，弦迟为肝寒，弦数为肝热。

此外，肝病还可出现头痛、目赤、耳鸣、面赤、多怒等症，不一一列举。

（三）肝病治法

关于肝病治则，《内经》早提出"甘缓""辛散""酸泻"等法。张仲景提出"见肝之病，知肝传脾，当先实脾"的治肝原则，并创有茵陈蒿汤、茵陈五苓散等著名的方剂。清代王旭高认为肝病最杂而治法最广，提出了治肝三十法，即疏肝理气、清金制木、泻子、补母、化肝、温肝、补肝、镇肝、息风和阳、息风潜阳、培土宁风、养肝、暖肝以御寒、清肺、泻肝、缓肝、柔肝、疏肝通络、培土泻木、泻肝和胃、抑肝、泄肝、敛肝、平肝、散肝、搜肝、补肝阴、补肝阳、补肝血、补肝气。

二、病毒性肝炎的病理和临床表现

1.病理

西医学病毒性肝炎分型甚多，主要有急、慢性两类，甲、乙、丙、丁、戊五型（即甲型病毒性肝炎、乙型病毒性肝炎、丙型病毒性肝炎、丁型病毒性肝炎、戊型病毒性肝炎，简称甲肝、乙肝、丙肝、丁肝、戊肝）。乙、丙、丁肝三者均可转变为慢性。甲、戊肝通过粪-口传播；乙、丙、丁肝主要通过血液传播。肝炎病毒进入肝细胞后，复制繁殖，刺激T细胞，形成致敏淋巴细胞，释放出多种淋巴因子，对带有病毒的肝细胞进行攻击，清除病毒，同时导致肝细胞变性及坏死。由于T淋巴细胞功能不全，不能完全清除病毒，故病毒继续复制，同时有部分干细胞在致敏淋巴细胞作用下不断被破坏，使病毒迁延不愈，不断进展，形成慢性肝炎。

2.临床表现

一般常见食欲减退，腹胀，肝区（胁间）隐痛，疲乏，下肢酸软，恶油腻，部分患者有头晕失眠、心悸、气促、胸闷、思想集中能力减退等神经官能症，少数可有低热，有的出现黄疸。体检时，多发现肝脏轻度肿大，质地中等，有轻压痛和叩击痛，有的患者脾常触及，慢性肝炎在面、颈、胸、臂部皮肤可见蜘蛛痣，可有肝掌及皮下出血点等，肝功能不正常。

三、常见肝病中西病名对照参考

（1）急性黄疸型肝炎，似中医阳黄。

（2）急性无黄疸型肝炎，似中医胁痛、郁证等。

（3）慢性迁延性肝炎，似中医肝瘟、脾劳、肝劳。

（4）肝硬化兼腹水（包括肝肾综合征），似中医鼓胀、单腹胀、肝水等。

（5）肝硬化兼脾脏肿大，似中医肥气。

（6）肝硬化兼黄疸，色暗黑者或淤胆型肝炎，似中医黑疸。

（7）急性重型肝炎及亚急性重型肝炎，似中医急黄、瘟黄。

（8）慢性重型肝炎，似中医阴黄、阴疸。

（9）脂肪肝，似中医积聚。

（10）酒精性肝炎，似中医酒疸。

（11）肝癌，似中医血证、暴证。

（12）血吸虫性肝硬化腹水，似中医水蛊。

（13）乙肝病毒携带者，似中医伏温、伏邪。

综合以上内容，可见中医肝病范围很广，西医学病毒性肝炎属于中医肝病的一部分。

四、从肝论治疾病举例

临床上从肝论治的疾病颇多见，如中医内科的胁痛、头痛、鼓胀，西医的肝炎，外科的疝气，男性病的阳痿，妇科的月经不调、不孕症等。现举例略论。

（一）头痛从肝论治

（1）肝火壅窍：治宜平肝宣郁，泻火息风，拟钩菊青葙饮（钩藤、夏枯草、白菊花、青葙子、金铃子、山栀子、生牡蛎、丹参、苦丁茶）。

（2）肝经风痰：拟钩牡蒌夏汤（钩藤、生牡蛎、全瓜蒌、夏枯草、半夏、白菊花、甘草）。

（3）肝经血瘀：治宜清肝息风，逐瘀通络，仿用息风祛瘀汤（钩藤、丹参、夏枯草、白蒺藜、地龙、丝瓜络、血竭、甘草）。

（4）肝肾阴虚：用建瓴汤加减（生山药、怀牛膝、生赭石、生龙骨、生牡蛎、生地黄、生杭芍、柏子仁）。

（5）肝血不足：治宜养血柔肝，息风清脑，用养血胜风汤（生地黄、当归、白芍、川芎、枸杞子、五味子、酸枣仁、柏子仁、杭菊花、桑叶、红枣、黑芝麻等）。

（二）不孕症从肝论治

（1）肝气郁结型：柴胡疏肝散等。

（2）肝郁血瘀型：少腹逐瘀汤或血府逐瘀汤加减。

（3）肝郁血虚型：逍遥散加人参、阿胶等。

（4）肝经湿热型：龙胆泻肝汤加红藤、败酱草、土茯苓等。

按：治疗不孕症，历代医学家每多涉及肾、肝、脾等脏，且以肾为主。黄老从肝论治本病，其效明显。据黄老临床所治，40%以上不孕症均属肝郁等致不孕。女子以肝为先天，妇人以血为本，肝气调和则脾气健旺，肾精充盛，冲任相资，故可怀孕。可在调肝中加养肝阴之味。

（三）疝气从肝论治

《医学从众录》论治疝气："疝气，睾丸肿大，牵引小腹而痛。丹溪云，专属肝经。景岳云，病名疝气，以治疝必先治气也……长孙男心典按，虽有寒、水、筋、气、血、狐、癫七疝之各，其治法不外温经散寒、除湿行气，活血导火，软坚为主。别录云，以五苓散加木通，川楝子，橘核，木香统治之。"

按：疝气为寒凝气滞于肝经小腹，故以五苓散加味治之，其中白术利腰脐之瘀血，导湿邪，为君，茯苓导心与小腹之气下行从膀胱而泻，猪苓、泽泻利水行湿，木通入络止痛，橘核行气滞为导引之径，肉桂温肝肾，为血中气药，止痛，又入膀胱化气利水，木香调气止痛。此方总功效为温经散寒，除湿行气，活血止痛，故治疝神效。

第四节　中医治疗重症肝炎的进展

重症肝炎（急性、亚急性肝坏死）是肝脏组织和肝功能受广泛损害，病情发展迅速，病死率较高的一种急性传染性危重疾病。现将中医对此病的有关资料综述如下。

一、中医对重症肝炎的认识

在中医文献中有类似重症肝炎的记载。隋代巢元方《诸病源候论》称："脾胃有热，谷气郁蒸，因为热毒所加，故卒然发黄，心满气喘，命在顷刻。"此为急黄，因起病急，来势猛，病情发展迅速，死亡率高，故又称"疫黄"或"瘟黄"。中医学认为重症肝炎的病机特点是邪盛正衰，在急剧加重的病程中，邪正矛盾始终交织一起，互为因果。多数患者由于正不敌邪而恶化。尤其湿热弥漫，侵犯于肝，熏蒸于胆，化毒入营，逆传心包，故出现神昏；肝气郁滞，肝血不足，不能滋养筋脉则引起抽搐；热毒伤血络可致出血。黄疸、腹水、昏迷、出血为本病在临床上的四大见症。重症肝炎往往兼有气滞血瘀，后期则兼肝肾阴亏等。

二、治则与辨证

由于重症肝炎病因是湿热瘀邪，所以治疗的原则是"清热利湿为大法，活血化瘀作为要领，祛邪一法为治本"。祛邪要"抓早""务尽"，不留余邪。用药注意刚柔相济，勿损脾胃。具体辨证论治方法大体有以下几种。

（一）按卫气营血、三焦辨证

湿热毒盛，弥漫三焦，治宜重剂清热解毒，以茵陈蒿汤加黄连、黄芩、大青叶、板蓝根、连翘等；如湿热伤营入血，迫血妄行，治宜清营凉血祛湿，以清营汤合犀角地黄汤加减，并可加川芎、三七等制剂；如温邪逆传心包，治宜清营开窍，以安宫牛黄丸、紫雪丹等加减。如气虚，阴阳离绝，即用生脉散、黄芪注射液等。有皮肤出血、鼻衄、呕血、便血、舌黯紫或舌边瘀斑、舌下青筋显露，齿龈黯红，甲床黯红或紫等血瘀之象，则说明重症肝炎的湿热已入血分，不引药入血难以达到治疗目的。

（二）按阳黄、阴黄论治

阳黄初起有表邪，可用麻黄连翘赤小豆汤等；湿重于热者用茵陈平胃散；热重于湿者用茵陈蒿汤或栀子柏皮汤、大黄硝石汤等；湿热化火者用清瘟败毒饮、犀角地黄汤等。阴黄属寒湿困脾者用茵陈术附汤加减；脾胃阳虚者用附子理中汤合真武汤加减；肝肾阴虚者用一贯煎合知柏八味丸加减；若气血瘀滞者，用桃花化浊汤合桃仁承气汤加大黄䗪虫丸等。

三、单验方的运用及临证经验

（一）单验方的运用

北京第一传染病医院（现首都医科大学附属北京地坛医院）用50%大黄注射液40~80ml加入10%葡萄糖注射液200~360ml内静脉滴注，每日1次，至血清胆红素<5mg%后停药，共治疗80例，分析其中69例单用本药之疗效，提示有较明显的降低血清胆红素、改善肝功能及临床症状的作用。杭州市第四人民医院应用红参作为主药进行治疗，参三七防治出血，行军散催醒，七叶一枝花清热解毒，治疗重症肝炎70例，并与过去应用常规中西医疗法31例进行对比，使病死率由原来的90%下降至44%。宁波地区肝病防治院对136例急性、亚急性重症肝炎，在中西医综合疗法基础上加莨菪类药，使急性重症肝炎的恶化死亡率由1975年前的100%下降至76.9%，亚急性重症肝炎的恶化死亡率由67.6%下降至46.4%。原中国人民解放军302医院创制的茵陈黄注射液（茵陈、山栀子、黄连、黄芩、黄柏、大黄）和中山医学院附属医院使用清肝注射液（茵陈、栀子、大黄、黄芩、郁金、毛冬青）静脉滴注治疗重症肝炎，退黄作用较好。

（二）临证经验

1.消退黄疸，在于通腑解毒

阳黄多属湿热熏蒸，重点在胃；阴黄多系寒湿遏阻，重点在脾。急黄则是受邪深重，湿热炽盛，充斥三焦，弥漫化毒，由脾胃肝胆迅即内窜营血，侵犯心包，往往发生昏迷、出血之变。

2.治疗腹水，着眼泄浊分消

从中医辨证角度分析，急黄腹水为湿热邪毒炽盛，弥漫三焦，脉络阻滞，决渎无权，以致混浊潴留，停聚成鼓。在治疗上应着眼于清热解毒，泄浊消瘀，黄疸趋退，腹水自可除。以茵陈蒿汤为主方，加入滋阴而不碍湿之女贞子、墨旱莲、地骨皮、楮实子、冬瓜皮、白茅根之类。腹水较多者，并加大量益母草（120g）、泽兰叶（30g）、玉米须（60g）等消瘀利水，多能获效。另外，必须注意重症肝炎黄疸并发腹水，虽以祛邪为主，不可妄施攻逐，尤其巴豆、甘遂、芫花、大戟、商陆等峻猛逐水之品，毒性较剧，对脏腑破坏甚大，药后下之不通，愈攻而腹愈大，造成严重后果者并非罕见，殊堪引为警惕。

3.醒脑开窍，必须辨证用药

概言之，重症肝炎发生昏迷，不外火、风、痰、湿等病理因素，其临床表现极为复杂，必须抓住矛盾的主要方面辨证用药。如火毒炽盛，腑气内闭，其症面赤气粗，口臭唇焦，谵语躁扰，大便闭结，腹大溲少，舌质红绛，苔黄糙或焦黑，脉弦滑而数者，治宜清热解毒，通腑泄浊，可用大黄、虎杖、茵陈、黄连、山栀子、元明粉、枳实、瓜蒌、甘草等为主方，配合安宫牛黄丸解毒清心以开窍；若热极生风，在昏迷的同时，出现风动痉厥、四肢抽搐者，则宜加入羚羊角、钩藤、地龙、全蝎等平肝息风之品，配合紫雪丹镇痉泻热以开窍；若系热灼津液，炼液为痰，症见神志模糊，喉中痰鸣者，又须伍清热涤痰之品，如竹沥、天竺黄、石菖蒲、广郁金、胆南星之类，配合至宝丹辟秽豁痰以开窍。至于湿热阻遏、浊阴弥漫、蒙蔽心神的窍闭，其症多在黄疸急剧加深之时，神志时明时昧，倦怠嗜睡，脉象濡滑，舌苔白腻或黄腻，与热闭神昏不同，须投化湿清热、豁痰宣窍之剂，以菖蒲郁金汤加减，方中玉枢丹尤为主药。

4.出血倾向，治宜凉血散血

重症肝炎出血倾向是临床常见的症状之一。由于邪毒深入营血，赘凝脉络，络脉损伤，迫血妄行，故其治疗原则仍以清热解毒为主，参以凉血消瘀。如不注意化瘀，不仅难以达到止血目的，反会增加出血的风险。

5.湿郁用温药，关键在附子

重症肝炎一般不用附子，但有以下情况者例外：①患者湿盛兼热，黄疸深重，舌苔白而质微红，白中有腻，脉象濡弱，虽非阴黄之证，却属湿邪深重，脾阳不足。②阳证阴脉，腹中胀满，小便黄而量少。③由慢性活动性肝炎发展至重症肝炎，病程较久，正虚邪盛，整体虽属阳黄证，但黄色较晦，脉象细或沉细，提示脾肾阳气不振，有向阴黄转化之势。有以上情况，方中即应佐用温药，其关键在于正确应用制附子（剂量必须适当，宜小不宜大，一般用5g左右）。

四、基础和实验研究

中国人民解放军总医院对15例重症肝炎患者在使用川芎1号碱治疗过程中，观察甲皱微循环的变化，8例死亡者在治疗中期及后期甲皱微循环始终无改善，7例存活者用药后微循环血管袢清晰度好转，纤细者变粗并缩短，渗血点吸收，血流加快，数日后正常。上海第一医学院（现复旦大学医学院）实验证明，静脉滴注丹参后，微循环中原来流动缓慢的血液流速加快，并不同程度地解除红细胞的淤滞和聚集。北京第一传染病医院用50%大黄注射液治疗重症肝炎80例，提示有较明显的降低血清胆红素、改善肝功能及临床症状作用，大黄对重症肝炎发生的出血，除可通过减轻内毒素血症这一途径减少其发生机会外，并能使凝血时间缩短，促进骨髓制造血小板，使毛细血管壁致密，改善脆性，从而起到止血作用。此外，大黄能抑制体液免疫，增强细胞免疫，消除免疫变态反应，具有免疫调控作用，稳定机体内环境。

第八章　慢病辨治

第一节　从肝论治糖尿病

糖尿病属消渴范围，先人多以三消论治。近代发展有以疏肝、化瘀、补肾、健脾为主的治疗。黄老从病因病机探讨从肝论治糖尿病。

一、情志失调，肝失疏泄为主要病因病机

消渴之名，首见于《内经》，对于情志失常等致病因素，《内经》等亦有描述。《灵枢·五变》篇说："怒则气上逆，胸中蓄积，血气逆流……转而为热，热则消肌肤，故为消瘅。"《儒门事亲·河间三消论》说："消渴者……耗乱精神，过违其度……之所成也。"《临证指南医案·三消篇》亦说："心境愁郁，内火自燃，乃消症大病。"这些都说明五志过极，郁热伤津是发生本病的重要因素。

从生理上讲，根据脏腑相关理论，肝木疏泄，赖肾水涵养，受肺金制约，而成冲和条达之性，既非抑郁，亦不亢奋。《血证论》谓："木之性，主于疏泄，食气入胃，全赖肝木之气以疏泄之，而水谷乃化。""木气冲和条达，不致遏抑，则血脉得畅。"故疏泄不畅乃生渗泄中满，气滞血瘀，水道不利；疏泄太过可致阳亢风动，吐衄下血，或多食善饥，水精直趋下行，发为消渴。临床上糖尿病患者大多发病前有不同程度的精神创伤，或思虑过度，发病后忧心忡忡，甚则寝食不安，或寐则梦扰等，因郁而致病或因病而致郁。可见糖尿病除因肺、胃、肾脏腑功能失调外，与肝也有密切关系。肝与肺经相连，肝经上行，贯膈而注肺。若肝气郁结，化火，火性炎上，上灼于肺，肺阴被耗，津液干涸，则多饮而渴不止（上消）。肝与胃关系密切，胃气以降为顺，而胃气下降必借肝气疏泄，若肝气郁结，木不能达，即可导致胃失和降，脾失健运，升降失常，气机不畅，郁而化火，肆虐中宫，胃阴被灼，食入即化，消谷善饥（中消），正如唐容川在《血证论》中所

说:"肝为起病之源,胃为传病之所。"肝肾同源,休戚相关,若内伤情志,抑郁不舒,则肝气郁结,肝内藏相火,故肝郁易化火,下劫肾阴,肾阴被耗,下焦虚衰,肾气摄纳不固,约束无权,故尿量多而甘(下消)。

二、肝气郁结和肝气亢逆为重要辨证分型

传统辨证把消渴病变归为肺、胃和肾,实际上,在糖尿病整个病理过程中还涉及心、肝、脾乃至五脏六腑,其中发病各期均多涉及肝。消渴一证,虽以阴虚为本,然无肝疏之过,则不可为消渴。前述情志失调,肝失疏泄为本病之病因病机,因此,一旦因郁致病,导致肝气郁结型糖尿病,临床上除出现典型或不典型的三消症状外,还会出现情志异常改变,如抑郁、情绪不宁、易怒等。西医学早已证实情志不调刺激大脑皮层,使内分泌失调,导致血糖升高。肝郁则气机不畅,气是维持人体生命的基本物质,唯肝之疏泄功能正常,才能调整体内各组织的生理功能,调节控制整个机体新陈代谢的变化。

肝气郁结,肝疏不及可致消渴,肝气亢进,肝疏太过亦可致消渴。肝肾乙癸同源,肝肾阴亏,肝阳亢进,上炎肺胃,而致肺胃燥热,渴饮善饥;肝火盛必损及肾阴,致肺失滋润,治节无权,木不得制而疏泄太过,肾虚又失固摄之能,是以水液精微直趋下行而多尿味甘,终致肺燥、胃热、肾虚常同时存在。临床上肝气亢逆型常多饮、多食、多尿相互并见,伴头晕目眩,急躁易怒,胁胀隐痛,腰膝酸软,甚则形体消瘦、精神萎靡等,正如《临证指南医案·三消篇》指出:"三消一证,虽有上、中、下之分,其实不越阴亏阳亢,津涸热淫而已。"

三、疏理肝气为主要治疗方法

糖尿病主要因肝气疏泄失常所致,因此,保持肝疏泄正常是维持人体内阴阳平衡,气机畅达,气血和顺的重要条件,临床上应遵循"疏其血气,令其调达,而致和平"的宗旨,主要采用疏理肝气的方法。张山雷曾说:"肝气乃病理之一大门,善调其肝,以治百病,胥有事半功倍之效。"《读医随笔》曰:"东垣之讲胃气,河间之讲玄府,丹溪之讲开郁,天士之讲通络,未有逾于疏肝之义者也。"具体治法如下。①疏肝解郁法:可用逍遥散加黄芪、玉竹、山药、五味子、黄精等。②清肝泻火法:可用青黛散加龙胆草、夏枯草、生地黄、花粉、石斛等。③调肝化瘀法:可用四逆散加丹参、桃仁、红花、当归等。④抑肝敛阴法:可用白芍、生龙骨、生牡蛎、熟地黄、玄参、麦冬、山药、黄芪等。⑤养血濡肝法:可用生地黄、熟地黄、沙苑子、何首乌、五味子、乌梅、白芍等。

四、典型病例

例1 刘某，男，51岁，干部。

现病史：于1995年5月与人争吵后出现口渴欲饮，小便频数，量多，大便溏泄，腰痛。同年7月在外院查尿糖（++++），血糖11.7mmol/L，诊断为糖尿病。曾服甲苯磺丁脲、玉泉丸3个月，后又服格列齐特缓释片、降糖舒胶囊，疗效均不理想。现口渴饮多，头晕目眩，自汗乏力，急躁易怒，胁胀隐痛，腰痛酸软，小便频数，大便溏泻。舌质暗淡，苔薄，脉弦。查血压150/90mmHg，脉搏82次/分，呼吸频率18次/分，空腹血糖8.5mmol/L，尿糖（++++）。证属肝郁脾虚，治宜疏肝解郁，益气补肾。方用逍遥散化裁。

处方：柴胡、白芍各10g，茯苓、白术、五味子、当归各12g，山茱萸、黄芪各20g，山药、桑螵蛸各15g。日服1剂。

治疗期间停用西药。服药30剂自觉诸症悉除，查空腹血糖6.36mmol/L，尿糖（－），嘱其续服逍遥丸调养。

例2 张某，男，45岁，农民。

现病史：自诉多饮、多食、小便频数已半年。曾于2个月前查尿糖（+++），诊断为糖尿病。服用消渴丸、降糖舒胶囊治疗月余无效。现患者精神萎靡，形体消瘦，口燥渴，小便频数而有甜味，多食易饥，心烦不寐，舌质稍红，苔少，中心微黄，脉弦细。查血压160/95mmHg，脉搏70次/分，呼吸频率18次/分，尿糖（++++），空腹血糖10.8mmol/L。证属肝肾阴虚，治以抑肝养阴固肾之法。

处方：生白芍、生龙骨、生牡蛎、熟地黄各30g，玄参、玉竹、山药各20g，麦冬、墨旱莲、山茱萸各15g。

服药5剂，躁渴大减。10剂后诸症好转，继服10剂去熟地黄、山茱萸，加生黄芪30g，患者自觉症状消失。查空腹血糖6.1mmol/L，尿糖（－），嘱其保持心情舒畅。

例3 张某，女，58岁，干部。

现病史：曾患胃脘痛数十年。自诉1995年元月无明显诱因出现口渴欲饮，小便频数，胸胁胀痛，情绪急躁善怒。在当地医院查空腹血糖16.8mmol/L，尿糖（++++），诊断为糖尿病。给予格列本脲、消渴丸治疗3个月，疗效不佳，其后转几家医院，服用过格列齐特缓释片、降糖舒胶囊等药，疗效均不显。现患者烦渴引饮，尿频而黄，情绪急躁易怒，胸胁胀痛，痛处固定，舌质暗红，舌尖有瘀点，苔薄黄，脉弦涩。查血压130/85mmHg，脉搏76次/分，呼吸频率18次/分，空腹血糖12.4mmol/L，尿糖（+++）。证属肝郁血瘀，治宜疏肝清热，益气活血。

处方：龙胆草、夏枯草各20g，山栀子、柴胡各9g，山药、当归、生地黄、丹参各10g，花粉20g。日服1剂。

治疗期间停用其他药物，服药10剂，烦渴、尿频明显改善，续服10剂，舌质转为淡红，舌尖瘀点消失，患者自觉诸症消失，查尿糖（-）、血糖6.8mmol/L，嘱患者继服10剂，两日服1剂，后继服丹栀逍遥丸调养。

第二节 高血压防治经验

随着人们生活水平的提高，现代疾病谱也有所改变。目前，高血压、高血脂、高血糖、高血凝、高尿酸等几高症已成为严重影响人类健康和生活的多发病，尤其高血压，被视为中老年人的头号隐形杀手。现就此病简要谈点科普性的保健知识。

一、高血压分级

表1 基于诊室血压的血压分类和高血压分级

类别	收缩压（mmHg）	舒张压（mmHg）
正常血压	<120	<80
正常高值	120~139	80~89
Ⅰ级（轻度）	140~159	90~99
Ⅱ级（中度）	160~179	100~109
Ⅲ级（重度）	≥180	≥110

二、发病机制与临床表现

目前对高血压发病机制尚不明确，但研究表明，高血压与遗传、精神、吸烟、大量饮酒、膳食结构、肥胖等密切相关。其临床表现为血压升高，可伴有头晕、头痛、眼花、面目潮红、头重脚轻、耳鸣、失眠、心悸、乏力等。后期多出现心脏、肾功能不全或严重的并发症。

三、病因

（1）体重超重和肥胖：肥胖者高血压患病率是体重正常者的2~6倍。

（2）饮酒过量：最新《中国高血压防治指南》建议限制饮酒，认为任何类型的酒精对人体都无益处，使健康损失最小化的建议高血压患者不饮酒，若饮酒，成年人每日酒精摄入量不超过15g。

（3）膳食因素：膳食高盐是中国人群高血压发病重要危险因素。此外，长期喝咖啡、饮食中饱和脂肪酸过多等均可升压。

（4）年龄和性别：男性发病率高于女性，无论男女，平均血压随年龄增长而升高，尤其是收缩压。

（5）吸烟：吸烟过多会导致交感神经兴奋，使血压升高。

（6）地区差异：北方发病率高于南方，可能与气候、饮食、生活方式、遗传等有关。

（7）精神心理因素：与紧张、不良刺激、文化素质、经济条件、噪音等有关。

（8）遗传：高血压是多基因遗传。

四、诱发因素

（1）全身使足劲，抬、扛、背、挑重物时。

（2）暴怒、狂喜、极度恐惧时。

（3）长期便秘者，用力排便持续时间较久。

（4）阵发性剧烈咳嗽。

（5）大量连续吸烟时。

（6）突然受寒，持续时间较长时。

（7）性生活达到高潮时。

五、危害

（1）高血压是冠心病最重要的危险因素之一，使发生冠心病的风险增加5倍。

（2）高血压的脑损害包括脑出血、脑血栓和脑供血不足。

（3）长期血压升高导致肾小动脉硬化，最终导致肾萎缩和肾衰竭，致尿毒症。

（4）高血压对心、脑、肾三大重要脏器的危害概括为大心（左心室肥厚和心脏扩大）、小肾（肾萎缩）和脑卒中（脑出血或脑血栓），以及加快人体其他部位的周围动脉粥样硬化进程。

（5）高血压心脑血管并发症是威胁人类生命的头号杀手。

六、预防与治疗

（1）超体重的患者，应努力减轻体重。

（2）每天吃1个香蕉，尤其是便秘老人。

（3）畅达胸怀，乐观愉快，避免压抑。

（4）克制愤怒，避免生活在吵闹的环境中。

（5）调节生活，放松情绪，增添乐趣。

（6）注意防寒保暖，衣着保暖性能好又柔软宽松。

（7）合理调节饮食起居，不酗酒，不吸烟，不过度劳累或疲劳。

（8）适合心血管疾病患者的几种保健食物：玉米、燕麦、荞麦、大豆、甘薯、洋葱、大蒜、生姜等。

（9）选择的锻炼项目：步行、慢跑、原地跑、太极拳、门球、游泳、医疗保健体操等。锻炼时掌握三个基本环节：调身、调心、调息。注意适度，不超负荷。

（10）几种简易治疗方法如下。

①莲子粉15g，粳米30g，红糖适量。将以上3味同入砂锅内煎煮，煮沸后改用文火煮至黏稠为度，当流质饮料，不计时，稍温食。

②葛根粉30g，粳米50g。粳米浸泡一宿，与葛根粉同入砂锅内，加水，用文火煮至米开粥稠即可。当半流质饮料，不计时，稍温食。

③海蜇皮50g，荸荠100g。将海蜇皮洗净，荸荠去皮切片，同海蜇皮共煮汤，吃海蜇皮、荸荠，饮汤，每日2次。

④决明子（炒）10~15g，粳米50g，冰糖适量。先把决明子放入锅内炒至微有香气取出，待冷后煎汁、去渣，放入粳米煮粥，粥将熟时加入冰糖，再煮一二沸即可，适合春夏季节食用。

⑤贴脐：牛膝、川芎、三棱各50g，共研细末，先用酒精擦净肚脐，将药粉5~10g放入脐内，再用纱布敷盖，胶布固定，2日一换，10天为1个疗程。或用吴茱萸5g，研为细粉，置于脐内，外用胶布固定，3日一换，15日为1个疗程。

⑥敷足：桃仁、杏仁各12g，栀子3g，胡椒子7粒，糯米14粒，研细末，分成3份，每晚临睡前用蛋清调成糊状，敷于双足心涌泉穴，外用纱布固定，每晚1份，6次为1个疗程。

⑦足疗：桑叶、桑枝各30g，芹菜50g。将药加水4000ml煎取液，先熏后浸泡双足，每日1~2次，1剂可用2~3次，10天为1个疗程。此法有清肝降压功效，适宜各类型高血压患者。或钩藤20g，桑叶15g，菊花20g，夏枯草30g。将药加水4000ml煎取液，先熏后温洗双足，每日1次，1剂可用2~3次，10天为1个疗程。此法有平肝潜阳、清热安神的功效。

⑧踩石：脚穿薄软底鞋或厚袜，脚踩鹅卵石路，每天1~2次，每次脚踩15~20分钟，坚持2~3个月，血压可明显下降。

此外，一天之中大多数人血压最高的时间为上午8~9点，下午4~6点，晚上9点后血压呈缓慢下降趋势，凌晨2~3点为最低。一天中服降压药以早晨6~7点为宜。高血压患者，每日摄入食盐量应少于5g。

第三节　高脂血症防治经验

血脂主要是指血清中的胆固醇和甘油三酯。胆固醇和甘油三酯是人体必需的营养物质，但健康人需维持在一定水平，其中任何一个或两个浓度超过正常范围值时都会导致高脂血症。

一、诊断标准与分类

1. 诊断标准

一般以空腹12~24小时，血清总胆固醇大于5.72mmol/L，甘油三酯大于1.7mmol/L，称为高脂血症。

2. 分类

（1）单纯性高胆固醇血症：胆固醇升高而甘油三酯正常（胆固醇>5.72mmol/L，甘油三酯<1.7mmol/L）。

（2）单纯性高甘油三酯血症：甘油三酯升高而胆固醇正常（甘油三酯>1.7mmol/L，胆固醇<5.72mmol/L）。

（3）混合型高脂血症：胆固醇和甘油三酯同时升高。

（4）低高密度脂蛋白血症：高密度脂蛋白降低（<0.91mmol/L）。

二、临床表现

高脂血症没有特异性症状，多发于肥胖或超重个体。有些患者的皮肤、肌腱、眼睑等部位可见到扁平或结节状黄色瘤和黄色斑，但必须根据实验测定胆固醇和甘油三酯的数值方能进行诊断。

三、影响因素

（1）饮食：饮食对脂质和脂蛋白含量的影响显著。最常见的原因是饮酒过量，进食过多动物脂肪、动物内脏、奶油、蛋白和含糖的甜食。

（2）年龄：高脂血症患者在老年人群较多见，发病率与年龄成正比。

（3）性别：女性总胆固醇升高主要是低密度脂蛋白升高；而男性高密度脂蛋

白胆固醇降低较女性明显。

（4）生活方式：吸烟者总胆固醇和甘油三酯升高，高密度脂蛋白胆固醇水平降低。

（5）药物：许多药物长期大量服用，可影响血脂浓度，如降血压药可影响血浆脂蛋白的代谢，利尿药可升高胆固醇和甘油三酯水平。

四、危害

高脂血症对人体最大的危害是可引起动脉粥样硬化，使血管腔变窄，血流减慢，血流量减少，造成机体各组织、器官供血不足。最易发生动脉粥样硬化的是心脏冠状动脉，造成心脏供血不足，发生冠心病、心肌梗死、心源性猝死，一般表现为心慌，气短，胸闷，胸痛，心律失常，心绞痛。其次是导致脑动脉粥样硬化，会造成脑供血不足，表现为头昏，头晕，多梦，失眠，记忆力差，健忘，间断或持续性头痛，偏头痛，耳鸣，严重时出现痴呆，脑萎缩，脑血栓，脑梗死。再者，导致肾动脉粥样硬化，肾脏供血不足，肾脏血流量减少，表现为腰酸、腰痛、血尿、蛋白尿、水肿等症状。还会导致肌肉、骨与关节的动脉粥样硬化，造成供血不足，表现为全身酸软无力，麻痹，疼痛，关节炎，重者残废。四肢动脉粥样硬化，可表现为四肢发凉，脉管炎，静脉炎，静脉曲张，严重者跛行，刀割样疼痛，甚至溃烂截肢。

高脂血症还可能引起脂肪肝。在这些疾病中，冠心病与脑血管病对人类健康的危害最大。

五、预防与治疗

1.调整饮食

许多人通过单纯饮食调整，不服用任何降脂药物，血脂便可降至正常水平，可见调控饮食至关重要。

（1）严格限制热量，保持标准体重。要讲究饮食平衡，不能暴饮暴食，少吃或不吃高热量的食物，如炸鸡，肥肉，肝、心等动物内脏。

（2）适当限制碳水化合物摄入。平常饮食中多吃复杂碳水化合物（蔬菜、瓜果、谷类、小麦、小米、大米、玉米等），少吃简单碳水化合物（蔗糖、葡萄糖）。

（3）严格限制脂肪的摄入。应多用豆油、玉米油等含不饱和脂肪酸的油，尽量不食或少食动物油，如猪油、牛油等。

（4）补充蛋白质，以豆类、鱼类和某些贝类为佳。

（5）晚饭不要过饱，多食蔬菜、瓜果等纤维素含量高的食物。

2.改善生活方式

（1）减肥：肥胖就是脂肪过剩，也是动脉粥样硬化的外在标志。

（2）戒烟：烟中的尼古丁、一氧化碳可引发和加重动脉粥样硬化。

（3）限酒：少量饮酒或许有利，但多饮却有害。

（4）进行有氧健身运动：如太极拳、气功、慢跑、快走、骑车慢行、游泳、登山、打门球等，运动量适中。上午10点、下午4点，是一天中最佳的运动锻炼时间。

3.多食降血脂蔬菜、水果

（1）黄瓜：具有清热、解渴、利尿作用，所含纤维素能促进肠道排出食物残渣，减少胆固醇吸收。

（2）茄子：含有多种维生素，能降低胆固醇，还能防止高脂血症引起的血管损害，辅助治疗高血压、高脂血症、动脉硬化等病症。

（3）绿豆：有降低血脂、保护心脏、防治冠心病的作用。

（4）香菇：具有消食、去脂、降压等功效，其所含纤维素能促进胃肠蠕动，防止便秘，减少肠道对胆固醇的吸收。

（5）番薯：适量食用番薯能预防心血管系统的脂质沉积，预防动脉粥样硬化，使皮下脂肪减少，避免出现过度肥胖。但不能摄入过多，否则总热量增加，反不利于降低血脂。

（6）山楂：具有扩张血管、改善微循环、降低血压、促进胆固醇排泄而降低血脂的作用。山楂是酸性食物，不宜空腹食用和过量久食。

（7）苹果：苹果中的类黄酮是一种天然抗氧化剂，可抑制低密度脂蛋白氧化而发挥抗动脉粥样硬化作用。最好每天吃一个苹果。

4.降脂食疗方

（1）海带木耳汤：海带丝15g，干黑木耳10g。将海带洗净，木耳泡发，入锅煮沸，后加入食盐、味精、姜末等调料。

（2）山楂银花汤：山楂25g，金银花15g，白糖20g（糖尿病者忌糖）。置锅内加水煮沸后，再文火煮15分钟，去渣饮用。

（3）山楂消脂饮：鲜山楂30g，生槐花5g，嫩荷叶15g，草决明10g。煎煮滤汁，加糖饮汤。

（4）百合芦笋芹菜汤：百合15g，芦笋25g，芹菜50g。芦笋切丝，芹菜切段，入锅加水适量，煮沸，加入食盐和味精、香油。吃菜喝汤。

（5）冬瓜芦笋紫菜汤：冬瓜250g，芦笋50g，紫菜10g。先将冬瓜、芦笋加水煮沸，加入盐、味精、香油、紫菜、葱段、姜末，再沸后即可。

（6）玉米须豆腐汤：玉米须100g，豆腐150g，水发香菇50g，葱段、姜末、碘盐、味精、香油适量。先煮玉米须，去渣，再加入其余材料煮沸。

（7）首乌芹菜粥：何首乌50g，芹菜100g，瘦肉末50g，粳米适量，同煮成粥，加盐、味精。

（8）棒楂木耳粥：玉米楂150g，木耳10g，煮粥。

（9）菊花粥：干杭菊花磨粉备用，食时与大米适量煮粥。

5.降脂小验方

（1）茵陈降脂汤：茵陈30g，生山楂、生麦芽各15g，水煎，1日1剂，可分几次服。

（2）降脂汤：桑寄生18g，何首乌、黄精各20g，水煎，1日1剂，可分几次服。

（3）菊花龙井茶：白菊花8g，龙井茶3g，冲泡饮用。

（4）醋花生米：醋浸泡花生米1周后食用。每天晚饭后吃20~40粒，1个月为1个疗程。

（5）大蒜：每餐2~3瓣，坚持食用（不可太多）。

（6）决明子茶：决明子15g，茶叶适量，冲泡饮用。

第九章　肿瘤辨治

随着医疗卫生保健事业的日益完善和治疗技术的提高，人类的平均寿命逐渐延长，癌症的发生率也在逐年增加，并有年轻化趋势。一谈到癌肿，有的人闻癌色变，畏癌如虎，其实肿瘤，甚至癌症并不十分可怕，只要我们正确认识它，重视预防和治疗，攻克癌症是有希望的。以下谈几点认识。

一、中医对肿瘤的认识

中医学对肿瘤早有认识，古代医学文献中记述了对肿瘤的看法，描述了某些肿瘤的表现。古代医家也创立了一些对肿瘤进行治疗的治则和方药。

早在殷周时代的甲骨文中，已有"瘤"的记载。两千多年前的著作《周礼》一书中还记载"肿疡"，类似现代肿瘤疾病。中医对肿瘤的描述有瘿病、肠覃、痰核、噎膈、反胃、乳癌、癥瘕、积聚、伏梁、肺积、脾积、肝积、肾癌、石疽、骨疽等。用一句话归纳，肿瘤就是肿大之物留居一处不消散之意，即为机体某一部分细胞病理性增生所形成的新生物。

二、良性肿瘤与恶性肿瘤的鉴别

表2　良、恶性肿瘤鉴别

区别点	良性肿瘤	恶性肿瘤 （上皮组织发生的恶性肿瘤称为癌）
生长速度	缓慢	迅速
生长方式	膨胀性生长	浸润性生长并伴膨胀性生长
形态及活动度	边界清，活动度大	边界不清，活动度小
硬度	软或韧	大而坚实
血管受损	无	常侵犯血管
对机体的影响	一般无全身症状或仅有局部压迫症状	常有全身及局部症状
转移	无	常见
预后	好	常导致死亡

三、病因

已经证实环境因素、机体免疫功能、遗传因素及某些疾病诱发与肿瘤的发生有关。

1.环境因素

（1）化学物质是主要的致癌因素。①多环芳烃：主要来源于烟灰、炼焦、柏油铺路、车辆废气。②芳香胺及偶氮染料：为有机染料的基本原料。③亚硝胺：主要源于腌制品及腊肉。

（2）物理致癌物：电离辐射、热辐射、慢性刺激均可使癌症发病率升高。

（3）生物因素：黄曲霉毒素、病毒感染。

2.机体免疫状态

人们免疫功能下降，或因其他疾病接受免疫抑制治疗，机体识别和破坏癌变的能力下降，有利于癌的生长。

3.遗传因素

癌症有家族聚集现象和种族易感性。

4.某些因素诱发

（1）乙肝病毒可诱发肝癌。

（2）吸烟10年以上，可诱发肺癌，被动吸烟超过22年可诱发肺癌和喉癌。

（3）人乳头瘤病毒可诱发子宫颈癌。

（4）食物中叶酸摄入量不足可诱发子宫颈癌和胃癌。

（5）幽门螺旋杆菌可诱发胃癌。

（6）从未生育过的妇女或高龄产妇易患乳腺癌。

（7）经常接触沥青或接触煤焦油者，可诱发皮肤癌。

（8）经常接触放射线者，可诱发肺癌与白血病。

（9）经常嚼槟榔者可诱发口腔癌。

（10）缺少锻炼可诱发结肠癌和直肠癌。

四、早期癌症十大症状

（1）出现包块，身体任何部位突发包块，无明显痛痒。

（2）溃疡长期不愈合。

（3）黑痣或喉结突然变大，局部颜色突然加深。

（4）长期咳嗽不愈，并出现痰中带血。

（5）下咽食物不畅，有阻塞感。

（6）平素食欲好，突发上腹胀闷，食欲减退。

（7）无明显原因的大便带血，或便稀和便秘交替出现，或大便变细、变形等。

（8）无泌尿系统疾病而出现尿血或尿不畅。

（9）鼻塞声哑，头痛，鼻涕带血（排除外感或说话过多）。

（10）白带增多和阴道异常出血（中年妇女在闭经前后出现）。

五、积极预防

（1）精神、心理防癌。任何情况下均要保持精神愉快和心理平衡，豁达开朗，知足常乐，乐观向上，对防治癌症极为有益。

（2）改善环境，绿化和优化环境。保护森林植被，减少和防止工业污染，净化水质和土壤，对防癌极为重要。

（3）科学合理安排饮食。食用营养丰富和多样化食物，以植物性食物为主，经常食用各种蔬菜、水果、豆类及粗加工的淀粉类主食等植物性食物，少进晚餐，不吃夜宵。

（4）少吃红肉类食物，限制脂肪摄入，少吃含盐量高和腌制食品。

（5）保障储存食品的安全，坚决不吃霉变的食品或制品。

（6）控制体重，戒烟限酒，多饮茶，常锻炼。

（7）保证充足的睡眠，注重子午觉。

（8）保持大便、小便通畅。

（9）注重生活与心理卫生，有良好的生活习惯。

（10）常做健康体检，早发现，早治疗。

六、中药治疗

抗癌中药有以下8大类。

1.清热解毒类

常用药：半枝莲、白花蛇舌草、冬青、蚕体、黄芩、黄连、鱼腥草、白头翁、败酱草、肿节风、绞股蓝、天花粉、蒲公英、紫花地丁、野菊花、金银花等。

2.泻下逐水类

常用药：大黄、大戟、甘遂、芫花、芒硝、商陆、巴豆、番泻叶、虎杖等。

3.化痰祛湿类

常用药：天南星、猫眼草、川贝母、天竺黄、片姜黄、五皮（桑白皮、生姜皮、陈皮、大腹皮、茯苓皮）、白茅根、白毛藤、半夏、苍耳子、茯苓、土茯苓、猪苓、茵陈、薏苡仁、桔梗等。

4.理气疏肝类

常用药：八月红、两面针、川楝子、小茴香、木香、佛手、沉香、青皮、郁金、荜茇、枳壳、枳实、砂仁、柴胡、陈皮、旋覆花、代代花等。

5.活血化瘀类

常用药：七叶莲、凤仙花、三七、莪术、三棱、川芎、丹参、水蛭、地龙、地鳖虫、延胡索、红花、赤芍、牡丹皮、乳香、没药、鸡血藤、穿山甲、桃仁、麝香等。

6.软坚散结类

常用药：白姜黄、玄参、牡蛎、鸡内金、昆布、海藻、威灵仙、黄药子、鳖甲等。

7.以毒攻毒类

常用药：马钱子、木鳖子、朱砂、全蝎、蜈蚣、斑蝥、狼毒、树果、雄黄、壁虎、韭黄、蟾皮、蜂房等。

8.扶正培本类

常用药：人参、山药、女贞子、五味子、天冬、太子参、巴戟天、石竹、白芍、白术、冬虫夏草、西洋参、杜仲、何首乌、枸杞子、益智仁、黄芪、淫羊藿等。

七、膏方介绍

1.消水膏敷脐治疗癌性腹水

牵牛子30g，薏苡仁20g，黄芪40g，莪术40g，红花50g，桃仁50g，桔梗100g。

制法：将上药放入1500ml冷水中浸泡4小时，文火水煎，浓缩成稀糊状，约150ml。

用法：将浓缩液敷于上至肋弓下缘，下至脐下6.67cm。盖上纱布，并用胶布固定，待干后再穿衣服。以晚上外敷为宜，隔两晚换一次，外敷5~7次为1个疗程。

按：消水膏治疗癌性脓水，系永和县桑壁乡村医生贺万桂医生疗法。他用此膏治水鼓、血鼓、肿瘤很有名气。本方药极丰富，药价便宜，方法简单，安全可靠，无不良作用，特此介绍。

2.益气活血药治疗肝硬化蛋白异常

人参12g，黄芪20g，灵芝30g，山药20g，白茅根30g，丹参30g，紫河车15g，三七1支（冲），水牛角粉1~5支（冲）。

除三七、水牛角粉外，余药水煎1小时，去渣取汁，合三七、水牛角粉服。

3.桃树枝煮鸡蛋治疗肝癌

制法：桃树枝100g，加水煮鸡蛋2个。

用法：将煮鸡蛋1次吃完，喝100ml桃树枝汤，连服1个月为1个疗程。

第十章　经方运用

第一节　桂枝汤及其运用

桂枝汤是治疗太阳中风表虚证的一个主方。柯韵伯称它为："仲景群方之冠，乃滋阴和阳、调和营卫、解肌发汗之总方也。"《伤寒论》及《金匮要略》两书所载以桂枝汤为基础加减变化者有20余处。后世医家对本方的认识和应用极其广泛，认为本方"乃调和阴阳，彻上彻下，能内能外之方"，"桂枝汤最切实用，外感风寒初起用之，内伤气血不和亦用之。妊妇用之，产后亦用之"。故桂枝汤非仅治太阳经病，其他杂病亦可用之。方中主药虽同，经化裁加减后所主治证候截然不同，由此可知桂枝汤并不是一方仅治一种病，而是一方能治多种病，大大超越了仲景所论病条的范围。现就桂枝汤的组成功效和加减应用进行一些阐述。

一、组成与方解

1.药物组成

桂枝9g，芍药9g，炙甘草7g，生姜（切片）9g，大枣12枚。水煎2遍，分2次温服。服第一次药后，饮热稀粥（热米汤）1碗，以助药力，温覆衣被，会遍身微微汗出，不可汗出过多，如不出汗，再服一次，法同前。

2.方解

君药：桂枝，性温，味辛甘，具有辛散温通、振奋气血、透营卫、解肌表、散风寒、温中扶阳、化气行水、平冲降逆、散寒止痛、活血化瘀、温经通络、横走四肢等作用。臣药：芍药，性微寒，味苦酸，具有敛阴和营、柔肝舒挛、缓急止痛、除血痹、通经络、固营阴而止汗、平肝助疏、利小便等作用。佐药：生姜，性温，味辛，具有发表散寒、温中止呕、利水化痰等作用；大枣，性微温，味甘，具有补益脾胃、滋营充液之作用。使药：炙甘草，性温，味甘，具有补中益气、缓急止痛、调和诸药等作用。

3.相互配伍

桂枝配芍药，调和营卫气血，温经通络和里；桂枝配甘草，桂枝入心以助阳，炙甘草补虚以益气，辛甘相合，化生阳气，扶心阳，温经络；桂枝配生姜，协助桂枝辛散外邪以解肌，又能温散胃中寒饮；芍药配甘草，具有养血除痹、敛阴和营、柔肝舒挛止痛之功；芍药配大枣，和中养营，能增强缓急之效；大枣配甘草，助其缓和之功；生姜配大枣，调脾胃，和营卫。

总之，桂枝汤的组成，以桂枝为主药能温卫阳，通经络，解肌发表，以芍药为辅药能敛营阴，固腠理，缓中和里，两药功用，势虽互相抵抗，但配合起来，一开一合，利用这种作用，调和营卫，使卫阳之邪得解，营阴之气以和。同时，甘草合桂枝，辛甘以化阳，芍药合甘草，酸甘以化阴，具有阳生阴长之妙。其次，生姜佐桂枝加强发表散寒之力，并能和胃。大枣佐芍药增强缓急之功，又能养血。大枣配甘草，助其缓和之效。尤怡《金匮要略心典》中引徐彬所说："桂枝汤，外证得之，解肌和营卫，内证得之，化气调阴阳。"因此，本方不单可用于外感风寒表虚证，对病后、产后体弱而致营卫不和，症见时发热自汗，兼有微恶风寒等，均可酌情使用，故后世医家认为它是"调和阴阳，彻上彻下，能内能外之方"。但对表实无汗或表寒里热，不汗出而烦躁，以及温病初起，见发热口渴、咽痛脉数者，皆不宜使用。

二、加减方

1.桂枝加桂汤

即桂枝汤原方桂枝量再加二两，水煎2遍，2次温服。主治气上冲心的奔豚证。

解析：本方是治太阳表证未解发为奔豚的主方，即桂枝汤内更加桂枝二两，解外止冲以制奔豚。

按：桂枝加桂汤一方，是适于汗后感寒，阳虚阴乘而发奔豚的方剂。从"更加桂枝二两"来看，不是加肉桂，可是近人，如余无言曾以加肉桂治愈2例奔豚证（《图表注释金匮要略新义》），曹颖甫曾以加肉桂、半夏治愈1例气从少腹上冲而吐清水者（《经方实验录》）。

2.茯苓桂枝甘草大枣汤

茯苓24g，桂枝9g，炙甘草6g，大枣15枚。先煎茯苓，沸后20分钟再入余3味，煎1遍，温服。此为预防奔豚发作方。

解析：奔豚的症状是"气从少腹上冲心"，甚则"从少腹起，上冲咽喉，发作欲死"。若仅脐下悸，未至上冲心胸，则是欲作奔豚的预兆。此方中桂枝振奋心阳，强心气，重用茯苓以利水，共起温化寒水的作用；又以甘草、大枣培运中土以制水，水气去则脐下悸动自止，不致泛滥成灾。

按：桂枝加桂汤的主证是表寒未解而气从少腹上冲，水邪夹阴气以凌心，故加桂枝或肉桂以温寒化水；茯苓桂枝甘草大枣汤的主症是汗后脐下悸，脐下悸者是心气虚，而肾中水邪乘阳虚而上犯，欲上凌心，故重用茯苓以行水。前证尚在表，奔豚已发，后证已在里，而奔豚未发，故病证不同，则治法亦异。

3.桂枝甘草汤

桂枝9g，炙甘草6g。水煎1次，顿服。平冲气，制动悸。

解析：此方用于发汗过多，损伤心阳，心下悸动不宁。方中桂枝用量大于炙甘草，是取桂枝入心以助阳，炙甘草补虚以益气，且培中土以防水气，辛甘相合，阳气乃生，气和而动悸自平。

按：仲景常用桂枝、甘草以平冲气，制动悸。《伤寒论》15条云："太阳病，下之后，其气上冲者，可与桂枝汤……若不上冲者，不可与之。"《金匮要略》防己黄芪汤方后亦云："气上冲者，加桂枝三分。"这是比较显而易见的。此外，关于桂枝、甘草同用可以制悸动，除上述主治"气从少腹上冲心者"的桂枝加桂汤，主治"发汗后其人脐下悸者，欲作奔豚"的茯苓桂枝甘草大枣汤及治"发汗过多，其人叉手自冒心，心下悸"的桂枝甘草汤外，尚有温阳制水，治"心下逆满，气上冲胸，起则头眩，脉沉紧，发汗则动经，身为振振摇者"的苓桂术甘汤（见《伤寒论》67条），治"厥而心下悸"的茯苓甘草汤（茯苓、桂枝、甘草、生姜）（见《伤寒论》356条），以及治"伤寒，脉结代，心动悸"的炙甘草汤（见《伤寒论》177条）。上述方中桂枝、甘草的剂量较重，两味药配合使用治疗悸动确有专长，这对后世学者很有启发。

4.桂枝甘草龙骨牡蛎汤

桂枝6g，炙甘草6g，生龙骨24g，生牡蛎24g。水煎2遍，去渣，合兑，分2次温服。

解析：本方针对"火逆下之，因烧针烦躁者"，为潜阳镇逆、收敛心气的安神方。表既未解，而又误下伤阴，阴亏阳越，故用桂枝、甘草以疏太阳之邪，加龙骨、牡蛎以益阴潜阳，阴固阳和，则烦躁自除。

按：后世治伤寒烦躁、惊狂之证，大抵用承气白虎辈，属实热者居多。而原虚寒证者，亦间有之，故温补安神之法仍不可废。在临床上对心气虚衰患者，见心悸动不宁、自觉心中空虚、气短、自汗、脉沉弱、舌质淡等症，运用本方加黄芪、党参、柏子仁、五味子等益气安神之品，常获得满意的效果。此外，用于阳虚心悸、心动过速者也有效。

桂枝甘草龙骨牡蛎汤与《金匮要略》之桂枝甘草龙骨牡蛎汤（桂枝汤加龙骨、牡蛎）在应用上有所不同，前者主治阳虚心悸不宁，而后者是为阳虚不能收摄精血而设。

5.桂枝加附子汤

桂枝汤加附子，水煎2遍，去渣，合兑，分2次温服，为扶阳固表、止汗摄阴之方剂。

解析：汗出恶风，原属桂枝汤本证，此为表阳不固而漏汗不止，乃加入附子扶阳固表，使阳密腠固则漏汗自止，恶风自罢，津止阳回，则小便自利，四肢自柔。桂枝、附子同服，则能止汗回阳，是治病求本之法。同时，汗为心液，漏汗不止，则阳逆汗泄，每伴心力衰弱，加附子不仅卫固表阳，且能回阳强心，以防虚脱。

按：桂枝加附子汤在临床上常用以治疗寒痹，在此取桂枝汤温经散寒，调和营卫，附子祛寒止痛。此方亦可加麻黄以散寒通阳，加黄芪益气升阳，并加当归补血活血，兼制桂附之燥。若遇风寒而痛甚者，可加制川乌；下肢痛而重者，可加千年健、木瓜、怀牛膝；腰背痛重者加续断、狗脊、桑寄生；湿重者加苍术、薏苡仁。黄老临床常遇血亏风湿，上肢酸、冷、麻，手指活动不灵，采此方意用黄芪、桑枝、片姜黄、芍药、附子、当归，获得满意疗效。

6.桂枝芍药知母汤

桂枝9g，芍药9g，生甘草6g，生姜9g，麻黄6g，熟附子9g，生白术12g，知母12g，防风9g。水煎2遍，去渣，合兑，分2次温服。此为《金匮要略》中风历节病篇方。

解析：本证为风寒湿痹而化热，寒多热少之候（本寒标热），故方中用桂枝、麻黄、防风通阳行痹，祛风于表，白术、附子合用温经以祛寒温于下，芍药、知母清热和阴于里，生姜降逆止呕，甘草调和诸药。

按：以桂枝芍药知母汤加减治疗热痹，为临床所常用。如热重肿甚者，可加络石藤、忍冬藤、肿节风、黄柏等以清热凉血，通络消肿；湿重者加防己，以苍术易白术或苍、白二术并用。

若出现周身关节痛甚，难以转侧，甚至手不能握，足不能立，壮热，汗出，恶风，口渴，烦闷，舌质转红，苔黄燥，脉滑数洪大者，此乃转为气分热盛期，治宜清热通络，可用白虎加桂枝汤化裁：生石膏30~60g（研细先煎20分钟），知母12~15g，薏苡仁20g，生甘草6g，桂枝9g，芍药12g，络石藤18g，安痛藤、忍冬藤、肿节风各30g。水煎2次，温服。

7.桂枝去芍药汤

桂枝汤去芍药而成，主治"太阳病，下之后，脉促胸满者"。

解析：阳虚于内，胸满不舒，以桂枝、生姜鼓舞阳气，解表，祛邪外出，甘草、大枣培土以抗邪和中。因芍药酸敛阴柔，不宜于阳虚胸满者，故去之。本方解表而不留邪，通阳而无碍解表。

按："太阳病，下之后，脉促胸满者……若微恶寒者，桂枝去芍药加附子汤主之。"即太阳病误下后，若见胸满、脉促、微恶寒者，是阳气损伤较重，故在上方中加附子，以温养阳气。观上所述，仲景于桂枝汤一减一加，遂成3法，可见仲景辨证组方之严谨，值得深入研究。如见内科杂病误下，或为阳虚胸满，或浊痰壅塞，阳气不宣导致之胸满，均可参考应用此方与法，非仅限于伤寒误下之证候。

8.桂枝加芍药汤

桂枝汤中的芍药剂量加重而成解表和里之剂。

解析：表证误下，中气受挫，转属太阴受邪之脾虚证，出现腹满而时痛，故用桂枝汤倍芍药使其酸甘以理血，辛甘以调气，气血调和则病可愈。

按："太阳病，医反下之，因而腹满时痛者，属太阴也，桂枝加芍药汤主之，大实痛者，桂枝加大黄汤主之"中的太阳病下后大实痛者，是因腐秽积滞于肠胃不去，其属实，故用桂枝加大黄汤除邪以止痛。桂枝汤加芍药一倍成为太阴腹满之解表和里之剂，桂枝加大黄汤即为桂枝加芍药汤再加大黄而成为脾实里热的泻热和里之剂，上两方均可治疗无表证之腹痛，故柯韵伯云："桂枝加芍药，小试建中之剂；桂枝加大黄，微示调胃之方。"深得要领。

总之，桂枝汤的变方，除上述外，尚有桂枝加葛根汤合牵正散治口眼㖞斜，葛根汤、瓜蒌桂枝汤加减治痉证，治宿有喘痰而病太阳中风的桂枝加厚朴杏子汤，治产后虚羸不足、腹中疼痛不止的当归建中汤，治产后风寒身痛的麻桂各半汤等。然而无论桂枝汤还是其变方，都适用于表里虚寒之证，若见阴虚阳盛，则为其所忌。故王叔和谓："桂枝下咽，阳盛则毙。"王清任云："发热有汗之症，从未见桂枝汤治愈一人。"由此可见，凡表证身无汗，不恶寒，反恶热，里证口渴，欲饮，小便数者，皆不得用桂枝汤，尤其是阴虚的衄家、失血家更为禁忌，我们在临床上应当切记。

三、临床验案

熊某，女，45岁。

现病史：自诉素有水湿接触及风湿病史，现以游走性四肢关节疼痛前来就诊。检查体温37.2℃，心率80次/分，律齐，未闻及明显杂音，抗链球菌溶血素"O"（抗"O"）682U，血沉40mm/h。临床诊断为风湿性关节炎。舌苔薄白润，舌质偏淡，脉弦稍滑数，无明显的关节红肿及变形，遇寒常发关节酸痛，食纳、两便均正常。治以温经散寒，除湿祛风，活络止痛，仿桂枝加附子汤。

处方：桂枝9g，熟附子6g，炙甘草6g，赤芍、白芍各9g，片姜黄6g，红枣6枚，安痛藤12g，忍冬藤12g，防风5g，白花蛇舌草12g，薏苡仁15g，制乳香、制没药各3g。

服药10天，患者自感关节疼痛明显改善，继续再服，稍加黄芪、当归，治疗一个半月。复查血沉15mm/h，抗"O"264U，临床症状消除，属临床基本痊愈。

第二节　小柴胡汤及其运用

小柴胡汤为伤寒六经中的少阳主方。少阳经居半表半里之间，是太阳、阳明及三阴经病邪出入的枢纽，故小柴胡汤为和解枢机的要方，也是临床应用很广的一个方剂。

一、《伤寒论》中有关小柴胡汤证的论述

（一）小柴胡汤证（即少阳本证）的论述

仲师提出："伤寒五六日，中风，往来寒热，胸胁苦满，默默不欲饮食，心烦喜呕，或胸中烦而不呕，或渴，或腹中痛，或胁下痞硬，或心下悸，小便不利，或不渴，身有微热，或咳者，小柴胡汤主之。"（《伤寒论》96条）"血弱气尽，腠理开，邪气因入，与正气相搏，结于胁下。正邪分争，往来寒热，休作有时，默默不欲饮食，脏腑相连，其痛必下，邪高痛下，故使呕也，小柴胡汤主之。"（《伤寒论》97条）其条文概括小柴胡汤证有：①胸胁证，即胸胁苦满或兼胁下硬或痛。②发热证，往来寒热，休作有时。③胃肠证，胃部不舒，食欲不振，心烦喜呕等。其病机为邪犯少阳，枢机不利。

（二）小柴胡汤运用的论述

1.有柴胡证，但见一证便是

仲师教曰："伤寒中风，有柴胡证，但见一证便是，不必悉具。"（《伤寒论》101条）小柴胡汤的主症为往来寒热，胸胁苦满，心烦喜呕，及口苦、咽干、目

眩等。但"有柴胡证，但见一证便是"，即只须见到一部分主症，即可使用小柴胡汤，不必主症俱悉，然后用之。

2. 三阳证见，治从少阳

"伤寒四五日，身热恶风，颈项强（太阳证），胁下满（少阳证），手足温而渴者（阳明证），小柴胡汤主之。"（《伤寒论》99条）此即是太阳表证未罢，又见少阳半表半里之证和阳明里证，三阳合病，治从少阳，用小柴胡汤以和解之，使枢机运转，上下宣通，内外畅达，则三阳之邪得解。

3. 阳明、少阳合病，治从少阳

"阳明病，发潮热，大便溏，小便自可，胸胁满不去者，与小柴胡汤。"（《伤寒论》229条）"阳明病，胁下硬满，不大便而呕，舌上白苔者，可与小柴胡汤。"（《伤寒论》230条）说明阳明病，柴胡证未去，病势有里传之象，但邪未全入胃腑，仍当用柴胡汤。

4. 太阳转少阳，治用小柴胡汤

"伤寒五六日，呕而发热者，柴胡汤证具。"（《伤寒论》149条）"本太阳病，不解，转入少阳者，胁下硬满，干呕不能食，往来寒热，尚未吐下，脉沉紧者，与小柴胡汤。"（《伤寒论》266条）"太阳病，十日已去，脉浮细而嗜卧者，外已解也。设胸满胁痛者，与小柴胡汤。脉但浮者，与麻黄汤。"（《伤寒论》37条）以上条文说明：①太阳病罢转入少阳，"有柴胡证，但见一证便是"，可用小柴胡汤。②太阳病虽久，但不内传，亦不外解，仍有头身痛、无汗等症存在，则可汗而发之，用麻黄汤。③太阳证不解，但病已转入少阳，未用吐下，则正气未伤，可与小柴胡汤；若已用吐、下、发汗、温针等误治，小柴胡汤证已不存在，出现变证，则应详察脉症而论治。

5. 厥阴病转出少阳，用小柴胡汤

"呕而发热者，小柴胡汤主之。"（《伤寒论》379条）原载厥阴篇，厥阴病唯恐阳退阴进，而致下利呕逆，今呕而发热，为病从厥阴转出少阳之证候，故可用小柴胡汤。

6. 妇女热入血室，寒热发作有时，治用小柴胡汤

"妇人中风，七八日续得寒热，发作有时，经水适断者……小柴胡汤主之。"（《伤寒论》144条）此说明，妇人发病后，邪热内传，而月经停止，为瘀血与邪热相搏，属热入血室，正邪相争，使寒热为疟状，用小柴胡汤使邪从外出，则邪去而寒热自止，血结自散。

7.少阳病兼表证，可用柴胡桂枝汤

"伤寒六七日，发热，微恶寒，支节烦疼，微呕，心下支结，外证未去者，柴胡桂枝汤主之。"(《伤寒论》146条)此条说明，太少之证俱微，故用小剂量之柴胡汤、桂枝汤合方，各取半量，共奏太阳少阳表里双解之功。

8.少阳兼水饮证，可用柴胡桂枝干姜汤

"伤寒五六日，已发汗而复下之，胸胁满，微结，小便不利，渴而不呕，但头汗出，往来寒热，心烦者，此为未解也，柴胡桂枝干姜汤主之。"(《伤寒论》147条)此为小柴胡汤化裁而成，共奏和解少阳、温化水饮之功。初服正邪相争而见微烦，复服则表里之阳气通，即汗出而愈。

9.虽有柴胡证，但里寒重，当先治里寒为急，而后用小柴胡汤以和解外邪

"伤寒，阳脉涩，阴脉弦，法当腹中急痛，先与小建中汤，不瘥者，小柴胡汤主之。"(《伤寒论》100条)此条说明，腹中急痛仍由中焦脾胃虚寒，气血不足，少阳肝气横逆克脾土所致，故先用小建中汤调和气血，补中止痛以治里虚，之后再用小柴胡汤和解少阳。

10.误治后，柴胡证仍在，仍可与小柴胡汤；虽有兼证，以后图治

"凡柴胡病证而下之，若柴胡证不罢者，复与柴胡汤，必蒸蒸而振，却复发热汗出而解。"(《伤寒论》101条)此条说明，病在少阳，而反用下法，若其人正气尚旺，误下后，少阳证仍在，仍可和解，续用小柴胡汤治疗。服后，正气得药力之助，奋起抗邪，正邪相争，必然蒸蒸发热，振振而寒，战汗，正胜邪退，发热汗出，邪从外解。

11.误下后，柴胡证仍在，兼阳明里实证，用小柴胡汤化裁治疗

"太阳病，过经十余日，反二三下之，后四五日，柴胡证仍在者，先与小柴胡汤。呕不止，心下急，郁郁微烦者，为未解也，与大柴胡汤，下之则愈。"(《伤寒论》103条)此条说明，太阳病传入少阳而误下，由于正气尚旺，未造成变证，投服小柴胡汤后，少阳病不解，邪气兼入阳明，化燥成实。由于少阳未解，不可用下，阳明里实又不得不下，故用小柴胡汤与小承气汤合方加减而成大柴胡汤，外解少阳，内泻热结。

12.伤寒误下，邪气弥漫，小柴胡汤化裁论治

"伤寒八九日，下之，胸满烦惊，小便不利，谵语，一身尽重，不可转侧者，柴胡加龙骨牡蛎汤主之。"(《伤寒论》107条)此条为太阳伤寒，误下造成邪热内陷，弥漫全身，表里俱病，虚实互见之变证，故用小柴胡汤加桂枝使内陷之邪从外而解。龙骨、牡蛎、铅丹以镇惊止烦，大黄泻热和胃止谵语，茯苓安神利小便，

使错杂之邪得从内外而解。

（三）小柴胡汤禁例

"得病六七日，脉迟浮弱，恶风寒，手足温，医二三下之，不能食，而胁下满痛，面目及身黄，颈项强，小便难者，与柴胡汤，后必下重。本渴饮水而呕者，柴胡汤不中与也，食谷者哕。"（《伤寒论》98条）此条为太阴病兼表者不宜用柴胡汤及误治后的变证。太阴兼表治应以温中散寒祛湿、疏导肝胆为主，若误以为胁下满痛为少阳证而与小柴胡汤，因其苦寒伤中，必致脾虚气陷，更增泻利下重，故太阴脾虚而寒湿中阻者，不可妄投小柴胡汤。由于脾阳不足，水气不化，津液不能上承而渴，饮逆于胃，故水入则吐。若将此证误认为少阳证，而与小柴胡汤，则中气将散，因而致哕。

二、组成与方解

此方由柴胡24g，黄芩9g，人参9g，半夏9g，炙甘草9g，生姜9g，大枣12枚组成。治伤寒中风、少阳证，见往来寒热，胸痞满，默默不欲饮食，心烦喜呕，或腹中痛，或胁下痛，或渴，或咳，或利，或悸，小便不利，口苦耳聋，脉弦；或汗后余热不解及春月时咳，疟发寒热，妇人伤寒，热入血室等。方中柴胡气质轻清，苦味最薄，能疏少阳之郁滞，黄芩苦寒，气味较重，能清胸腹蕴热，以除烦满，柴胡、黄芩合用，可解半表半里之邪；生姜、半夏调理胃气，降逆止呕；甘草、大枣、人参益气和中，扶正祛邪。本方寒热并用，攻补兼施，有疏理三焦、调达上下、宣通内外、和畅气机的作用。

三、加减应用

加减：①呕逆加陈皮，生姜加量。②烦而不呕，去半夏、人参，加瓜蒌。③渴者去半夏，加花粉。④不渴，外有微热，去人参，加桂枝，覆取微汗。⑤咳者去人参、大枣、生姜，加五味子、干姜。⑥虚烦加竹叶、粳米。⑦齿燥无津加石膏。⑧痰多加瓜蒌、贝母。⑨腹痛去黄芩，加白芍。⑩胁下痞硬，去大枣，加牡蛎。⑪胁下痛加青皮、芍药。⑫心下悸，小便不利，去黄芩，加茯苓。⑬本经头痛加川芎。⑭发黄加茵陈。

四、临床验案

黄老运用小柴胡汤治疗慢性肝炎、胆囊炎、急性肾炎等，疗效十分满意。

例1　曾某，男，26岁，小学教师，患胆囊炎并感染，于2000年8月5日就诊。

现病史：起病3天，恶寒发热，头痛，上腹胀痛甚剧，放射至肩背，口苦，纳差，大便秘结，急胀欠畅，小便黄，舌苔薄黄，脉弦数。检查：体温39.5℃，表情痛苦，上腹及胆囊区压痛（++），B超诊断为胆囊炎。血常规：红细胞3.8×10^{12}/L，白细胞4.7×10^{9}/L，中性粒细胞百分比为68%，淋巴细胞百分比为32%。辨证：少阳枢机不利，胆胃不和，气机阻滞。治拟疏肝利胆，和解少阳。用小柴胡汤加味。

处方：北柴胡12g，法半夏12g，党参15g，条芩12g，甘草6g，延胡索10g，枳壳20g，山楂20g，青木香15g，茯苓15g，陈皮10g，生姜3片，大红枣3枚。

服上方3剂，诸症大减，唯余胃脘不适，头昏，纳可，舌脉同前。原方再服，共进10剂，诸症全除。

例2 旷某，男，19岁，务农，患急性肾炎，于1999年10月6日就诊。

现病史：发病1周，面及全身浮肿，伴恶寒发热，呕吐，纳差，小便短少色黄，舌质淡红，苔薄黄，脉弦浮数。检查：尿蛋白（++），红细胞0~6/HP，白细胞0~3/HP，颗粒管型0~2/HP。辨证：少阳三焦决渎不利，水泛于肌肤。拟疏利三焦，健脾利水。用小柴胡汤合四苓散主治。

处方：柴胡10g，条芩10g，党参12g，法半夏10g，甘草5g，生姜3片，红枣3枚，猪苓12g，炒白术12g，泽泻12g，茯苓皮20g，车前子20g，陈皮12g。

服3剂，浮肿减半，寒热除，小便增多，不呕吐，舌苔薄黄略腻，脉浮弦。原方再服数剂，诸症消失，尿检阴性，告愈。

按：小柴胡汤被称之为"少阳枢机之剂，和解表里之总方"，组方严谨，诸药共奏和解少阳、疏肝解郁、补中扶正、和胃降逆之功效。大量的西医学研究显示，该方具有明显的解热、镇痛、抗炎、免疫调节、保护肝脏、刺激肝组织再生等多方面药理作用，临床运用甚广，具有很高的临床运用和研究价值。

第三节　乌梅丸（汤）及其运用

《伤寒论》厥阴提纲第326条："厥阴之为病，消渴，气上撞心，心中疼热，饥而不欲食，食则吐蛔，下之利不止。"从此条看出病机是上热下寒，热在心胃，寒在脾肾，其治法是清上温下，其代表方是乌梅丸，在临床多用作汤剂。

一、组成与主治

组成：乌梅，细辛，干姜，黄连，当归，附子，蜀椒，桂枝，人参，黄柏。共10味药。

功效：温脏安蛔。

主治：蛔厥证，腹痛时作，心烦呕吐，时发时止，常自吐蛔，手足厥冷，亦治久痢久泻。

二、方解

（1）本方为胃热肠寒，蛔动不安而设，证属寒热错杂，治宜寒热并调，用温脏安蛔之法。

（2）方中重用味酸之乌梅，取其酸能安蛔，使蛔静而痛止，为君药。

（3）蛔动因于胃热肠寒，蜀椒、细辛味辛性温，辛可伏蛔，温能温脏祛寒，为臣药。

（4）黄连、黄柏味苦性寒，苦能下蛔，寒能清胃热。附子、桂枝、干姜皆为辛热之品，既可助其温脏祛寒之功，且辛可制蛔；当归、人参补养气血，扶助正气，且合桂枝，养血通脉，调和阴阳，以解四肢厥冷，均为佐药。和丸所用白蜜甘缓和中，为使药。综观全方，寒热并用，邪正兼顾，共奏温中清热、安蛔补虚之功。

（5）方中乌梅酸涩，可涩肠止泻；黄连、黄柏苦寒，能清热燥湿，止泻痢；附子、干姜、桂枝、蜀椒、细辛皆温热之品，可温肾暖脾而助运；人参、当归益气补血而扶正。诸药合用，具有温中补虚、清热燥湿止痢之功，故对于寒热错杂，正气虚弱之久泻、久痢亦奏效。

（6）乌梅丸中暗含四个经典名方。

①人参、干姜、蜀椒——大建中汤（三者加饴糖）。

温补脾阳和肾阳，以消脾胃虚寒导致的胃痛之症。

②干姜、附子——四逆汤。

附子、干姜乃为四逆汤之主药，功效为回阳救逆。

③细辛、桂枝、当归——当归四逆汤。

当归四逆汤，温阳与散寒并用，养血与通脉兼施，能打通气血津液运输通道，解除阳虚痹阻所致四肢厥冷。

④黄连、桂枝、干姜、人参——黄连汤。

黄连汤上清胸中热邪，下散胃中寒邪，辛升苦降，寒热并用，上下同治，以恢复中焦升降之职。

三、临床应用

本方主治上热下寒之蛔厥证，以腹痛时作，烦闷呕吐，常自吐蛔，手足厥冷为证治要点。对久泻、久痢属寒热错杂、正气虚弱者也适用。通过辨证化裁，能调理诸多疾病，如诸痛证、顽固失眠症、反复性口腔溃疡、梅核气等。

四、临床验案

习某，男，5岁，清江浪山人，1965年11月10日就诊。

患儿在每年8月间则不思饮食，睾丸有时上缩，头痛，心烦，手足冷，夜间齘齿，卧不安，口干，有时呕水，尿长，色黄，大便稀，曾有下蛔病史，腹部胀满，隐隐有青筋。诊断：①疳积；②蛔厥。处方：乌梅12g，川黄连9g，川花椒3g，广木香4.5g，煅石燕9g，炒青皮6g，赤茯苓12g，槟榔9g。服3剂后睾丸未上缩，无呕吐，手足转温，夜间齘齿与腹部膨胀见减，大便干，舌质红润。仍服上方加金银花9g，连翘6g。服3剂后，饮食有所增进，夜间烦、呕水、腹部青筋消失，睾丸上缩好转，大便仍干，腹略膨。处方：薄荷4.5g，槟榔12g，焦山楂9g，枳壳6g，使君子9g，雷丸3g。服3剂后诸症已基本改善，并下蛔数条。

按：此例所称之"厥"，并非指内科中突然昏倒，不省人事的"昏厥"，而为《伤寒论》中的"四肢厥冷"。《伤寒论》厥阴篇中指出："厥阴之为病，消渴，气上撞心，心中疼热，饥而不欲食，食则吐蛔。"又曰："蛔厥者……令病者静而复时烦。"厥阴病的病因病机为寒热错杂，内扰肝与心包，故本病既有口干心烦、夜卧不安之热象，又有呕吐、泄泻、厥冷之寒象。本案患儿其所以睾丸上缩，夜间齘齿，因肝脉绕阴器，牙床属胃，风邪侵扰，肝胃经脉不舒。至于头痛一症，因厥阴之脉上达颠顶所致。"蛔厥者，乌梅丸主之。"仿乌梅丸之意取乌梅、川黄连、川花椒数味以驱蛔，用石燕、青皮、木香、槟榔以消积，最后用导滞验方薄荷、槟榔、山楂、枳壳加使君子、雷丸以善其后。

第四节 葛根黄芩黄连汤及其运用

葛根黄芩黄连汤源自汉代张仲景《伤寒论》。此方在中医学列为和解剂中的表里双解方，主要由葛根、黄芩、黄连、甘草组成，具有解肌发表、清热、止泻等功效。本方用于协热下利证，临床运用以身热下利、胸脘烦热、口中作渴、喘而汗出、舌红苔黄、脉数或促为辨证要点。临床运用甚广，现就以下几点做一简介。

一、方解

（1）外感表证初起，邪在太阳，理应解表，但表证未解而误下，虚其里气，以致表热内陷阳明而下利不止，故称"协热下利"。

（2）此时表证未解，里热已炽，故见身热，胸脘烦热，口中作渴，里热上蒸于肺则作喘，外蒸肌表则汗出，故宜外解肌表之邪，内清肠胃之热。

（3）方中重用葛根、甘草而平，既能解表退热，又能升发脾胃清阳之气而止下利，为君药，臣以黄芩、黄连清热燥湿，厚肠止利，使以甘草缓解和中，协调诸药，为佐使药。四药合用，共成解表清里之剂。

二、加减应用

（1）本方对于热泄、热痢，不论有无表证，皆可用之，以身热下利、苔黄、脉数为辨证要点。

（2）腹痛者，加炒白芍以柔肝止痛；热痢里急后重者，加木香、槟榔以行气而除后重。

（3）急性肠炎、细菌性痢疾、肠伤寒、胃肠型感冒，属表证未解，里热甚者，均可加减运用。

（4）胃肠疾病夹滞者加山楂、枳壳、炒谷芽、炒麦芽。

（5）兼呕吐者，加法半夏以降逆止呕。

三、实验研究

葛根黄芩黄连汤对内毒素所致的发热家兔有显著的解热作用，给药后2小时即有显著效果，给药后4小时，对照兔仍继续发热，体温不降，但用葛根黄芩黄连汤的家兔体温降低0.9℃。

四、禁忌

虚寒下利者忌用。

五、方歌

葛根黄芩黄连汤，再加甘草共煎尝，邪陷明阳成热利，清里解表保安康。

六、临床验案

葛根芩连汤化裁治疗休息痢案如下。

丁某，男，34岁，江西樟树人。1965年11月21日就诊。患者有10年慢性痢疾病史，每年反复发作，现又发病，腹痛，里急后重，大便急胀不畅，红白脓便，日达7~8次，小便自利，并兼有恶寒发热，头痛，眼花，口渴，喜冷饮，口苦，夜梦多，有时失眠，舌质红，有圆红点，脉沉有力，右寸略浮等症。此为休息痢（表证夹热下痢），拟解表清里，以葛根黄芩黄连汤化裁：葛根6g，酒黄芩6g，薄荷3g，槟榔9g，山楂9g，枳壳6g，香连丸16片。进药3剂而愈。经随访未再复发。

按：本例患者有10年痢疾史，每年复发，诊断为休息痢无疑，但因为兼有恶寒发热、头痛、脉右寸略浮等症，显系外感触发，而又具口苦、口渴喜冷饮、脉沉有力等里热夹滞之象，法当表里双解。葛根黄芩黄连汤中葛根解表，升津，黄芩、黄连清里热，薄荷解表疏肝，槟榔、山楂、枳壳导滞，故对本病有效。一般认为久痢多为虚寒，里热证极为少见，然从本案来看，不可拘泥于此说，久痢亦有属实热者，故特介绍以供临床参考。

第五节　连梅汤及其运用

连梅汤出自《温病条辨》下焦篇暑温伏暑第36条。组成：黄连二钱，乌梅（去核）三钱，麦冬（连心）三钱，生地三钱，阿胶二钱。水五杯，煮取二杯，分二次服。脉虚大而芤者加人参。吴鞠通称此方为"酸甘化阴，酸苦泄热法"。其原文谓："暑邪深入，少阴消渴者，连梅汤主之；入厥阴麻痹者，连梅汤主之；心热烦躁神迷甚者，先与紫雪丹，再与连梅汤。"现从以下几点介绍之。

一、方解

（1）本方为《伤寒论》黄连阿胶汤去黄芩、芍药、鸡子黄，加乌梅、生地黄、麦冬而成，其中黄连清泻心火，阿胶、生地黄滋养肾阴，麦冬甘寒养阴，乌梅味酸，与黄连相配，酸苦泄热，与麦冬、生地黄相配，酸甘化阴。全方五味药，共收清心滋肾之功。

（2）此方的适应证为心中烦热，消渴不已，肢体麻痹，舌红绛，苔黄燥，脉细数。

（3）连梅汤证的病机关键是心火盛，肾水亏，以心烦、消渴为主症。主治寒邪深入少阴，火灼阴伤，消渴引饮及暑邪深入厥阴，筋脉失养，手足麻痹者。

二、方歌

连梅汤用麦门冬，生地阿胶五药供，暑伤心肾时烦热，滋阴降火见奇功。

三、临床应用

（1）加减连梅汤治疗慢性咽炎。

方药：乌梅、黄连、麦冬、生地黄、玄参、石斛、射干等。

（2）连梅汤化裁治疗糖尿病消瘦，火热伤阴证。

（3）连梅汤加味治阳痿。辨证属肝肾精血亏虚，相火内炽，兼瘀血阻滞者。组成为生地黄、山茱萸、乌梅、黄连、麦冬、知母、黄柏、阿胶、鳖甲、丹参、九香虫等。

四、临床验案

熊某，男，20岁，清江店下人，1965年11月3初诊。

现病史：咽喉疼痛，身怯寒，口渴，喜大量冷饮，口淡流涎，心中烦热，夜烦难寐，经常鼻衄，头昏，手足易麻木，脚痛，多尿，大便日行2次，先硬后稀，肛门灼热，饥而不欲食，食后饱胀，有时胃痛甚剧。舌质正红，苔薄白而润，脉搏不匀，弹指。望诊：咽喉红无肿，面青黄，唇暗红。

诊断：喉痹。

治法：酸甘化阴，酸苦泻热。以连梅汤化裁主治。

处方：酸乌梅25g，川连9.5g，麦冬12.5g，生地黄25g，党参16g。1剂。

1965年11月4日二诊：服药1剂，口渴、多尿减半，咽喉疼痛大减，饮食增进，余咽干，咽略红，吐白痰，舌质淡红，苔薄白有圆红点，脉右弦左软，有时搏动不匀。处方：守原方再进2剂。

1965年11月8日三诊：药后诸症已平，只余有时腹痛，大便镜检发现钩虫及蛔虫，服西药灭虫灵治疗，后未再诊。

按：患者主症为咽喉疼痛，口渴，多冷饮，多尿，心中烦热，夜烦难寐，头昏，手足易麻木等，为热邪深入少阴与厥阴之征象。据吴鞠通《温病条辨》暑温论，暑邪深入少阴消渴者，连梅汤主之，入厥阴麻痹者，连梅汤主之。连梅汤由黄连、乌梅、麦冬、生地黄、阿胶组成。此例患者饥而不欲食，食后饱胀，又头昏，手足易麻木，脉搏不匀，故除阿胶之滋腻药，改党参扶正助阳，以黄连泻壮火，使不灼津，以乌梅之酸生津，麦冬、生地黄合乌梅酸甘化阴，补水柔木，故药中病，3剂而愈。

临证医案

第十一章 肺系病证

第一节 感 冒

案 王某，男，46岁。

初诊：2013年4月22日。

患者自述近期上呼吸道感染，发热恶寒，头昏头痛，咳嗽，食欲差，胃中胀满，现症见咽干，口干口苦，肝区胀痛，大便时稀时黏，小便黄，舌苔黄腻，脉沉弦稍滑。诊为感冒；辨证为外感风寒，内伤湿滞，郁而化热；治以解表和中，清泄里热。主方藿香正气散加减。

薏苡仁30g	川朴10g	法半夏12g	佛手10g
苍术15g	白芷12g	藿香10g	猪苓15g
陈皮10g	青皮10g	柴胡10g	焦山楂15g
木香10g	川黄连10g	芦根15g	

10剂，水煎服，每日1剂，分2次服用。

二诊：2013年5月2日。

患者述服药后大便转干，肝胆区疼痛减轻，咽干少咳，痰色白，少许反胃，苔白腻，脉滑。

守上方，改法半夏为姜半夏10g，瓜蒌壳12g，杏仁10g，怀山药15g。

7剂，水煎服，每日1剂，分2次服用。

三诊：2013年5月8日。

患者述服药后咳嗽、反胃大减，舌苔白腻，脉弦。续服3剂以巩固疗效。

按：感冒病机是外邪影响肺卫功能，导致卫表不和，肺失宣肃。初诊时，患者前段时间外感风寒湿邪，正邪交争则发热，外邪侵袭肌表，闭塞卫阳则恶风寒，湿犯脾胃则胃中胀满，而症见小便黄、苔黄，提示里有郁热，故辨证为外感风寒，内伤湿滞，郁而化热，治以解表和中，清泄里热，予以藿香正气散加减。方中藿香为君，既以其辛温之性而解在表之风寒，又取其芳香之气而化在里之湿浊；白芷辛温发散，助藿香外散风寒；川朴行气化湿，寓以气行则湿化之义；法半夏、陈皮理气燥湿，和胃降逆；薏苡仁健脾运湿以止泻；柴胡一能疏肝行肝，二能升发脾胃清阳之气而止利，使表解里和；青皮疏肝消滞，助柴胡增行肝之效；猪苓利水渗湿；苍术祛风寒，健脾燥湿，善治外感表证夹湿之证；木香健胃消食，行气消胀，川黄连清热燥湿，二药伍用，一温散，一寒折，共奏调气行滞、厚肠止泻之功；芦根清热利尿，引热邪从小便而出；焦山楂和胃消食，寓意培土生金，顾护肺卫。二诊时患者大便转干，肝胆区疼痛减轻，少许反胃，咳嗽，改法半夏为姜半夏以降气止呕，加瓜蒌壳、杏仁祛痰，怀山药平补气阴而不滋腻。三诊时患者基本痊愈，续服3剂以巩固疗效。

第二节　咳　嗽

 余某，女，32岁。

初诊：2004年12月13日。

患者述咳嗽已1个月，现症见咽痒咳痰，痰色白黏腻，不易出，咳则气急，因痰而加剧，痰出则稍缓解，脘痞腹胀，纳食欠佳，大便时溏，小便正常，苔质偏淡，苔少白润，脉沉细弦稍数。诊为咳嗽；证属痰湿蕴肺，肺脾两虚；治当健脾燥湿化痰，宣肺理气止咳。方用六君子汤加减。

党参12g	当归10g	白术12g	茯苓12g
陈皮10g	佛手6g	桔梗10g	紫菀10g
百部10g	炙甘草6g		

5剂，水煎服，每日1剂，分2次服。

二诊：2004年12月17日。

患者述咳嗽在清晨活动后易发，痰白，量较前减少，纳食一般，大便成形，舌苔白润，脉弦略数。

陈皮10g	法半夏10g	百部12g	桔梗10g
怀山药12g	芦根12g	干姜10g	茯苓6g
炙甘草6g	紫菀10g		

5剂，水煎服，每日1剂，分2次服。

三诊：2004年12月22日。

患者述药后症状明显减轻，守前方7剂以固疗效。

按：咳嗽是指肺失宣降，肺气上逆，咳吐痰液的一种病症，其治疗时有外感与内伤之别，但五脏六腑皆令人咳。肺为清肃之脏，不耐寒热，咳嗽日久，易耗伤肺气，久而子盗母气，以至于脾气亦亏，脾失健运，则痰浊内生，上泛肺及咽喉，则见咽痒易咳，痰色白黏腻，肺气不利，痰气上壅，则见气急而咳，痰而加剧，痰出则稍缓解，脾虚则脘痞腹胀，纳食欠佳，大便时溏，故治疗时当健脾燥湿化痰，理气宣肺止咳。方中党参、白术、茯苓、甘草本为四君子汤所设，主以补气健脾，补土生金，以杜生痰之源；白术、茯苓、甘草益气补脾，加党参肺脾双补，加陈皮、佛手能理气燥湿化痰，桔梗宣肺化痰止咳，百部温肺化痰，降气止咳，紫菀化痰止咳平喘，当归补血。二诊时，患者脾虚较前减轻，饮食较前改善，大便已成形，痰量减少，但晨起时咳嗽咳痰仍较明显，故于治疗时加重健脾燥湿化痰，加半夏进一步燥湿化痰，怀山药健脾补肺，芦根清肺化痰止咳，加干姜温肺胃化痰。待到三诊时，咳嗽大减，守方继进以收功。

案二 韩某，女，56岁。

初诊：2006年2月27日。

患者自述咽喉不适，咳嗽，气急，胸闷，鼻略塞，纳可，二便正常，舌苔薄黄腻，脉细弦稍数。诊为咳嗽，辨证为痰湿咳嗽，治以健脾化痰。

薏苡仁20g	白蔻仁10g	杏仁10g	茯苓10g
甘草6g	陈皮10g	法半夏10g	芦根15g

5剂，水煎服，日1剂，早、晚分服。

二诊：2006年3月3日。

服药后，患者自述药后症减，气不急，胸不闷，但卧则痰声，时有咳嗽，苔薄腻，脉弦稍数。守方增药，加强理气化痰之效。

薏苡仁20g	蔻仁10g	杏仁10g	茯苓10g
甘草6g	陈皮10g	法半夏10g	芦根15g
瓜蒌壳15g	川贝5g	佛手片6g	

7剂，水煎服，日1剂，早、晚分服。

三诊：2006年3月10日。

服药后患者咳嗽止，痰声消失，鼻略塞，少许白痰，苔薄腻，脉弦稍数。患者症状改善，改以开宣肺气、燥湿理气化痰之药以收功。

瓜蒌壳15g	杏仁10g	云茯苓12g	桔梗10g
甘草6g	防风6g	白芷10g	法半夏10g
佛手片6g			

7剂，水煎服，日1剂，早、晚分服。

按：咳嗽本为肺失宣降，肺气上逆作声，咯吐痰液，为肺系疾病的主要症候之一。咳嗽的病因有外感、内伤两大类，本证为痰湿咳嗽，治当健脾化痰，理气止咳。初诊时，患者诉咽喉不适，咳嗽，气急，胸闷，鼻略塞，纳可，由此可见脾湿尚未至困脾，而肺气已有痰湿壅遏。方中杏仁宣利上焦肺气，气行则湿化；白蔻仁芳香化湿，行气宽中，畅中焦之脾气；薏苡仁甘淡性寒，渗湿利水而健脾，使湿热从下焦而去。三仁合用，三焦分消，是为君药。陈皮理气健脾，燥湿化痰；茯苓利水渗湿，健脾宁心，半夏燥湿化痰，消痞散结，为臣药。芦根甘寒养阴，清热生津，一者清热，二者佐制燥湿化痰药之峻烈，使津液得润，甘草祛痰止咳，兼为佐使调和诸药。二诊时患者自述药后症减，气不急，胸不闷，卧有痰声，少许咳嗽，苔薄腻，脉弦稍数。由此得知肺气稍顺，痰湿仍存，守方增药，加瓜蒌壳、川贝、佛手片，进一步理气化痰。三诊时患者咳嗽止，痰声消失，鼻略塞，少许白痰。上方有效，继予桔梗宣肺祛痰、杏仁宣发疏通肺气，白芷宣通鼻窍。脾为生痰之源，以半夏燥湿化痰，佛手片理气，防风升清燥湿之性防止脾虚湿盛，茯苓利水渗湿，甘草调和诸药以收工。前后服药1个月，痰消咳止。

案三 曹某，男，64岁。

初诊：2006年6月5日。

患者述咳嗽已3个月余，咳吐白痰，咽痒，少许胸闷，纳可，二便正常，舌质淡，苔白润，脉弦滑。诊为咳嗽；证属痰湿蕴肺；治当宣肺化痰止咳。

瓜蒌皮12g	杏仁10g	桔梗10g	紫菀12g
款冬花12g	百部10g	怀山药15g	陈皮10g
法半夏10g	白术12g	茯苓12g	蝉蜕6g

5剂，水煎服，每日1剂，分2次服。

二诊：2006年6月12日。

患者述药后咳嗽减轻，苔润，舌边有齿痕，脉弦。效不更方，守方继观疗效。

瓜蒌皮12g	杏仁10g	桔梗10g	紫菀12g
款冬花12g	百部10g	怀山药15g	陈皮10g

| 法半夏10g | 白术12g | 茯苓12g | 蝉蜕6g |

5剂，水煎服，每日1剂，分2次服。

按： 咳嗽是临床常见症状，其虽有外感和内伤之别，但基本病机总属肺气宣降失常。脾为生痰之源，脾失健运，痰湿聚生，上干于肺，肺失肃降，则出现咳嗽、白痰及胸闷之症，证属痰湿蕴肺，治当宣肺化痰止咳。止嗽散重在宣肺止咳，兼以解表，最适宜有咽痒之咳嗽，故方取止嗽散为主方，其中紫菀、百部专于肺经，皆为止咳化痰要药，加以款冬花增强止咳化痰之效，亦有润肺下气之功。桔梗性味苦辛，善宣肺止咳，佐杏仁利肺平喘，一宣一降，肺气则和。宣降肺气的同时，也要重视健脾，以杜绝生痰之源，因此，黄老用陈皮行气化痰，茯苓、白术健脾利水，法半夏燥湿健脾，怀山药补益脾气，攻补兼施，共健脾气，少量蝉蜕取其祛风利咽之效。瓜蒌皮性寒，除有润肺化痰、利气宽胸之效，更有牵制温药燥性之能，以防化热之象，可谓点睛之笔。二诊，患者还有少许白痰，余症除，则继续服药5剂，以巩固疗效。

案四 裴某，女，69岁。

初诊：2016年4月14日。

患者自述咳嗽4天，鼻塞流涕，咳白痰，痰不易出，呈咸味，咽痒，头痛，周身痛，口淡，纳一般，二便常，舌苔腻，脉滑略数。诊为咳嗽；辨证为痰湿咳嗽；治以燥湿化痰，宣肺止咳。主方二陈汤加减。

法半夏12g	陈皮10g	茯苓12g	川厚朴6g
桔梗10g	薏苡仁20g	生甘草6g	佛手10g
芦根15g	款冬花12g	百部10g	

3剂，水煎服，每日1剂，分2次服用。

二诊：2016年4月18日。

患者述服药后咳嗽症状减轻，咳黄白痰，打喷嚏，流清涕，鼻塞，肢体畏冷，易出汗，头痛头昏，纳可，大便稀，有不消化物，舌苔中部白腻，脉滑数。守上方去薏苡仁、芦根、款冬花、百部；加白芷10g，藿香梗10g，怀山药12g，黄芩6g，生姜1片。

4剂，水煎服，每日1剂，分2次服用。

三诊：2016年4月23日。

患者述头昏眼花，神疲乏力，口干口苦，纳一般，夜卧一般，大便2次/日，舌苔白腻，脉弦略数。主方半夏白术天麻汤加减。

炒白术15g	枳壳10g	茯苓15g	川厚朴6g
法半夏10g	陈皮10g	怀山药15g	炒麦芽12g
天麻10g			

7剂，水煎服，每日1剂，分2次服用。

四诊：2016年5月1日。

患者述服药后头昏、神疲乏力缓解，续服半夏白术天麻汤加减7剂。

按：咳嗽由肺失宣降，肺气上逆引起，与外邪侵袭及脏腑功能失调有关。咳嗽的病因，一是外感六淫之邪，二是脏腑之病气，均可引起肺气失于宣降，迫气上逆而作咳。初诊时，患者表述的症状以表证为主，兼有痰湿，其辨证为痰湿咳嗽，治宜健脾燥湿化痰，予以二陈汤加减。方中半夏辛温性燥，燥湿化痰，陈皮理气化痰，芳香醒脾，川厚朴芳香行气化湿，佛手行气化痰，君臣相配，不仅增强燥湿化痰之力，且体现了"治痰先治气"之理；茯苓、薏苡仁健脾渗湿，治其生痰之源，且从二窍祛湿，给病邪以出路；桔梗宣肺，款冬花、百部味苦，三者解表的同时，一升一降调畅气机；芦根清热利尿，防痰湿郁而化热；甘草化痰和中，调和诸药。二诊时患者表证已减，但鼻塞，大便不化物，脉滑数，由此可知，此时以中焦有湿为主，而不再局限于上焦，脾阳被遏则肢体畏冷，邪退正虚易出汗，且黄白痰有郁热之倾向，故加白芷宣通鼻窍，藿香梗理气宽中化痰，怀山药平补气阴，黄芩清上焦之郁热，生姜温中健脾。三诊时患者表证已解，但头昏眼花，神疲乏力，此为痰湿中阻，清阳不升，气血亏虚之象，故予以半夏白术天麻汤加减，加以炒麦芽健脾消食，补中焦气血之亏虚。

第三节 肺 胀

案 查某，男，76岁。

初诊：2005年5月23日。

患者述既往有慢性支气管炎、肺气肿病史。现症见呼吸浅短，胸闷，动则喘甚，声低气怯，咳嗽，咳少许白黏痰，口干，舌尖有灼热感，胃脘饱胀，纳食差，日渐消瘦，少饮，夜梦较多，尿急，尿频，尿量少，色偏黄，夜尿多，起夜4~5次，大便一般，舌红少苔，脉弦数。诊为肺胀，证属气阴两亏；治当补肺脾肾，滋阴清热。

北沙参30g	北黄芪15g	白术15g	夜交藤15g
佛手片10g	法半夏10g	生地黄15g	熟地黄15g
黄芩10g	茯神15g	黄精15g	五味子10g
芦根15g			

5剂，水煎服，每日1剂，分2次服。

二诊：2005年5月27日。

患者家属代述，服药后诸症减轻，口干缓解，现有头晕，胸闷，腹胀，嗳气，多梦，饮食少，舌偏红，少苔，脉弦略数。

北沙参30g	北黄芪15g	白术15g	夜交藤15g
佛手片10g	法半夏10g	生地黄15g	熟地黄15g
黄芩10g	茯神15g	黄精15g	五味子10g
芦根15g	桑椹子15g	玉竹12g	灵芝15g
白花蛇舌草15g	炒麦芽15g		

10剂，水煎服，每日1剂，分2次服。

三诊：2005年6月7日。

患者述药后症状基本消失，守前方7剂巩固疗效。

按：本案中患者为一老年男性，其基础病较多，以肺系疾病为主，既往有慢性支气管炎、肺气肿病史，结合临床症状分析，诊断为肺胀。肺胀是指多种慢性肺系疾患反复发作，迁延不愈，导致肺气胀满，不能敛降的一种病症，临床上常以喘息、气促、咳嗽、咯痰、胸闷等症状为主，其病程多较长。在本案诊治过程中，黄老强调，当辨体虚与标实。患者年高体弱，平素肺肾两虚，可见呼吸浅短难续，声低气怯；痰饮阻肺，则见胸闷，咳嗽，咳少许白黏痰；脾失健运，则见胃脘饱胀，纳食差；阴虚有热，虚火上炎，则见口干，舌尖灼热感明显，脉亦见弦数，舌红少苔；肺病及心，虚火扰神，故夜梦较多，寐不安稳；肾虚不固，虚火内扰，故见尿急，尿频，尿量少，色偏黄，夜尿多。黄老认为，本案症状虚实夹杂，病及肺脾心肾，兼有气虚阴亏，治当补肺脾肾气，滋阴清热。方中重用北沙参，以其甘淡性凉，补虚退热，能益五脏之阴，肺虚劳热者最宜；北黄芪能补肺脾之气；白术、半夏健脾燥湿化痰；黄精能填肾精亏虚，以滋肾阴；五味子补肾纳气；生、熟地黄同用，滋补肝肾；夜交藤配伍茯神能养心安神，有助于改善睡眠；佛手片理气消胀；黄芩配伍芦根，清上炎之火，又祛膀胱之热。二诊时，诸症见减，药证相符，故黄老在前方基础上，加桑椹子、玉竹以滋阴生津，灵芝补气养心安神，白花蛇舌草清利湿热，炒麦芽以健脾消胀。三诊症状基本消失，守前方以固疗效。

第四节 哮 病

 付某，男，20岁。

初诊：2021年9月2日。

患者既往有哮喘病史，近期发作2天，发病前伴鼻塞流涕，现胸膈满闷，伴气喘，咳逆上气，咳白痰，或黄白相间，量偏多，咽痒，时有口干欲饮，纳可，夜寐尚可，二便平，舌体胖大，舌质淡，苔薄白，脉弦滑数。诊为哮病；辨证为风邪外侵，寒包热哮证；治以祛风涤痰，清化痰热。主方以小青龙汤合三子养亲汤加减。

桂枝15g	麻黄6g	白芍15g	细辛2g
法半夏12g	五味子10g	紫苏子10g	白芥子10g
莱菔子10g	竹茹10g	炙甘草6g	

7剂，水煎服，每日1剂，分2次服。

二诊：2021年9月9日。

患者服药后喘咳大减，现黄痰稍多，口干欲饮，舌红，苔薄黄腻，脉弦滑数。药已对证，热象较前明显，故守前方，加入清热之品。

桂枝10g	麻黄6g	白芍15g	细辛2g
法半夏12g	五味子10g	紫苏子10g	白芥子10g
莱菔子10g	竹茹10g	炙甘草6g	茯苓12g
黄芩10g			

7剂，水煎服，每日1剂，分2次服。

三诊：2021年9月16日。

患者药后症减，近期未发作，痰多质稀，纳寐可，大便偏稀，不成形，2次/日，舌体大，苔白，脉细弦滑。辨证为外寒里饮，脾虚湿蕴证，治以温阳化饮，健脾燥湿；去黄芩，改方为小青龙汤合六君子汤加减。

桂枝10g	麻黄6g	法半夏12g	细辛2g
干姜6g	五味子10g	炙甘草6g	杏仁10g
茯苓15g	怀山药20g	陈皮10g	白芍15g
白术15g	枳壳6g		

7剂，水煎服，每日1剂，分2次服。

按：哮病是一种反复发作的痰鸣气喘疾患。《金匮要略》指出："膈上病痰，满喘咳吐，发则寒热……其人振振身剧，必有伏饮。"从病理上将哮病的发生归于宿痰伏肺。该患者发作之时，治疗应攻邪治标，祛痰利气，且患者为寒热错杂之象，又有风邪外袭之证，痰入结聚，一遇风寒，气郁痰壅即发，治当温清并施，祛风涤痰，清化痰热，主方以小青龙汤合三子养亲汤加减。方中麻黄、桂枝发汗解表，且麻黄能宣肺平喘咳，桂枝温阳化内饮；细辛为辛温之品，既温肺化饮，又辛散，助解外寒；半夏燥湿化痰，和胃降逆；辛温发散，易耗伤肺气而伤津，故用五味子敛肺止咳，白芍益阴血敛津液，二药与辛散之品相配，既增强止咳平喘之功，又防止麻黄、桂枝辛散太过；白芥子温肺化痰，利气散结，紫苏子降气化痰，止咳平喘，莱菔子下气祛痰，三者皆治痰之药，而又各逞其长，与诸药合用，则痰消气顺，喘可自宁；竹茹清化痰热。二诊时病症已缓，证候同前，热象较前明显，故守前方，稍减桂枝用量，佐黄芩清热燥湿，茯苓甘淡补脾。三诊时患者哮病进入缓解期，未发时以正虚为主，脾虚失运，积湿成痰，故此时应温阳化饮，健脾燥湿，延用小青龙汤，加入六君子汤加减，方中白术、茯苓健脾除湿，促其运化；半夏、陈皮祛痰平喘；杏仁降气止咳平喘，稍佐枳壳理气行滞；山药益气补脾肺肾，兼顾先后天之本及气之主，诸药合用，共奏健脾顺气消痰之功效。随诊至10月末，患者哮病未发作，嘱其日常生活中注意保暖，避免受寒，做适量运动以调护正气，提高抗病能力。

第十二章 心脑系病证

第一节 心 悸

案一 常某，男，50岁。

初诊：2006年9月23日。

患者述焦虑3年，时感心悸心慌，易受惊吓，并伴有莫名恐惧感，胸闷，夜卧易惊醒，平素头昏，容易疲乏，舌质紫暗，苔白，脉弦细。诊为心悸，证属心虚胆怯；治当益气安神定志。主方安神定志丸加减。

北黄芪15g	当归10g	薏苡仁15g	柏子仁10g
生龙骨15g	生牡蛎15g	珍珠母20g	炙甘草10g
紫河车5g	琥珀6g	知母10g	川芎6g
合欢皮15g	炙远志10g	灵芝菇15g	

7剂，水煎服，每日1剂，分2次服。

二诊：2006年9月30日。

患者述药后症减，睡眠质量提高，心慌心悸基本消失，舌边紫暗，苔薄白，脉弦滑寸弱。

北黄芪15g	当归10g	薏苡仁15g	柏子仁10g
生龙骨15g	生牡蛎15g	珍珠母20g	炙甘草10g
紫河车5g	琥珀6g	知母10g	川芎6g
合欢皮15g	炙远志10g	灵芝菇15g	生山楂10g
赤芍10g	白芍10g		

7剂，水煎服，每日1剂，分2次服。

按：患者心悸不安，夜卧易醒，平素易疲乏，多为心虚胆怯，心肾不交。心主神明，藏神，心失所养，则心不藏神，故见心中恐惧不安，善惊易恐，夜卧不安，多梦易惊醒等症；心虚胆怯则见心悸心慌，易受惊吓，心悸不宁等症。故在治疗时，黄老处以安神定志丸加减。方中北黄芪为补气之佳品，当归善养血亏，两者相合，益气养血，以补养心之所亏；《伤寒论》中以炙甘草汤治疗心动悸，本案中取其益气养心之功；紫河车为血肉有情之品，善补气血亏虚；灵芝菇益气养血；柏子仁、合欢皮、炙远志养心安神；生龙骨、生牡蛎、珍珠母、琥珀镇惊安神；川芎行气活血；稍佐薏苡仁以泻肺除胸闷；知母滋阴，以补阴液内耗。二诊时药后症减，故守方加生山楂健养脾胃，以滋生化之源，又能活血强心；赤芍、白芍合炙甘草，酸甘化阴，以补心液。组方严谨，层次分明，故药到病除。

 杨某，女，75岁。

初诊：2007年4月9日。

患者述平素早搏频发，每日以上午8点、中午12点、下午6点多发，心悸心慌，时有胸闷，易心烦，五心烦热，口干、口苦，夜卧欠佳，夜尿2~3次，大便干结，舌苔薄黄少津，脉弦结代，两寸弱。诊为心悸，证属阴虚火旺；治当滋阴清火，养心安神。主方天王补心丹加减。

酸枣仁15g	柏子仁12g	知母10g	茯神15g
炙甘草10g	川芎6g	莲子心5g	代代花6g
郁李仁12g	北沙参15g	麦冬10g	五味子10g
灵芝菇15g			

7剂，水煎服，每日1剂，分2次服。

二诊：2007年4月16日。

患者述服药后心悸、心慌缓解，早搏发作较前明显减少，口干，纳一般，夜卧欠佳，舌苔薄黄少津，脉细弦，寸弱。

酸枣仁15g	柏子仁12g	知母10g	茯神15g
炙甘草10g	川芎6g	莲子心6g	代代花6g
郁李仁12g	北沙参25g	麦冬10g	五味子10g
灵芝菇15g	黄精12g		

7剂，水煎服，每日1剂，分2次服。

三诊：2007年4月23日。

患者述药后症状基本消失，守前方5剂以固疗效。

按：患者平素易心慌心悸，五心烦热，加之舌脉之象，当诊断为阴虚火旺之心悸。肾阴不足，不能上济于心，阴液不得濡养心神，故见心悸心慌，甚则夜卧不安；阴虚生内热，故见心烦，五心烦热，口干，口苦；舌苔薄黄少津，脉弦结代，两寸弱，有明显的心阴不足之征。故在治疗时，当滋阴清热，养心安神。方用天王补心丹加减。方中知母、麦冬滋阴清热；莲子心尤善于清心火；北沙参、灵芝菇滋阴养血；酸枣仁、柏子仁养心安神；炙甘草养心气；五味子酸收敛阴，以养心神；茯神宁心安神，以改善睡眠；代代花宽胸理气，以解胸闷之困；郁李仁味酸，入阴，利水下气，治大便干结；黄老于全方中，再入一味川芎，养阴安神之时，佐以活血化瘀，其效更显。药后症减，二诊时仍见口干，寐差，故重用北沙参至25g，莲子心6g，以加强养阴退热之功，并入黄精以补中气，润心肺，增强养心安神之功。

案二　刘某，男，68岁。

初诊：2007年5月9日。

患者既往有高血压、室性早搏、房性早搏、前列腺增生病史。现述平素频发心动过速，偶发早搏，心悸心慌，气短，动则尤甚，头晕目眩，平素易乏力，时感劳累，夜卧不佳，稍口干，大便一般，夜尿3~4次，耳鸣，舌质淡，苔薄白，脉沉弦。诊为心悸，证属心血不足；治以补血养心，益气安神。主方归脾汤合生脉饮加减。

炙甘草10g	麦冬10g	五味子20g	生地黄12g
熟地黄12g	女贞子12g	酸枣仁12g	夜交藤15g
北沙参15g	灵芝菇12g	桑椹子12g	莲子心6g
合欢皮12g	丹参15g	生山楂12g	

5剂，水煎服，每日1剂，分2次服。

二诊：2007年6月9日。

患者述药后有效，口干、耳鸣未发，夜间偶有心慌心悸，舌质较暗，苔薄白润，脉沉弦，两寸弱。

炙甘草10g	麦冬10g	五味子20g	熟地黄12g
酸枣仁12g	夜交藤15g	北沙参15g	灵芝菇12g
桑椹子12g	合欢皮12g	丹参15g	生山楂12g
当归12g	太子参15g	茯神12g	

5剂，水煎服，每日1剂，分2次服。

按：患者平素易乏力，此为气血亏虚之征兆，又见频发心动过速，偶发早搏，据此推断本证为心血不足所致心悸。心血不足，血不能养心，动则更耗伤气血，故见心悸心慌，气短，动则尤甚；血虚不能上荣头目，故见头晕目眩；气血亏虚，不得濡养全身，故见易乏力，时感劳累；血虚不养神，故夜寐难安，不易入睡；血虚又见浮火上炎，故有口干、耳鸣等症。治疗时当以补血养心、益气安神为主。方用归脾汤合生脉饮加减。方中麦冬、北沙参、五味子三者合用，取生脉饮之意，其益气养阴之功显著；配以桑椹子、女贞子等滋阴之品，使心血生化有源；生地黄滋阴同时，兼清虚热；生山楂、炙甘草健养脾胃；熟地黄补养心血；酸枣仁、夜交藤、灵芝菇、合欢皮宁心安神；丹参养心安神定志；莲子心清上浮之心火。二诊时，口干、耳鸣症消失，故去生地黄、女贞子、莲子心；夜间仍有心慌心悸，结合舌脉，当继续补养心血，故加当归、太子参、茯神以养心安神。全程补血养心，益气安神，辨证准确，效如桴鼓。

第二节 胸 痹

案一 周某，男，21岁，学生。

初诊：2006年4月30日。

患者自述胸闷，背、心痛，记忆力差，头昏，神疲，纳可，夜卧可，小便正常，大便稀软，每日一解，舌苔薄黄腻，脉弦稍滑，血压正常。诊为胸痹；辨证为痰湿阻滞；治以通阳泄浊，豁痰宣痹，行气健脾。

薏苡仁30g	白蔻仁10g	杏仁10g	佛手片10g
厚朴6g	广陈皮10g	苍术10g	白术10g
枳壳6g	鸡内金12g	炒谷芽15g	炒麦芽15g
佩兰叶10g	炙远志10g	法半夏10g	

7剂，水煎服，日1剂，早、晚分服。

二诊：2006年5月10日。

患者述药后症减。现症神较疲乏，双脚酸软，便稀软，舌苔薄黄腻，脉弦细。患者症状改善，因仍神疲，便稀软，苔薄黄腻，守上方加藿香、川厚朴、黄连以清热燥湿。

薏苡仁30g	白蔻仁10g	杏仁10g	佛手片10g
广陈皮10g	苍术10g	白术10g	枳壳6g
鸡内金12g	炒谷芽15g	炒麦芽15g	佩兰叶10g
炙远志10g	法半夏10g	藿香10g	厚朴10g

黄连5g

7剂，水煎服，日1剂，早、晚分服。

三诊：2006年5月17日。

患者述头昏，双下肢乏力，纳可，夜卧可，大便稀软，小便一般，舌苔薄黄，脉沉弦稍滑。余湿留恋，微有热象，予清热利湿之药，加以补益肝肾，强筋健骨。

藿香10g	川厚朴10g	法半夏10g	茯苓12g
薏苡仁15g	白蔻仁10g	黄柏10g	黄芩10g
炒白术12g	陈皮10g	牛膝6g	

7剂，水煎服，日1剂，早、晚分服。

四诊：2006年5月25日。

患者述药后症状基本消失，继续守方5剂巩固疗效。

按：胸痹的发生多与寒邪内侵、饮食失调、情志失节、劳倦内伤、年迈体虚等因素有关，其病机有虚、实两方面，实为寒凝、血瘀、气滞、痰浊痹阻心阳，阻滞心脉；虚为气虚、阴伤、阳衰，肺、脾、肝、肾亏虚，心脉失养。在病症的形成发展过程中，大多因实致虚，亦有因虚致实者。胸痹轻者多为胸阳不振，阴寒之邪上乘，阻滞气机，临床表现为胸中气塞、短气。患者自诉胸闷，背、心中痛，头昏，神疲，舌苔薄黄腻，脉弦滑，可见病机为痰湿阻滞，治以通阳泄浊、豁痰宣痹，辅以行气健脾。组方运用薏苡仁、白蔻仁、杏仁三焦分消痰湿，以杏仁宣利上焦肺气，气行则湿化，白蔻仁芳香化湿，行气宽中，畅中焦之脾气，薏苡仁甘淡性寒，渗湿利水而健脾，使湿热从下焦而去。用远志祛痰开窍，半夏燥湿化痰；佛手片、厚朴、陈皮、苍术和白术、枳壳行气；鸡内金、炒谷芽、炒麦芽健脾；佩兰叶芳香化湿，醒脾开胃。诸药合用，共奏通阳泄浊、豁痰宣痹、行气健脾之功。二诊时患者述药后症减，胸闷背痛消失，用药有效，但神较疲乏，双脚酸软，大便稀软，舌苔薄黄腻，脉弦细。守方继服，加藿香、黄连增强清热祛湿之效。三诊时患者述头昏，双下肢乏力，纳可，夜卧可，大便稀软，可知胸痹症解，余湿仍未除尽，治以燥湿化痰，理气健脾，方用诸清热燥湿、化痰利水之药，用白术、陈皮理气健脾，牛膝补益肝肾，强筋健骨，针对患者双下肢乏力之症。诸药合用，前后1个月，胸痹神疲、双腿乏力得解。

> **案二** 朱某，男，32岁。

初诊：2012年5月28日。

患者自述胸闷胀痛半年余，心悸心慌，气短，神疲乏力，西医检查示偶发早搏，平日喜叹气，欲吐，时有头晕头昏，咽喉痰多，手脚麻木不仁，纳寐一般，大小便正常，舌苔白腻，脉弦。诊为胸痹；辨证为胸阳不振，气滞痰阻；治以通阳散结，行气化痰。主方枳实薤白桂枝汤加减。

枳实10g	薤白10g	瓜蒌12g	佛手10g
炙甘草10g	桂枝6g	白芍15g	生地黄12g
熟地黄12g	鸡内金12g	法半夏10g	陈皮10g

7剂，水煎服，每日1剂，分2次服用。

二诊：2012年6月5日。

患者述服药后胸闷、心悸心慌减轻，头昏神疲好转，咽喉不适，似有异物，平日痰多，色白，舌苔白腻，脉弦。改为半夏厚朴汤加减。

川朴10g	法半夏12g	茯苓12g	白术15g
薏苡仁12g	陈皮10g	瓜蒌壳12g	佛手6g
杏仁10g	白蔻仁6g		

7剂，水煎服，每日1剂，分2次服用。

三诊：2012年6月14日。

患者述服药后痰量减少，咽喉不适减轻，舌苔稍腻，脉弦。续服7剂以巩固疗效。

按：胸痹是由于正气亏虚，痰浊、瘀血、气滞或寒凝痹阻心脉所引起的膻中或左胸部发作性憋闷疼痛。初诊时患者胸中胀痛，心悸气短，痰多，苔白腻，脉弦，可辨证为胸阳不振，气滞痰阻，治以通阳散结，行气化痰，予以枳实薤白桂枝汤加减。方中薤白通阳散结，行气导滞；瓜蒌宽胸理气，涤痰通脉；枳实、陈皮行气化痰散结；法半夏燥湿化痰；白芍柔肝缓急止痛；佛手行气解郁，燥湿化痰；桂枝温阳通脉，上以宣通心胸之阳，下以温化中下二焦之阴气，既通阳又降逆，降逆则阴寒之气不致上逆，通阳则阴寒之气不致内结，兼以行滞散瘀；生地黄、熟地黄养血滋阴；鸡内金消食运脾；炙甘草调和诸药。二诊时，患者胸闷、心悸减轻，以痰多、咽喉不适、似有异物为主要表现，其病机主要为肝气郁结，致肺胃宣降失常，聚津为痰，气郁痰阻，互结于咽喉，予以半夏厚朴汤加减。方中半夏化痰开结，降逆和胃，重在降逆；川朴下气除满，以散胸中滞气，重在行气，二者相伍，一化痰结，一行气滞，痰气并治，使痰降则气行，郁开则痰降，共为君药；杏仁降逆化痰；茯苓、薏苡仁、白术健脾祛湿，助半夏祛湿化痰；陈皮、佛手顺气宽胸，宣通胸中郁结之气，助川朴行气散结；瓜蒌宽胸散结化痰；白蔻仁温中燥湿。三诊时，患者症状皆已好转，续服7剂以巩固疗效。

第三节 不 寐

案一 朱某，女，50岁。

初诊：2007年9月20日。

患者述失眠2年，近日加重，不易入睡，眠浅易醒，多梦，时有头昏目眩，四肢倦怠，形体消瘦，易出汗，身热，手心热，脚凉，怕食凉饮，肠胃失调，易拉稀便，每日数次行，量少，未见夹杂明显不消化食物，苔薄白润，脉弦数。诊为不寐，证属心脾两虚；治当补益心脾，滋阴清热。方用归脾汤加减。

北黄芪15g	玄参15g	人参叶12g	茯神15g
白术12g	酸枣仁15g	炙远志10g	龙眼肉6枚
五味子10g	地骨皮10g	珍珠母20g	红枣6g

7剂，水煎服，每日1剂，分2次服。

二诊：2007年9月26日。

患者述夜卧入睡较前稍好转，时有耳鸣，大便易稀，次数较前减少，舌质淡，苔薄润，脉细弦数。

北黄芪15g	玄参15g	人参叶12g	茯神15g
白术12g	酸枣仁15g	炙远志10g	龙眼肉6枚
五味子10g	地骨皮10g	珍珠母10g	红枣6g
山茱萸10g	神曲12g	生姜1片	

7剂，水煎服，每日1剂，分2次服。

三诊：2007年10月7日。

患者述大便已成形，身热已不明显，夜卧仍差，睡眠较浅，时有耳鸣，舌质淡，苔薄白润，脉弦滑数。

炙北黄芪20g	太子参15g	漂白术15g	茯神15g
酸枣仁15g	炙甘草10g	炙远志6g	莲子心6g
红枣6枚	生龙骨15g	生牡蛎15g	山茱萸10g
白芍12g			

7剂，水煎服，每日1剂，分2次服。

四诊：2007年10月14日。

患者述药后症减，睡眠较前改善，纳一般，胃时胀，苔白，脉沉弦稍数。

炙北黄芪20g	太子参20g	漂白术15g	茯神15g
酸枣仁15g	炙甘草10g	炙远志6g	莲子心6g
红枣6枚	生龙骨15g	生牡蛎15g	山茱萸10g
白芍12g	陈皮6g		

7剂，水煎服，每日1剂，分2次服。

五诊：2007年10月21日。

患者述服药后症状明显好转，纳寐如常，脉沉弦稍数，苔净。药证相符，守方以固疗效。

炙北黄芪30g	太子参20g	漂白术15g	茯神15g
酸枣仁15g	炙甘草10g	炙远志6g	莲子心6g
红枣6枚	生龙骨15g	生牡蛎15g	山茱萸10g
白芍12g	青皮6g	陈皮6g	珍珠母15g
灵芝菇15g	生姜1片		

7剂，水煎服，每日1剂，分2次服。

按：此案一诊时考虑心脾两虚，虚热内扰。心血不足，血不养心，故见失眠多梦，眠浅易醒；脾虚则运化不足，故见大便质稀不成形，四肢倦怠，怕食凉饮；肝阴不足，虚火内生，虚火扰神则见失眠，肝不藏魂则多梦，阴虚火旺则生内热，故见形体消瘦，身热，易出汗，手心热等症。故在治疗时，法当补益心脾，滋阴清热。方中人参叶、酸枣仁、炙远志、龙眼肉、茯神补心益脾安神；白术、红枣、北黄芪健补中焦脾胃，使气血生化有源；五味子、酸枣仁滋养肝阴；玄参、地骨皮滋阴清热；珍珠母定惊安神。二诊时，考虑药后症状较前改善，仍继续守方加神曲以健脾化湿，山茱萸滋阴收涩。三诊时，脾胃得健，大便已成形，身热不显，虚火内热较前减轻，但睡眠仍较差，故治疗时以补益心脾、重镇安神为主，减滋阴清热之品，入生龙骨、生牡蛎以重镇安神。四诊时，失眠较前进一步改善，守方继进，稍佐陈皮、太子参以健脾行气消胀。五诊时，诸症大减，守方再进。前后1个月，纳寐如常。

案二 万某，女，36岁。

初诊：2019年11月4日。

患者自述夜卧差，近期明显，浅入眠，梦多，后头痛，头昏眼花，纳一般，口干，大便一次不尽，量不多，成形，经准，量一般，无块，无痛经，舌有红点，苔白，脉细弦。诊为不寐；辨证为心脾两虚，又有肾虚；治以补益心脾，养血安神，兼以补肾。

灵芝12g	酸枣仁11g	知母12g	茯神15g
炙甘草6g	川芎10g	五味子12g	山萸萸15g
白芷12g	天麻12g	白术15g	陈皮10g

珍珠母（先煎）30g

6剂，水煎服，日1剂，早、晚分服。

二诊：2019年11月11日。

患者自述出现轻度耳鸣，夜卧差，头痛，眼花，纳一般，大便成形，通畅，脉弦，苔白，易上火，有痰。予以滋阴清热，滋补肝肾，益精明目。

守上方，加枸杞子15g，北沙参30g，7剂，水煎服，日1剂，早、晚分服。

三诊：2019年11月21日。

患者自述夜卧大好，末次月经11月16日，昨日净，量少，神疲，夜卧可，纳可，耳鸣，头昏，腰酸，舌红，苔薄黄，脉弦略数。

天麻12g	法半夏10g	炒白术15g	怀山药15g
茯苓15g	太子参20g	当归12g	白芍15g
川芎12g	生地黄12g	熟地黄12g	灵芝10g
酸枣仁15g	女贞子15g	墨旱草15g	菟丝子15g

佛手片10g

7剂，水煎服，日1剂，早、晚分服。

按：人之寤寐，由心神控制，而营卫阴阳的正常运作是保证心神调节寤寐的基础。每因饮食不节、情志失常、劳倦、思虑过度及病后、年迈体虚等因素，导致心神不安，神不守舍，不能由动转静而致不寐病证。不寐的病因虽多，但其病理变化，总属阳盛阴衰，阴阳失交，一为阴虚不能纳阳，一为阳盛不得入于阴。其病位主要在心，与肝、脾、肾密切相关。初诊时，患者浅眠多梦，头昏眼花，一派气虚之象，方用灵芝补气安神，酸枣仁、五味子、山萸萸养心血，补肝肾，收敛固涩，补益阴精以潜藏，天麻平抑肝阳，知母清热泻火，滋阴润燥，珍珠母平肝潜阳，安神定惊，又能明目，白术、陈皮补气健脾，川芎活血行气，白芷解头痛，茯神利水宁心安神，炙甘草补脾益气，缓急止痛，又兼调和诸药。诸药并用，共奏补益心脾、养血安神，兼以补肾安神之功。二诊失眠症状改善，出现轻度耳鸣，易上火，有痰。守方加强补肾之力，酌加枸杞子、北沙参滋补肝肾，益精明目，养阴清肺。三诊患者夜卧大好，仍有耳鸣，头昏，腰酸，舌红，苔薄黄，脉弦略数，予以法半夏燥湿化痰，仍以健脾益气、滋补肝肾贯彻治疗始终，用茯苓利水渗湿，健脾宁心，太子参益气健脾，生津润肺，山药益气养阴，补脾肺肾，佛手片平肝理气开郁，当归补血活血，白芍、酸枣仁敛肝补血，菟丝子、生地黄、熟地黄养阴益精，并组入女贞子、墨旱莲补益肝肾。诸药合用，共奏健脾益气、滋补肝肾之功。

案三　徐某，女，26岁。

初诊：2006年3月17日。

患者自述失眠，胸闷，头晕头痛，与情绪有关，疲倦，消瘦，口干，纳不佳，二便正常，舌苔薄白腻，脉弦细稍数。诊为不寐；辨证为心胆气虚，并有胆郁痰扰；治以益气镇惊，安神定志。

薏苡仁15g	茯神15g	黄连5g	法半夏10g
炙远志10g	人参叶10g	灵芝菇12g	合欢皮15g
佛手片6g	柴胡6g	郁金12g	柏子仁12g

5剂，水煎服，日1剂，早、晚分服。

二诊：2006年3月22日。

患者自述心情不畅，仍然失眠，头不晕不痛，消瘦，精神尚可，苔薄白，脉弦细稍数。

夜交藤12g	合欢皮12g	柴胡6g	法半夏10g
党参12g	莲子心6g	灵芝菇12g	代代花6g
何首乌12g	柏子仁12g	桑椹子12g	龙齿（先煎）15g
红枣5g	生姜5g		

5剂，水煎服，日1剂，早、晚分服。

三诊：2006年3月31日。

患者自述上药后症见减，仍有余症，舌苔薄黄，脉弦数。

守上方，加珍珠母15g，5剂，水煎服，日1剂，早、晚分服。

按：人之寤寐，由心神控制，而营卫阴阳的正常运作是保证心神调节寤寐的基础。每因饮食不节、情志失常，劳倦、思虑过度及病后、年迈体虚等因素，导致心神不安，神不守舍，不能由动转静而致不寐病证。初诊时，患者头晕头痛与情绪有关，胸闷，疲倦，纳差，舌苔薄白腻，脉弦细稍数，可知其病机虚实兼夹，虚有心胆气虚，实有胆郁痰扰，治当益气镇惊，安神定志，兼以燥湿化痰利水。拟方用薏苡仁健脾利水渗湿，茯神利水宁心安神，人参叶、灵芝菇补气安神，柏子仁养心安神，炙远志安神益智，交通心肾，祛痰开窍，合欢皮、郁金、柴胡疏肝解郁，佛手片平肝理气开郁，黄连清热燥湿，半夏燥湿化痰。诸药合用，共奏益气安神、燥湿化痰之功。二诊时患者头痛头晕消失，精神尚可，但心情不畅，仍有失眠，体仍消瘦，苔薄白，脉弦细稍数，可见痰郁已化，肝藏魂，血舍意，易方仍以安神为主，配以滋阴养血、疏肝理气之药。方用夜交藤养血安神，党参、何首乌、桑椹子滋阴养血，补益肝肾，莲子心清心安神，柏子仁养心安神，灵芝菇补气安神，合欢皮、柴胡疏肝解郁，代代花理气宽胸，法半夏燥湿化痰以收初诊之症，加用龙齿镇惊安神，红枣、生姜调节脾胃枢纽。三诊时药后诸症皆减，仍有轻微余证，守方继服，加用珍珠母平肝潜阳，安神定惊。诸药之用，前以益气化痰，后以养心平肝，补虚泻实，调和营卫，令患者症随药减，半月得健。

案四 吴某，男，73岁。

初诊：2005年5月27日。

患者述夜间失眠数月，多梦易醒，心悸神疲，潮热盗汗，五心烦热，咽干少津，夜间明显，头痛，两太阳穴常有抽动感，纳一般，小便急胀，尿淡黄，大便干结，数日一解，舌质红，少苔，脉弦沉。诊为失眠，证属心阴亏虚；治当补养心血，滋补肝肾。

菊花 10g	枸杞子 12g	女贞子 12g	桑椹子 15g
五味子 10g	蔓荆子 10g	夜交藤 15g	酸枣仁 15g
炙远志 10g	火麻仁 12g	芦根 15g	白芷 10g
川牛膝 10g			

5剂，水煎服，每日1剂，分2次服。

二诊：2005年6月1日。

患者述上药有效，睡眠情况好转，头部仍有抽动，但较前明显减轻，大便偏干，尿淡黄，舌质红，少苔，脉弦沉。

菊花 10g	枸杞子 12g	女贞子 12g	桑椹子 15g
五味子 10g	蔓荆子 10g	夜交藤 15g	酸枣仁 15g
炙远志 10g	火麻仁 12g	芦根 15g	白芷 10g
川牛膝 10g	车前子 10g		

7剂，水煎服，每日1剂，分2次服。

三诊：2005年6月8日。

患者述药后症状基本消失，守前方5剂以固疗效。

按：不寐是以经常不能获得正常睡眠为特征的一类病证，其病机总属阳盛阴衰，病位主要在心，与肝、脾、肾密切相关。心主血藏神，心血充足，阴阳平调，则神宁而寐安。肝藏血藏魂，人卧则血归于肝，肝血足则涵养肝魂，魂宁则夜可寐。本案中患者失眠数月，心血亏虚，不能养神，故见失眠多梦，心悸神疲；肾阴不足，心肾不交，故见五心烦热，咽干少津，潮热盗汗；肝阴亏虚，阴不潜阳，风阳上扰，连及少阳循经之穴，故见头痛，两太阳穴常有抽动感。黄老认为，本案中病机当以心血亏虚为主，累及肝肾阴亏，故在治疗时当补养心血，滋补肝肾。方中酸枣仁甘平，归肝、心经，能养肝，宁心安神；炙远志养心安神定志；夜交藤能滋养心肝阴血以安敛神魂；川牛膝、桑椹子、女贞子、枸杞子、五味子滋养肝肾之阴以治其本，又能养肝肾精血；白芷、蔓荆子配伍菊花，能疏散风热，祛风止痛；枸杞子配伍菊花能清肝热；芦根助菊花清有余之火；火麻仁润肠通便。二诊时，诸症减轻，诸药奏功，加车前子以利小便，使余热从小便去。三诊再守前方5剂巩固疗效。

第四节 眩 晕

 宫某，女，44岁。

初诊：2015年1月15日。

患者自述头晕3年余，以晕沉重为主，晨起尤甚，项背僵硬，膝关节冷痛，易健忘，神疲乏力，纳一般，时感腹胀，睡眠浅，梦多，小便平，大便干，2~3日一行，平素怕冷，手足不温，舌质淡红，苔白，舌边有瘀斑，边有齿痕，脉细弦，左寸弱。既往无高血压史，3年前发现有颈椎病。诊为眩晕；辨证为气虚血瘀，中焦虚寒证；治以调营和卫通络，健脾益气养血。主方用黄芪桂枝五物汤合理中丸加减。

生黄芪20g	白芍15g	桂枝15g	炙甘草6g
当归10g	鸡血藤30g	桑枝15g	生白术30g
干姜10g	葛根30g	枳壳6g	

7剂，水煎服，每日1剂，分2次服。

二诊：2015年1月24日。

服药后，患者头晕减轻，项背僵硬感缓解，精神较前改善，纳可，夜寐较前改善，大便软，1~2日一行，舌质淡红，苔白，脉细弦，寸稍弱。继以调营和卫通络，健脾益气养血之法，在前方基础上加温阳通络药。

生黄芪20g	白芍15g	桂枝15g	炙甘草6g
当归10g	鸡血藤30g	桑枝15g	生白术30g
干姜10g	葛根30g	枳壳6g	细辛3g
通草6g			

7剂，水煎服，每日1剂，分2次服。

三诊：2015年2月2日。

患者述药后头晕减半，关节冷痛明显改善，精神可，纳可，服药后大便偏稀，舌质淡红，苔白润，脉细弦。继续上法，调整药物比例，加大益气活血之效，并加天麻以平肝通络。

生黄芪30g	赤芍15g	白芍15g	桂枝15g
炙甘草6g	当归12g	鸡血藤30g	桑枝15g
生白术30g	干姜10g	葛根30g	枳壳6g
细辛3g	通草6g	天麻10g	

14剂，水煎服，每日1剂，分2次服。

四诊：2015年2月20日。

患者喜述头晕已不明显，关节冷痛大减，精神佳，纳可，服药后大便成形，舌质淡红，苔白润，脉细弦。患者症状改善，故药与证符，续予前方巩固疗效。

生黄芪30g	赤芍15g	白芍15g	桂枝15g
炙甘草6g	当归12g	鸡血藤30g	桑枝15g
生白术30g	干姜10g	葛根30g	枳壳6g
细辛3g	通草6g	天麻10g	

14剂，水煎服，每日1剂，分2次服。

按：眩晕是以头晕眼花为主要临床表现的一类病证。眩即眼花或眼前发黑，视物模糊；晕是指头晕或感觉自身或外界景物旋转。本案患者以晕为主。《素问·调经论篇》："人之所有者，血与气耳。"本案患者本为中焦虚寒，气血生化无源，故见神疲乏力，标为血瘀所致头晕，黄老指出眩晕的形成无非内外因或有形无形之邪阻碍人体精微物质的输布失调所致，故需重视气血及痰瘀，气不顺则成痰，血不畅则易瘀。治疗上尤其重视血中风药及气中除湿药物的应用，本案则是典型之一。患者头晕，以晕、沉重为主，晨起尤甚，考虑晨起人体阳气始萌，因中焦升发无力，清阳不升，则头晕昏蒙，且腹胀，神疲，大便不通，皆是中焦枢纽轴转不灵的印证。黄老抓住主要病机，以黄芪桂枝五物汤合理中丸加减为主方，标本兼治，虚实皆顾，气血皆虑。一诊，以生黄芪配当归，比例为2：1，气血双补，但黄芪量稍多乃是气行则血行之意，白芍配桂枝调和营卫以固外，内以助源，四药合用，气血阴阳皆顾；鸡血藤乃黄老所说血中风药，大剂量使用养血而活血，且藤以通络，桑枝、桂枝同用，一温一凉，枝以伸展，疏通经络；葛根升阳疏经，活血舒筋，合桂枝有桂枝加葛根汤之意；生白术乃黄老所言气中除湿药，大量使用健脾除湿而畅腑通便，浊降而清升；干姜补火生土，暖脾护胃，少量枳壳行气通腑，与升提药合用实乃先升后降之意。二诊初具成效，守方而加通络通阳利湿之对药细辛、通草，两者一上一下，辛散而通利。三诊效显，调整药物比例，加大黄芪之量，辛散行气而不耗气，气强而瘀自化；加天麻以平肝通络。四诊患者眩晕明显好转，诸症均有明显改善，故仍守上方巩固疗效。前后服药1月余，眩晕得解。

案二 卢某，女，39岁，职员。

初诊：2015年3月9日。

患者自述眩晕2年余，近日加重，有闷重感，胸闷恶心，神疲乏力，口干口苦，怕风，纳少，夜寐差，尿黄，大便溏，舌质淡，苔白腻，脉弦细。诊为眩晕；辨证为痰湿中阻兼气虚；治以化痰祛湿，益气健脾。主方半夏白术天麻汤加减。

半夏12g	白术15g	天麻12g	茯神15g
合欢皮15g	怀山药15g	薏苡仁15g	白蔻仁6g
虎杖15g	白芷6g	炙远志6g	猪苓12g
茯苓12g	黄芪15g		

7剂，水煎服，每日1剂，分2次服。

二诊：2015年3月16日。

患者述服药后眩晕好转，神疲乏力、睡眠均改善，但出现脘腹胀痛，舌质淡，苔白腻，脉沉弦。治当健脾祛湿，理气和胃，遂在前方半夏白术天麻汤的基础上加上理气和胃之药物。

半夏12g	白术15g	天麻12g	茯神15g
合欢皮15g	怀山药15g	薏苡仁15g	白蔻仁6g
虎杖15g	白芷6g	炙远志6g	猪苓12g
茯苓12g	黄芪15g	佛手10g	

14剂，水煎服，每日1剂，分2次服。

三诊：2015年3月30日。

患者述服药后眩晕明显改善，脘腹胀痛好转，纳寐可，大便软，成形，小便正常，苔白，脉沉弦。患者症状改善，故药与证符，应继续予化痰祛湿、益气健脾之法，故守上方以巩固疗效。

7剂，水煎服，每日1剂，分2次服。

按：朱丹溪曰："无痰则不作眩。"说明眩晕与痰密不可分，其病机多为脾失健运，痰浊中阻，清阳不升而作眩。初诊时，患者诉头晕2年余，有闷重感，且胸闷恶心，苔白腻，均为痰湿中阻的表现；又见神疲乏力，纳少，怕风，便溏，此乃脾虚则运化失职，气血生化不足；口干口苦、尿黄，说明痰湿有化热的倾向；痰浊中阻则脾胃功能失常，"胃不和则卧不安"，故夜寐差。治当化痰祛湿，益气健脾。方用半夏白术天麻汤加减。方中半夏燥湿化痰、降逆止呕，天麻平肝息风而止眩，两者合用，为治风痰眩晕之要药；白术、猪苓、茯苓、薏苡仁合用共奏益气健脾、利水渗湿之效；白蔻仁燥湿行气，在补益的同时又行气，以防闭门留寇；远志、茯神、合欢皮宁心安神；虎杖、白芷合用清热利湿；黄芪益气健脾。诸药合用，攻补兼施。二诊时眩晕等症状减轻，但出现脘腹胀痛，是因痰饮阻滞中焦日久，致中焦气机阻滞，故在前方基础上加佛手疏肝行气、和胃止痛。三诊时症状均明显改善，故药与证符，遂续服原方，巩固疗效。前后服药约1个月，眩晕得解。

案二　胡某，女，44岁。

初诊：2005年4月29日。

患者述有眩晕感，头及颈项部发麻，双下肢麻木，劳累后加重，肉瞤，易疲乏，纳差，血压78/50mmHg，舌苔薄白，脉细弦。诊为眩晕，证属气血亏虚；治以补益气血，调养心脾。

炙北黄芪20g	当归12g	太子参15g	炒白术15g
茯苓12g	炙甘草10g	川天麻10g	法半夏10g
陈皮10g	葛根15g	肉桂6g	白芍12g

7剂，水煎服，每日1剂，分2次服。

二诊：2005年5月6日。

患者述症状减轻，偶有头晕，肢麻好转，项疲头重感减轻，纳一般，二便一般，血压低，为80/55mmHg，舌淡红，苔薄白，脉细弦。守前方以观疗效。

炙黄芪20g	当归12g	太子参15g	炒白术15g
茯苓12g	炙甘草10g	川天麻10g	法半夏10g
陈皮10g	葛根15g	肉桂6g	白芍12g

7剂，水煎服，每日1剂，分2次服。

三诊：2005年5月12日。

患者述药后症状明显好转，守前方7剂以固疗效。

按：眩晕多因情志内伤、饮食劳倦及病后体虚，导致气血肾精亏虚，脑髓失养，或是肝阳痰火上逆，扰动清窍所致。黄老强调眩晕多属本虚标实之证，肝肾阴亏、气血不足为本，风火痰瘀为标。本案中患者气血亏虚，清阳不展，脑失所养，发为眩晕；肌肉、筋脉失于润养，故头颈四肢发麻；劳则耗气，故动则加剧。舌脉相合，此案病机为气血两虚，清窍失养，因此治疗上重在气血双补，调养心脾。方中重用炙北黄芪、当归以补气养血；脾胃为后天气血生化之源，故佐以太子参益气健脾；白术、茯苓加强健脾之功；陈皮、半夏健脾养胃，理气除痰。肉䐃配以川天麻，息风止痉，此外天麻为治眩晕常用药。体虚日久，难免伤及阳气，佐以肉桂温补肾阳。葛根性味甘辛凉，归脾、胃、肺经，具有升阳之效。诸药共用，标本兼顾。二诊时，患者症状明显减轻，药与证合，守方续服继观。三诊守上方巩固疗效。

案四 刘某，女，46岁。

初诊：2021年6月21日。

患者自述近半年睡眠差，入睡困难，中途易醒，清晨头昏沉，情绪烦躁，口干，眼胀，胸中烦闷，盗汗，手臂腰背酸痛，胃部怕冷，不思饮食，喜温喜按，夜尿频，大便时干时稀，隔日解，月经准，量中等，5天净，舌质暗红，苔白，脉细数。诊为不寐病；辨证为心肾不交；治以交通心肾，清火安神。主方交泰丸加减。

肉桂6g	灵芝12g	莲子心5g	白芍15g
当归12g	川芎10g	黄连12g	怀山药30g
茯神15g	白术15g	枳壳10g	鸡血藤15g
北沙参20g	五味子6g		

7剂，水煎服，每日1剂，分2次服用。

二诊：2021年6月28日。

患者述服药后睡眠较前稍好转，盗汗减，仍下腹部及背部隐痛，怕冷，纳可，大便稀，苔白，脉弦。

守上方加巴戟天12g，杜仲15g，合欢皮15g，酸枣仁15g。

7剂，水煎服，每日1剂，分2次服用。

三诊：2021年7月6日。

患者述服药后睡眠改善，腹痛减轻，纳可，二便常，苔白，脉弦。守上方续服7剂以巩固疗效。

按：不寐多由脏腑功能紊乱，气血失和，阴阳失调，阳不入阴而发病。《素问·口问篇》云："人之欠者，何气使然？岐伯答曰，卫气昼日行于阳，夜半则行于阴，阴者主夜，夜者卧。阳者主上，阴者主下，故阴气积于下，阳气未尽，阳引而上，阴引而下，阴阳相引，故数欠。阳气尽，阴气盛，则目瞑，阴气尽而阳气盛，则寤矣。"本案患者初诊见烦闷不寐、眼胀、盗汗、脉细数等热象，下焦见腰背酸痛、胃部怕冷、尿频、大便稀等虚寒之象，故辨证为心肾不交，治以交通心肾，清火安神，予以交泰丸加减。方中肉桂温补下元以扶不足之肾阳，引火归元，黄连、莲子心清心泻火以制偏亢之心阳，三药配伍，清中有温，使寒而不过，降心助肾，相反相成，使心肾相交，水火既济，则心肾自安，灵芝、茯神益气安神，当归、鸡血藤补血安神，白术、枳壳行气健脾，培土以生血之源，白芍缓急止痛，怀山药、北沙参滋阴以降火，川芎能上行头目，为引经药，五味子止汗敛阴。二诊时患者睡眠、盗汗改善，但见腰痛，大便稀软，加以酸枣仁、合欢皮增强安神之效，巴戟天、杜仲补肾阳，滋肝肾。三诊时患者症状明显好转，续服7剂以巩固疗效。

案五 唐某，女，25岁。

初诊：2015年9月17日。

患者自述平素睡眠差，熬夜多，神疲乏力，头昏，纳一般，腹胀，欲吐，大便隔日一解，小便常，月经准，3日净，量可，有血块，舌淡，苔薄白，脉弦数。辨证为气血不足证；治以益气健脾，养血安神。主方归脾汤化裁。

炙黄芪20g	漂白术15g	怀山药15g	猪苓12g
茯苓12g	酸枣仁15g	知母10g	太子参15g
佛手10g	红枣5个	白芍15g	炙甘草6g

7剂，水煎服，每日1剂，分2次服。

二诊：2015年9月24日。

患者述服药4剂后睡眠改善，每晚11点可入睡，易醒，醒后能继续入睡，精神转好；后3剂服下后睡眠明显好转，中途醒来次数减少，舌淡，苔薄白，脉弦数。

守上方再进7剂，水煎服，每日1剂，分2次服。

按：睡眠差即失眠，表示入睡困难、睡而易醒或醒后难以再入睡等睡眠障碍。本案患者为年轻女性，该类患者跟老年人失眠有一定区别，老年人睡眠差多由于年老体衰，肾水亏虚所致心肾不交，而年轻人则很少出现肾亏型眠差。黄老认为本案患者长期熬夜，耗伤阴血，神疲乏力，头昏，已呈现气虚之证。从整体观论治，气不行血，瘀血自生，表现为月经量少，有血块，病性属于本虚标实。中医从整体论，虚则补之，治病求本。本案患者主要为气血不足，而脾胃为气血生化之源，健运脾胃，益气补血为本病治疗根本，归脾汤主治心脾气血两虚证，故在归脾汤基础上化裁。方中黄芪、白术、人参、甘草等甘温之品健脾益气生血，但考虑到人参温补之力较强，年轻女性恐不耐受，且患者脉弦数，表明长期熬夜已经伤及阴液，阴虚火旺，在此将人参改为太子参，益气之外加以滋阴，与本案患者证候较符。该方含四君子汤，又重用黄芪，可知阴血无法速生，但精气应当速补，有形之气助脾胃气血得以生化。值得一提的是，本案使用知母，其入胃、肾两经，但清降，并滋阴，实热与虚热并进，中清胃热，缓吐，下滋肾阴，以先天助后天，配合"血中阴药"白芍，使得耗伤之阴血得以恢复，但本品性寒，用量不宜过大。另外长期熬夜伤肝，"养肝第一圣药"白芍配伍佛手，护肝疏肝，气机畅达，气血和调，脾胃得安，腹胀、转吐自除。白芍搭配酸枣仁，宁心安神助眠。二诊时患者睡眠明显较前好转，针对长期睡眠差的患者来说本方疗效已属不易，继续守上方巩固疗效，嘱患者经期可再次观察血块情况，从补气行气化瘀，而不按活血化瘀惯法，验证本方治病溯源之疗效。

 曹某，女，34岁。

初诊：2016年12月22日。

患者述夜寐欠佳1个月余，睡眠时间短，夜梦多，易惊醒，醒后不易再入睡，伴心慌心悸，五心烦热，神疲健忘，口气重，易牙龈出血，小便正常，大便易干结，纳食一般，舌红无苔，脉细弦数。诊为不寐；辨证为阴血亏虚，虚火旺盛；治以滋阴清热，养血安神。主方养心汤合丹栀逍遥散加减。

炒黄芪15g	太子参15g	当归12g	茯神15g
远志6g	酸枣仁15g	肉桂3g	牡丹皮10g
山栀子6g	柴胡6g	炙甘草6g	山药15g
莲子心5g	灵芝6g		

7剂，水煎服，每日1剂，分2次服。

二诊：2016年12月29日。

服药后患者五心烦热等热象减轻，大便转软，仍有夜寐欠佳，梦多，纳欠佳，舌淡红，苔少，脉细弦数。治以滋阴生津，宁心安神，改方以左归饮合酸枣仁汤化裁。

夜交藤15g	五味子15g	酸枣仁15g	炙甘草10g
生地黄15g	茯神15g	怀山药15g	灵芝10g
茯苓12g	猪苓12g	炒麦芽15g	陈皮10g

7剂，水煎服，每日1剂，分2次服。

三诊：2017年1月5日。

患者药后上述症状改善，热象减退，现症见午后精神疲乏，纳一般，牙龈肿胀，时有小腹胀痛，小便常，大便偏结，舌红苔少，脉弦数。改方以天王补心丹加减。

玄参10g	生地黄15g	麦冬10g	五味子12g
北沙参15g	酸枣仁15g	知母12g	白芍15g
炙甘草6g	灵芝10g	茯神15g	莲子心5g
柏子仁6g			

7剂，水煎服，每日1剂，分2次服。

四诊：2017年1月12日。

患者述服药后症状改善，夜寐一般，精神好转，小便常，偶有大便偏干，苔少，脉细稍数。继服天王补心丹加减，并加川芎15g，增强活血行气之功。

玄参10g	生地黄15g	麦冬10g	五味子12g
北沙参15g	酸枣仁15g	知母12g	白芍15g
炙甘草6g	茯神15g	莲子心5g	柏子仁6g
川芎15g			

7剂，水煎服，每日1剂，分2次服。

按：不寐是以经常不能获得正常睡眠为特征的一类病证，主要表现为睡眠时间、深度的不足。不寐总属阳盛阴衰，阴阳失交。一为阴虚不能纳阳，一为阳盛不得入于阴，以补虚泻实，调整阴阳，安神定志则为本病基本治法。初诊时患者夜寐欠安，梦多，易惊醒，神疲健忘，此为阴血两亏，神智不宁之表现；又见五心烦热、口气重、牙龈出血等热象，舌红苔净，脉细弦数，虑其兼有虚热，其病机为阴血亏虚，虚火旺盛，阴不敛阳，阳不入阴，治宜滋阴泻火，养血安神，予养心汤合丹栀逍遥散加减。方中太子参、黄芪补脾益气；茯神养心安神，以治神智不宁；佐以酸枣仁、远志、灵芝补心安神、定悸；加用少量肉桂引火归元，增加本方温养之效；柴胡疏肝解郁，使气机调达；牡丹皮入肝胆血分，清泄肝胆之热邪；加入山栀子，亦可入营分，引上焦心肺之热下行；配山药益气养阴，增加降虚火之功效；莲子心清心安神。二诊时未见五心烦热、大便干结，热象减退，由此得知虚热征象减退，患者夜寐时仍有梦多，苔净，脉细弦数，可见仍有气阴两虚，心神失养，故方多以酸枣仁、茯苓、茯神、灵芝、夜交藤宁心安神，兼以生地黄、山药、五味子益气滋阴生津，患者胃纳欠佳，故加用猪苓、炒麦芽、陈皮理气健脾开胃；三诊时热象虽较前减退，但仍有牙龈肿胀表现，易疲乏，苔净，脉弦数，虑其仍有阴虚内热之征，故改方为天王补心丹加减，治当滋阴清热，养血安神。四诊时，睡眠改善，大便偏干，可见少量苔，脉细稍数，无其他不适，故延用上方，并佐以川芎之辛散，与酸枣仁同用，辛散与酸收并行，补血而活血，使血补而不滞。前后服药1个月，不寐得解。

第五节 头 痛

 徐某，女，53岁。

初诊：2006年11月18日。

患者述既往有贫血病史。现头痛昏蒙已半月余，以前额最为明显，视力差，口干苦，耳鸣耳聋，听力减退，左侧上肢连及颈项部麻木不适，呕吐痰涎，胸脘满闷不适，食纳欠佳，夜卧一般，气短乏力，动则尤甚，大便干结，小便正常，舌质淡，苔薄白，脉沉弦，两寸弱。诊为头痛，证属风痰上扰；治当疏风止痛，健脾化痰。方用半夏白术天麻汤加味。

法半夏10g	白术12g	天麻10g	白芷10g
苍耳子10g	辛夷花10g	黄芩10g	北黄芪20g
当归12g	川芎10g	郁李仁12g	桔梗10g
牛膝10g	石上柏12g	白花蛇舌草12g	菊花10g
枸杞子12g	川贝5g		

5剂，水煎服，每日1剂，分2次服。

二诊：2006年11月23日。

患者家属代述：头晕头痛较前明显改善，余症亦减轻。守方以观疗效。

法半夏10g	白术12g	天麻10g	白芷10g
苍耳子10g	辛夷花10g	黄芩10g	北黄芪20g
当归12g	川芎10g	郁李仁12g	桔梗10g
牛膝10g	石上柏12g	白花蛇舌草12g	菊花10g
枸杞子12g	川贝5g		

14剂，水煎服，每日1剂，分2次服。

三诊：2006年12月11日。

患者家属代述：药后症减，视力能见，头昏、神疲减。守方以固疗效。

法半夏10g	白术12g	天麻10g	白芷10g
苍耳子10g	辛夷花10g	黄芩10g	北黄芪20g
当归12g	川芎10g	郁李仁12g	桔梗10g
牛膝10g	石上柏12g	白花蛇舌草12g	菊花10g
枸杞子12g	川贝5g		

15剂，水煎服，每日1剂，分2次服。

按：本案患者头痛系风痰上扰所致，兼有气血亏虚。患者既往有贫血史，平素气血多亏，气短乏力，动则尤甚，头窍易失于濡养；脾失健运，痰涎内生，上犯清窍，则见头痛昏蒙，呕恶痰涎，胸脘满闷不适，食纳欠佳；肝阳上亢，肝经有热，夹痰上扰，故见脉弦，视力差，口干苦，耳鸣耳聋，听力减退等肝经风热证候。故于治疗时，当疏风止痛，健脾化痰，补益气血。方用半夏白术天麻汤加味。方中半夏、白术健脾燥湿化痰；天麻、川芎平肝风，兼祛上犯之风邪；菊花、枸杞子清肝热，降肝火，功能清肝明目；苍耳子、辛夷花、白芷善祛头面之风，且白芷专治阳明经之前额痛，配清热之菊花、黄芩、白花蛇舌草、石上柏，能除在经之风热；桔梗、川贝开宣肺气，利在祛痰；北黄芪、当归补益气血；郁李仁下气平肝；牛膝补益肝肾。二诊、三诊症状明显减轻，守方继进。诸药合用，其功立显，诸症见安。

案二 钟某，女，52岁。

初诊：2005年12月17日。

患者述素有偏头痛多年，有贫血病史。近日来感头昏，神疲乏力，面色㿠白，精神差，夜卧欠安，时有心悸，纳食尚可，大便隔数日一行，小便正常，舌苔白润，脉细弦。诊为头痛，证属气血亏虚；治当益气养血，活络止痛。方用八珍汤加味。

党参15g	炒白术12g	茯神15g	炙甘草10g
北黄芪15g	川芎10g	当归12g	熟地黄12g
白芍12g	天麻12g	法半夏6g	陈皮10g
酸枣仁10g			

7剂，水煎服，每日1剂，分2次服。

二诊：2005年12月25日。

患者述服药后症状减轻，精神好转，头昏好转，仍有头痛，易疲乏，仍有心悸，大便隔日一行，舌苔白，脉涩细弦。

党参15g	炒白术12g	茯神15g	炙甘草10g
北黄芪15g	川芎10g	当归12g	熟地黄12g
白芍12g	天麻12g	法半夏6g	陈皮10g
酸枣仁10g	白芷10g	柏子仁10g	

7剂，水煎服，每日1剂，分2次服。

三诊：2005年12月31日。

患者述服药后诸症状明显好转，守方7剂以巩固疗效。

按： 头为诸阳之会、清阳之府，又为髓海之所在，五脏六腑之精华皆上注于头，内伤、外感皆能令其致病。头痛究其原因可分为外感、内伤两大类。外感头痛多以风邪为主，兼杂他邪。内伤头痛既有肝阳、痰浊、瘀血等所致之实证，又有气血亏虚、肾精不足所致之虚证。本案例当中，患者为一中老年女性，患偏头痛同时，自诉有贫血病史，可知其素来体虚，加之易神疲乏力，又见精神差、不寐、心悸，不难得出，其头痛头晕多为气血亏虚所致。气血亏虚，清阳不升，清窍失养，故见经常头痛；血虚心失所养，故见夜卧欠安，时有心悸。黄老处方时以八珍汤加减治疗，益气养血，活络止痛。该方不仅有四物汤养血补血之妙，亦有六君子汤补气健脾之效。方中党参、黄芪、白术、甘草以补气，当归、川芎、熟地黄、白芍以补血；炒白术、法半夏、陈皮燥湿健脾；当归、白芍养血和营；北黄芪补气益气；川芎活血行气；天麻专为头痛所设，与川芎同用，活血通络止痛，两者合之，又能治疗偏正头痛；以茯神易茯苓，配伍酸枣仁以加强养心安神之效，能除寐差心悸。二诊时，患者诉服药后症状减轻，虽头痛一症仍在，但次数较前减少，由此可见，首诊时辨证无误，故二诊时在前方基础上，加入祛风止痛之白芷，养心安神之柏子仁，共奏益气补血、活络止痛、养心安神之功。

案三 黄某，男，49岁。

初诊：2016年4月7日。

患者自述头痛，头昏，精神差，视力差，眼睛怕光，呵欠多，腰酸腰痛，易上火，胃纳一般，睡眠欠佳，大小便尚可，舌质稍红，苔薄黄，脉细弦稍数。诊为头痛；辨证为肝肾不足，虚火上扰证；治以补益肝肾，滋阴降火。主方知柏地黄丸加减。

| 知母10g | 黄柏10g | 山茱萸12g | 怀山药15g |
| 生地黄12g | 熟地黄12g | 茯苓12g | 猪苓12g |

何首乌15g　　　　泽泻10g　　　　北沙参15g　　　　女贞子15g

墨旱莲15g　　　　酸枣仁5g

7剂，水煎服，每日1剂，分2次服。

二诊：2016年4月14日。

患者自述头昏稍好转，睡眠转好，余症基本同前。

守上方，14剂，水煎服，每日1剂，分2次服。

三诊：2016年4月28日。

患者自述精神可，头痛、头昏未发，胃脘不适，视物模糊，腰酸，胃纳、睡眠尚可，大便稍稀，小便正常，舌质稍红，苔薄黄，脉细弦稍数。

上方减熟地黄。7剂，水煎服，每日1剂，分2次服。

四诊：2016年5月5日。

患者以上诸症皆有好转，视力仍模糊，舌质淡红，苔薄黄，脉细弦稍数。上方加枸杞子12g以养肝明目。

14剂，水煎服，每日1剂，分2次服。

按：《医碥·头痛》说："头为清阳之分，外而六淫之邪气相侵，内而六腑经脉之邪气上逆，皆能乱其清气，相搏击致痛。"头痛总的病机有虚、实两端，实证头痛多剧烈，病程短，一般易治愈或缓解；而虚证或虚实夹杂性头痛一般病程长，缠绵不愈，时作时止，疗程较长。对于虚证病机，其中常见的一类是阴虚型头痛，以肝肾阴虚为主。因肾为先天之本，主精，能生髓充脑，肝属木，主升发，与肾同源，若肝肾阴精亏虚，脑海失充，失于濡养，不荣则痛。本例患者依据四诊合参，属头痛，证乃肝肾不足，虚火上扰，方选知柏地黄丸，本方以滋阴降火为法，"阴常不足，阳常有余，宜常养其阴，阴与阳齐，则水能制火"。方中生地黄、熟地黄滋肾阴，山茱萸补养肝肾，怀山药补益脾阴，肝、脾、肾三阴并补，以补肾阴为主，四药合用补阴固本，壮水制火，即所谓培其本；黄柏苦寒泄相火以坚阴，知母苦寒而润，滋阴清热，二者合用，清降阴虚之火，即所谓清其源；北沙参益胃生津；泽泻可以利湿泄浊，以防止熟地黄滋腻；茯苓、猪苓淡渗脾湿，助怀山药健脾运；此处何首乌为制首乌，补肝肾，强筋骨；女贞子、墨旱莲补肝肾，清热明目；酸枣仁安神。7剂后患者头昏、睡眠皆有好转，因补益肝肾无法一蹴而就，故二诊继续予上方半个月剂量。三诊时患者诉头痛、头昏未发，熟地黄滋腻碍胃，影响脾胃运化，长期服药导致胃部不适，故本次去熟地黄。服药1周后，患者第四次就诊，诸症皆得以好转，唯目睛视物模糊未见明显改善，盖肝开窍于目，肾主水，目睛清明之气来自肾水的充盈，水润则目明，患者长期肝肾不足致目络渐衰，难以复原。既病防变，加入枸杞子养肝肾明目，同时患者应该保持充足休息，忌过度用眼，防止双目进一步发生退变。

案四 吴某，女，68岁。

初诊：2021年8月26日。

患者述反复头痛5年余，近期发作1周。头痛，感昏蒙沉重，易出汗，怕热，口干口苦，平素感腰膝酸软，疲乏无力，易急躁，纳尚可，夜卧差，小便偏黄，大便成形，日1次。既往有颈椎病史。舌边红，苔薄黄腻，脉细弦滑数。诊为头痛病；辨证为风痰上扰，肾阴亏虚；治以化痰息风，补肾填精。主方以半夏白术天麻汤合大补元煎加减。

天麻12g	法半夏12g	白术15g	茯苓12g
白芍15g	川芎10g	酸枣仁15g	知母12g
茯神15g	灵芝12g	五味子12g	怀山药20g
葛根15g	桑椹15g	炙甘草6g	泽泻10g

7剂，水煎服，每日1剂，分2次服。

二诊：2021年9月3日。

患者头痛较前缓解，仍有肢体乏力，伴心慌，睡眠较前好转，易醒，纳可，二便平，舌边红，苔白，脉细弦略滑数。证象同前，故延用前方，稍入清心泻火、安神定惊之品。

天麻12g	法半夏12g	白术15g	茯苓12g
川芎10g	酸枣仁15g	茯神15g	灵芝12g
五味子12g	怀山药20g	葛根15g	桑椹15g
炙甘草6g	莲子心10g	远志6g	珍珠母（先煎）30g

7剂，水煎服，每日1剂，分2次服。

三诊：2021年9月10日。

患者服药后头痛明显减轻，活动后稍明显，时有头汗，手麻，心慌，下肢乏力，怕冷，怕风，纳可，夜卧好转，二便平，舌边红，苔薄白，脉细弦稍滑。辨证为气血两虚，风痰上扰；治以益气养血，祛痰降逆；改方为八珍汤合半夏白术天麻汤加减。

黄芪30g	当归12g	川芎10g	党参15g
白术15g	枳壳10g	茯苓15g	白芷12g
白芍15g	炙甘草10g	天麻12g	法半夏10g

| 肉桂6g | 莲子心3g | 怀山药30g | 桑寄生15g |
| 巴戟天12g | 桂枝6g | 葛根12g | |

7剂，水煎服，每日1剂，分2次服。

四诊：2021年9月18日。

患者药后诸症得缓，偶有隐痛，伴下肢乏力，怕冷，纳寐尚可，二便平，舌淡，苔薄白，脉细弦稍滑。证型同前，故延用前方。

黄芪30g	当归12g	川芎10g	党参15g
白术15g	枳壳10g	茯神15g	白芍15g
炙甘草10g	天麻12g	法半夏10g	肉桂3g
怀山药30g	桑寄生15g	巴戟天12g	桂枝6g

7剂，水煎服，每日1剂，分2次服。

按："头为诸阳之会"，又为"清阳之府"，故六淫外邪、内伤诸疾，临证皆可引发头痛。《丹溪心法·头痛》云："头痛多主于痰，痛甚者火多。"患者头痛兼昏蒙沉重感，小便黄，口干口苦，脉弦滑数，此为风痰上扰之象；"脑为髓之海"，髓海充盈有赖于肝肾精血的充养。患者素体有疲乏无力、腰膝酸软之肾阴亏虚的虚象，病性属虚实兼夹，治疗予半夏白术天麻汤合大补元煎加减。方中半夏燥湿化痰，天麻息风止眩晕，二药合用，以治风痰眩晕之头痛；白术、茯苓健脾祛湿，以治生痰之源；加入引经药川芎，为血中气药，既可活血行气，又祛风止痛；配以酸枣仁、白芍养血补肝，知母、桑椹滋阴润燥，共调肝血而疏肝气；加入灵芝、五味子、茯神宁心安神；加入葛根、泽泻清泄，以防药温燥太过；山药健脾益气；诸药相伍，既化痰息风，又滋养肝肾，标本兼顾。二诊时，患者症状较前好转，证象同前，故延用前方，考虑患者心悸，加入珍珠母安神定惊，远志养心安神，莲子心清心火。三诊时，患者怕寒怕风，气不足则寒，考虑患者气血亏虚之象明显，气血不足，则清阳不升，脑髓失养，故后方为八珍汤合半夏白术天麻汤化裁。方中党参益气养血，白术、茯苓健脾渗湿，共助党参益气补脾；白芍、当归养血和营，川芎、枳壳活血行气，使当归、白芍补而不滞；白芷祛风止痛；配以桑寄生、巴戟天温补肾阳，与肉桂同用，引火归元，加入桂枝引药上行，温经通络。诸药合用，使经气得通，精血得补，则头痛易消。前后服药1个月，病证得解。

案五 范某，女，65岁。

初诊：2015年10月12日。

患者自述头痛已数年，隐隐作痛，脑鸣，头昏，视物模糊，失眠，神疲，易出汗，纳可，大便偏稀，夹不消化食物，小便稍黄，舌质淡黄，苔黄腻，脉沉弦略数。诊为头痛；辨证为气血亏虚夹湿热证；治以健脾养血益气，清利湿热。主方归脾汤加减。

炙黄芪20g	当归12g	川芎10g	白芷10g
干枸杞子12g	酸枣仁15g	合欢皮15g	川杜仲15g
威灵仙12g	薏苡仁15g	茵陈15g	丹参15g
炒谷芽15g	生山楂12g		

7剂，水煎服，每日1剂，分2次服。

二诊：2015年10月19日。

患者自述头痛、头昏好转，现神疲，失眠，眼干，口咸，大便偏稀，时见不消化物，舌质淡，苔白，脉沉弦略数。

炙黄芪25g	当归12g	川芎10g	酸枣仁15g
灵芝6g	合欢皮15g	白芷10g	生地黄12g
熟地黄12g	山茱萸12g	怀山药15g	焦山楂12g
五味子12g	炒谷芽12g	炒麦芽12g	

7剂，水煎服，每日1剂，分2次服。

三诊：患者上述症状皆有好转，仍有失眠，舌质淡红，苔薄黄，脉弦略数。

守上方加知母12g。

7剂，水煎服，每日1剂，分2次服。

按：本案患者已头痛数年，呈隐痛，缠绵不愈，可辨为内伤头痛；头昏，神疲，易出汗，有气虚之象；大便稀，夹不消化食物，为脾胃亏虚所致；髓减脑消可致脑神失养，发为脑鸣。脑髓以先天肾精为本，后天气血为助，"上气不足，则脑为之不满"。一方面，先天不足，或年高肾衰，又或恣情纵欲，耗伤肾精，则精虚无法化髓，另一方面，劳倦过度，损伤心脾，气血乏源，不能上荣清窍发为脑鸣。肝藏血，肝血不足而视物模糊。结合舌脉有湿热，本案患者头痛由气血亏虚所致。当用归脾汤加减健脾养血益气，以丹参、黄芪、当归、川芎等补益气血；杜仲、枸杞子入肝、肾经，养肝肾明目；威灵仙善走窜，祛风湿，通经络，薏苡仁、茵陈健脾化湿清热，炒谷芽、生山楂健脾消食，诸药外调、内养、中消，共同利湿；酸枣仁养心肝安神，合欢皮活血解郁安神；同时因虚易招邪滞，在益气养血之时，不忘佐以通络，通补相兼，使滋养之气血得以畅达脑络，发挥濡养之功，从而发挥正常功能，当佐以白芷解表，祛风止头痛以除邪。二诊时患者头痛、头昏好转，余疲乏、便稀、失眠症状未见缓解，基本沿用上方健脾养血益气，加怀山药增补脾肺肾之气；加炒谷芽、炒麦芽、焦山楂健胃消食；在上方安神药中再加入灵芝益气安神；加五味子益气宁心。《眼科大全》谓眼干："目珠外，神水枯涩而不润泽"，"睛不清而珠不莹润"。其病因多由脾胃气血亏虚或肝开窍于目，肝血、肾阴无法濡养目睛所致，而患者出现口咸，咸味五脏归属于肾，以生地黄、熟地黄、山茱萸入肝、肾经，养肝肾之阴。三诊，患者仍扰于睡眠不佳，患者舌、脉象提示内蕴火热，应辨别此处蕴火非实火，体虚之人易生虚火，故在滋养肝肾药物中加入知母除虚热。后复诊患者头痛症状基本未发，药到病除。

第六节　痴　呆

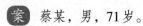 蔡某，男，71岁。

初诊：2015年1月17日。

患者自述思维呆滞伴健忘2年余。思维呆滞，健忘，神疲乏力，不耐劳累，胃脘痞满，情绪不稳定，纳差，饥不知食，时有嗳气，平素矢气多，夜寐平，大便溏，舌质淡白暗胖，边多齿痕，苔白厚腻，脉弦滑。诊为痴呆；辨证为脾虚湿阻，痰蒙心神；治以健脾除湿，豁痰醒神。主方用三仁汤合菖远二陈汤加减。

杏仁10g	白豆蔻（后下）10g	薏苡仁30g	石菖蒲10g
远志10g	法半夏10g	陈皮15g	茯苓20g
苍术10g	白术10g	天南星10g	佛手15g
香橼15g			

7剂，水煎服，每日1剂，分2次服。

二诊：2015年1月25日。

患者述服药后精神较前改善，神疲乏力感减轻，纳食较前好转，嗳气减，大便稀，舌质淡白暗胖，苔白厚腻，边多齿痕，脉弦滑。继续予健脾除湿、豁痰醒神之法，在前方基础上加用祛风及化瘀药。

杏仁10g	白豆蔻（后下）10g	薏苡仁30g	石菖蒲10g
远志10g	法半夏10g	陈皮15g	茯苓20g
苍术10g	白术10g	天南星10g	佛手15g
香橼15g	防风6g	川芎15g	

14剂，水煎服，每日1剂，分2次服。

三诊：2015年2月9日。

患者述药后交流较前流畅且灵活，情绪较前稳定，食欲明显好转，大便渐成形，便感通畅，1~2次/日，乏力感大减，口略干，舌质淡白胖，边多齿痕，苔白略腻，脉弦细略滑。此时辨证仍为脾虚湿阻，予健脾化湿升阳之法，并在前方基础上加用天麻10g，葛根30g。

杏仁10g	白豆蔻（后下）10g	薏苡仁30g	石菖蒲10g
远志10g	法半夏10g	陈皮15g	茯苓20g
苍术10g	白术10g	天南星10g	佛手15g
香橼15g	防风6g	川芎15g	天麻10g
葛根30g			

7剂，水煎服，每日1剂，分2次服。

四诊：2015年2月17日。

患者述药后精神较前佳，情绪较前稳定，食欲明显好转，大便渐成形，便感通畅，1~2次/日，乏力感大减，口略干，舌质淡白胖，苔白，边多齿痕，脉弦细略滑。患者症状改善，故药与证符，续予前方巩固疗效，并嘱咐其配合中成药理中丸同服。

杏仁10g	白豆蔻（后下）10g	薏苡仁30g	石菖蒲10g
远志10g	法半夏10g	陈皮15g	茯苓20g
苍术10g	白术10g	天南星10g	佛手15g
香橼15g	防风6g	川芎15g	天麻10g
葛根30g			

14剂，水煎服，每日1剂，分2次服。

按： 痴呆是由于脑功能障碍而产生的智能障碍综合征，临床表现为智能进行性衰退。由于七情内伤，久病不复，年迈体虚等致气血不足，肾精亏虚，痰瘀阻痹，渐使脑髓空虚，脑髓失养。病位在脑，与心、肝、脾、肾功能失调亦密切相关。本案患者以思维呆滞伴健忘为主诉，神疲乏力，胃脘痞满，纳差，饥不知食，时有嗳气，平素矢气多，大便溏，皆是脾虚湿困气滞之象，整体来讲就是阳不化气，气血不足之证，而生诸郁及无形之痰，黄老从"三焦气化"出发，主方用三仁汤合菖远二陈汤加减，方中杏仁宣畅上焦气机，白豆蔻芳香化中焦湿浊，薏苡仁淡渗下焦湿热，三药宣上畅中渗下，行三焦之气化，气化行则湿渐祛，石菖蒲、远志皆是醒神化痰开窍而益智之佳品，法半夏、陈皮、天南星化中焦有形之痰而健脾，中轴转动而五脏俱动，神机乃活。苍术、白术、茯苓健脾化湿，阻断生痰之源，已绝其后。佛手、香橼也是黄老喜用之药对，其味香，其气清，除健脾化痰疏肝之外，黄老认为此对药可芳香醒脾而振奋脾胃之阳气。诸药合用，健脾除湿，豁痰醒神之功显。二诊小有成效，以祛风药防风助其动力，化瘀药川芎清其道路，川芎为血中气药，防风为风中润药，祛邪而不伤正。三诊变化明显，患者交流较前通畅，对话较前灵活，此乃黄老遵循"阳气者，精则养神，揉则养筋"之理，注重气化而取得的佳效，故续守前方，加葛根、天麻，此意为升脾胃之阳，息肝动之风，两者皆具通络之效。黄老亦讲此两药辨证可用于清阳下陷，肝风逆乱之高血压、糖尿病等病。四诊患者继续好转，黄老在此基础上，予理中丸以守中焦之阳，厚土而强意。前后1月余，痴呆症状明显改善。

第十三章 脾胃系病证

第一节 胃 痛

案一 刘某，男，65岁。

初诊：2004年12月1日。

患者述既往有多发性胃溃疡病史。现症见胃脘部隐隐作痛，似饥而不欲食，口燥咽干，大便先干后稀，手脚心发热，心烦，舌红少津，苔薄白，脉弦略数。诊为胃痛，证属气阴两虚；治当补胃健脾，益气养阴，兼化湿邪。

| 北沙参15g | 麦冬10g | 白术10g | 法半夏10g |
| 佛手6g | 五味子10g | 陈皮10g | 炒枳壳6g |

5剂，水煎服，每日1剂，分2次服。

二诊：2004年12月6日。

患者述胃脘部隐痛减轻，食纳一般，大便仍先干后稀，头晕，口黏，舌质偏红，脉细数。

木香6g	麦冬10g	太子参15g	薏苡仁12g
陈皮10g	法半夏10g	白芍10g	炙甘草6g
炒枳壳6g	白术10g	柴胡10g	黄芩10g
北沙参15g			

5剂，水煎服，每日1剂，分2次服。

三诊：2004年12月10日。

患者述药后诸症减轻，胃脘部隐痛偶发，大便较前规律，舌质偏红，苔薄白，脉弦。守前方7剂以固疗效。

按：胃脘痛是指以上腹胃脘部近心窝处疼痛为主症的病症。本案中患者胃阴不足，阴液素亏，胃络失养，故胃脘部隐隐作痛，似饥而不欲食；脾胃阴液不足，不能上濡咽喉，故见口燥咽干；肠道失于濡养，故见大便干结。黄老认为，胃痛者，舌红少津，兼见苔薄白，是为阴虚，当以养胃阴为主。方中北沙参、麦冬甘平以养胃阴；五味子酸甘以养肝阴；陈皮、炒枳壳降气通腑；白术、法半夏健脾燥湿；佛手行气止痛。二诊时患者诉药后症减，胃阴稍复，饮食尚可，但湿邪仍在，故见头晕、口黏等症，治疗时加太子参以加强益气养阴之功；白芍、甘草取芍药甘草汤之意，酸甘养阴的同时，缓急止痛；薏苡仁健脾祛湿；木香行气止痛；柴胡疏肝；黄芩清热燥湿。三诊时，诸症减轻，守前方以固疗效。

案二 魏某，女，62岁。

初诊：2007年5月28日。

患者述既往有胆囊手术切除史，有胆管炎、浅表性胃炎、糜烂性胃窦炎、肾结石和糖尿病病史。现症见胃脘闷痛，痛则连及两胁，烦躁时尤甚，嗳气后则舒，平素喜叹息，手心易发热，口臭，大便稀软，黏滞不畅，夹不化物，小便偏黄，纳一般，怕多食，舌苔薄黄，边有齿痕，脉弦滑。诊为胃痛，证属肝气犯胃；治当疏肝和胃，清利湿热，兼滋养肝胃之阴。

川楝子10g	延胡索15g	苍术12g	白术12g
川厚朴6g	川黄连10g	白芍15g	炒枳壳6g
薏苡仁15g	神曲12g	炒谷芽15g	炒麦芽15g
鸡内金15g	北沙参15g	陈皮10g	

5剂，水煎服，每日1剂，分2次服。

二诊：2007年6月25日。

患者述药后口臭减，胃脘闷痛减，大便成形，时稀，舌苔薄白，脉沉弦。

川楝子10g	延胡索15g	苍术12g	白术12g
川厚朴6g	川黄连10g	白芍15g	枳壳6g
薏苡仁15g	神曲12g	炒谷芽15g	炒麦芽15g
鸡内金15g	陈皮10g	北沙参20g	

5剂，水煎服，每日1剂，分2次服。

三诊：2007年6月30日。

患者述药后症状基本消失，守前方5剂以固疗效。

按：本案患者患慢性胃炎多年，本次发病胃脘疼痛多连及两胁，脉多弦滑，故知其肝气横逆，土虚木乘，湿热内停，耗伤胃阴。肝气郁滞不畅，不得疏泄，横逆犯胃，胃气阻滞，故见胃脘胀痛，痛及两胁，平素喜叹息，烦躁时尤甚，嗳气后则舒；阴液有伤，故见手心发热；肝气犯胃，胃中湿热积滞，运化不利，故见口臭，大便不畅。治疗时当疏肝和胃，清利湿热，滋养肝胃之阴。方中川楝子、延胡索合为金铃子散，功能疏肝行气，清泻肝火而止痛；加白芍以酸甘济阴，柔肝止痛；炒枳壳、陈皮理气止痛；苍术、白术、厚朴、神曲、谷芽、麦芽、鸡内金、薏苡仁健脾和胃；黄连清中焦湿热；北沙参能补胃阴。诸药相合，既能疏肝解郁，理气止痛，又能清中化湿，理气和胃。二诊时，诸症减轻，守方加重北沙参剂量以养胃阴。效不更方，三诊守前方以固疗效。

案三 詹某，女，33岁。

初诊：2015年4月20日。

患者述反复胃脘闷胀5年余，进食油腻食物后加重，反酸，嗳气，伴有颜面部及上胸背部痤疮，油光满面，经前乳房胀痛，痛经，平日情绪急躁，月经量少，语音高亢洪亮，纳可，夜寐欠佳，二便平，舌质淡红，苔薄黄，脉弦数。诊为胃痛；辨证为肝郁脾虚兼有热毒；治以疏肝健脾、和胃止痛、清热解毒之法。主方用丹栀逍遥散合五味消毒饮加减。

炒栀子6g	牡丹皮10g	当归6g	炒白芍15g
柴胡10g	茯苓15g	白术20g	炙甘草6g
炒枳壳15g	薄荷（后下）6g	合欢皮15g	益母草15g
金银花10g	野菊花10g	蒲公英15g	紫花地丁15g
紫背天葵子15g	薏苡仁20g	生姜3片	

7剂，水煎服，每日1剂，分2次服。

二诊：2015年4月27日。

患者述药后症减，胃脘偶有不适，颜面部油腻感明显改善，纳可，夜寐安，二便平。此时辨证仍为肝郁脾虚兼有热毒，故在前方的基础上加强疏肝健脾之力。

炒栀子6g	牡丹皮10g	当归6g	炒白芍15g
柴胡10g	茯苓15g	生白术20g	炙甘草6g
炒枳壳15g	薄荷（后下）6g	合欢皮15g	益母草15g
金银花10g	野菊花10g	蒲公英15g	紫花地丁15g
紫背天葵子15g	薏苡仁20g	生姜3片	佛手10g
玫瑰花6g			

14剂，水煎服，每日1剂，分2次服。

三诊：2015年5月11日。

服药后患者胃脘胀痛基本缓解，颜面部光滑，痤疮已明显好转，纳可，夜寐安，二便平。患者症状均改善，故药与证符，继服上方。

7剂，水煎服，每日1剂，分2次服。

按：《灵枢·邪气脏腑病形》："胃病者，腹膜胀，胃脘当心而痛。上肢两胁，膈咽不通。"本案患者诉反复胃脘闷胀5年余，故诊为胃痛。患者就诊时听其声洪亮，易怒，乃知平素肝用太过而肝体不足，细问之，平日性情急躁，经前乳房胀痛且痛经，月经量少而寐欠佳，此乃肝郁化热，由气及血，左升太过，克土而侮金也，胃脘闷胀伴反酸、嗳气，乃右降不及，反为气逆，察舌脉皆提示肝郁化火之象，且患者痤疮以颜面及胸背部为主，且油光满面，为阳热有余之象，示病在阳位，病性以热为主，其势为浊。四诊合参，黄老辨病机为肝郁化火波及血分而成毒，脾虚胃气不和，浊阴不降。黄老用丹栀逍遥散加薄荷、合欢皮疏肝气，清郁火，兼顾脾胃，又入枳壳降胃气，加生姜和胃，同时合四逆散以疏肝畅脾清阳，以助脾胃纳运之用，调气机升降之枢纽，用药甚是轻灵疏透，符合肝脾体用之性，顺其性以纠其偏。久蕴肌肤之积热积毒，则用五味消毒饮加薏苡仁、益母草，清热解毒，气血同清，三焦同治，以消疔散疮。一诊收效佳，故二诊时加入佛手、玫瑰花以健脾疏肝，轻调气机，两药一血一气，共疏气血之滞。三诊患者胃痛明显好转，诸症均有改善，故仍守上方巩固疗效。前后服药1个月余，胃痛得解。

案四 胡某，女，70岁。

初诊：2012年5月28日。

患者述胃脘胀、冷痛2年余，今年明显，胸闷气短，痰少色白，平日喜热饮，纳差，不欲饮食，肠鸣，矢气少，大便稀软，隔日解，小便常，寐可，舌苔白腻，脉沉滑。诊为胃痛；辨证为脾胃虚寒，痰浊内盛；治以温中补虚，燥湿运脾。主方平胃散合小建中汤加减。

苍术12g	白术12g	川朴10g	法半夏12g
茯苓12g	白芍12g	桂枝6g	炙甘草12g
北沙参12g	枳壳6g	佛手5g	

5剂，水煎服，每日1剂，分2次服用。

二诊：2012年6月3日。

患者述服药后胃冷痛、咳痰减轻，纳食一般，舌苔白腻，脉弦滑。

守上方佛手增至10g，白术增至15g，续服7剂。

按：胃痛是由于胃气阻滞，胃络瘀阻，胃失所养，不通则痛导致的以上腹胃脘部发生疼痛为主症的病证。本医案中患者胃部冷痛，纳差，大便稀，舌苔腻而脉沉滑，可辨病机为脾胃虚寒，痰浊内盛，治以温中补虚，燥湿运脾，予以平胃散合小建中汤加减。方中苍术苦辛温燥，最善燥湿健脾，故重用为君；厚朴苦温，温能行气燥湿，苦能泄，下气散满，气泄则无湿郁之患，助苍术除湿运脾，是为臣；枳壳、佛手理气化滞，合厚朴以复脾胃之升降；白术、茯苓健脾燥湿，脾强则有制湿之能；桂枝一能温阳气，祛寒邪，二能气化停滞的水液，利出的水会从膀胱走，是谓气化则能出焉；白芍养营阴，缓肝急，止腹痛；法半夏燥湿化痰；为防诸药辛温太过，补以北沙参养阴。二诊时，患者症状明显好转，舌苔白腻，脉弦滑，无其他生变，故加强佛手、白术健脾行气之功效，续服7剂以祛湿邪。

案五 王某，男，68岁。

初诊：2015年3月5日。

患者述胃脘痛1年余，再发加重1周。该病时发时止，胃脘部胀闷与疼痛交替发作，近期因饮食辛辣刺激而剧痛。胃镜提示慢性萎缩性胃炎，病理报告提示萎缩性胃炎伴肠腺化生。刻见精神稍差，胃脘胀痛，嗳气口干，中脘有灼热感，大便欠实，四肢不温，易疲倦，舌体胖大，边有齿痕，苔薄腻，脉弦。诊为胃痛；辨证为肝胃不和证；治以疏肝和胃，健脾止痛。主方用姜连四君子汤合四逆散加减。

太子参15g	炒白术10g	土茯苓30g	生甘草6g
干姜6g	黄连6g	柴胡10g	白芍10g
枳壳10g	炒谷芽12g	延胡索9g	蒲公英30g

10剂，水煎服，每日1剂，分2次服。

二诊：2015年3月15日。

患者述服药后精神好转，胃脘胀痛及嗳气稍减轻，食纳可，胃脘灼热感减轻，大便渐成形，且较前通畅，舌体胖大，边有齿痕，苔薄腻，脉弦。辨证仍为肝胃不和，故守前方并加用疏肝理脾之药。

太子参15g	炒白术10g	土茯苓30g	生甘草6g
干姜6g	黄连6g	柴胡10g	白芍10g
枳壳10g	炒谷芽12g	延胡索9g	蒲公英30g
玫瑰6g	紫苏叶12g		

10剂，水煎服，每日1剂，分2次服。

三诊：2015年3月25日。

患者述胃脘胀痛、嗳气明显好转，胃脘灼热感大减，食纳可，大便成形且通畅，舌质淡，苔薄腻，脉弦。因患者自感疗效满意，遂守方去蒲公英，加旋覆花6g，白花蛇舌草30g。

太子参15g	炒白术10g	土茯苓30g	生甘草6g
干姜6g	黄连6g	柴胡10g	白芍10g
枳壳10g	炒谷芽12g	延胡索9g	玫瑰6g
紫苏叶12g	旋覆花6g	白花蛇舌草30g	

10剂，水煎服，每日1剂，分2次服。

四诊：2015年4月5日。

患者复查胃镜提示慢性浅表性胃炎。病理报告提示胃窦黏膜慢性炎症，肠腺化生已消失。故药与证符，嘱患者守上方以巩固疗效。

太子参15g	炒白术10g	土茯苓30g	生甘草6g
干姜6g	黄连6g	柴胡10g	白芍10g
枳壳10g	炒谷芽12g	延胡索9g	玫瑰6g
紫苏叶12g	旋覆花6g	白花蛇舌草30g	

14剂，水煎服，每日1剂，分2次服。

按：萎缩性胃炎引起的胃脘痛，乃肝胃失和，脾运失健，日久胃络受损所致，故治当调和中气，疏肝健脾养胃。黄老指出，脾性喜燥，宜升则健，胃性喜润，宜降则和，二者燥湿相济，升降相因，则气机调畅，脾胃调和。"脾为湿土，得阳始运；胃为阳土，得阴自安。脾喜刚燥，胃喜濡润"，方中用太子参、白术、生甘草补气健脾，以达脾宜升则健，使清气上升，茯苓改土茯苓，改利水之法为清热祛湿之法，干姜配黄连，寒热兼治，辛开苦降，和胃降逆，以奏胃宜降则和，使浊气下降。复有白芍、甘草合用，酸甘化阴，缓急止痛，养胃以润燥，炒谷芽健胃消食，延胡索味辛走散，行气止痛，柴胡疏肝升阳，枳壳降气，乃先升后降之意，蒲公英清热解毒而消痛。诸药合用，升降相因，燥湿相济，攻补兼施。二诊胃脘胀痛及嗳气稍感好转，且精神状态较前好转，此是中焦渐复，中气生而精神足之象，在前方基础上加疏肝理脾之玫瑰、紫苏叶，一气一血，清轻透郁。三诊效果显著，守方去蒲公英，加旋覆花降气疏肝化痰，白花蛇舌草清热解毒抗炎。四诊时患者胃镜检查及病理结果皆无明显异常，患者甚是满意，继续守方，巩固疗效。从上可以看出黄老组方配伍严谨，用量精当，方药之神奇也。

案六 李某，男，33岁。

初诊：2015年8月31日。

患者自述阵发性胃脘部隐痛半年，平素喜凉饮，胃部时常有灼热感，纳可，多食易腹胀，夜寐欠佳，大便稀软，不成形，大便含未消化物，小便常，舌质淡，边有齿痕，苔薄白，脉弦略滑数。有非萎缩性胃炎、乙肝小三阳病史。诊为胃痛；辨证为脾胃虚弱，胃阴不足证；治以养阴益胃，和中止痛。主方芍药甘草汤加味。

白芍15g	炙甘草12g	怀山药15g	炒白术15g
苍术12g	川厚朴6g	广木香10g	川黄连6g
柴胡6g	茯苓12g	炒谷芽15g	炒麦芽15g
鸡内金15g	佛手6g		

7剂，水煎服，每日1剂，分2次服。

二诊：2015年9月7日。

患者服药后胃脘部隐痛缓解，偶有右下腹隐痛，平素饮水少，大便中仍含有未消化物，小便常，平日凉饮或热饮均可，夜寐一般，舌质淡，苔白稍腻，边有齿痕，脉弦略滑数。加健脾化湿、行气消食药物。

守上方加白蔻仁5g，薏苡仁15g，白花蛇舌草15g。

7剂，水煎服，每日1剂，分2次服。

三诊：2015年9月21日。

患者述药后胃脘部疼痛明显好转，右下腹疼痛缓解，喜凉饮，大便稀软，已无未消化物，2次/日，量少，寐可，舌苔薄白腻，边有齿痕，脉弦滑略数。改为四君子汤加减，并增强消食导滞之力。

炒白术12g	枳壳6g	鸡内金15g	太子参15g
茯苓12g	薏苡仁15g	苍术12g	炒谷芽15g
炒麦芽15g	麝香6g	川黄连5g	

7剂，水煎服，每日1剂，分2次服。

按：胃脘痛最早记载于《内经》，《灵枢·邪气脏腑病形》指出："胃病者，腹膜胀，胃脘当心而痛。"胃痛当辨虚实，本案患者胃脘隐痛半年，属虚证。初诊时，患者诉有非萎缩性胃炎病史，疾病本身长期消耗气血津液，导致胃气受损，胃失濡养，胃络不和，则胃脘隐隐灼痛，脾胃阴液不足，则常感灼热感。胃不和则卧不安，故出现夜寐欠佳。《灵枢·五味》云："胃者，五脏六腑之海也，水谷皆入于胃，五脏六腑皆禀气于胃，谷不入半日则气衰，一日则气少矣。"脾胃相表里，胃阴耗伤损及脾，脾胃为后天之本，气血生化之源，脾胃之气无法运化水谷，则腹胀难以消化，便中可见未消化谷物。舌质淡，舌边有齿痕，皆为脾虚夹湿之象。加上患者有乙肝小三阳病史，肝失疏泄，阴常不足，损及脾胃运化。《临证指南医案》曰："宜用甘药以养胃之阴。"芍药性酸寒，养血敛阴，甘草性温，健脾益气，缓解止痛，二者配伍，酸甘化阴；重用怀山药、苍术、白术、茯苓健脾化湿；川厚朴、广木香、柴胡疏肝理气和胃；佛手行气止痛，遵从叶天士"远刚用柔""忌刚用柔"之旨，理气不伤阴；佐以川黄连清郁热养胃阴，合炒谷芽、炒麦芽及鸡内金健胃消食。全方共奏养阴和胃、理气止痛之功效，使得胃阴得以滋养，气机顺畅，通则不痛，疼痛自解。二诊时，患者胃脘痛有所缓解，右下腹隐痛与食滞胃肠有关，平素饮水少，胃肠失去润养，故加白蔻仁行气消食，薏苡仁健脾，兼白花蛇舌草清食积郁热。三诊时，患者胃脘及右下腹疼痛皆有好转，便中已未见未消化谷物，可知脾胃运化功能将复，但患者饮食量少，脉弦滑略数，表明脾虚湿滞之象仍在，改方为四君子汤健运脾胃，茯苓、白术健脾化湿，太子参健脾生津，与炒麦芽、炒谷芽、鸡内金共奏消食之功，枳壳行气宽中，行滞消胀，借助麝香芳香走窜之力燥湿行滞。患者三诊时胃痛已基本缓解，大便由稀变软，夜寐转好。

案七　徐某，女，68岁。

初诊：2015年4月30日。

患者自述胃脘闷痛2年余，加重1周。乏力，纳少，口臭伴口干口苦，嗳气，肠鸣，大便软，不成形，夹杂不消化食物，1~2次/日，小便正常，寐一般，舌质淡，苔白腻，脉弦。诊为胃痛；辨证为脾胃气虚，兼有食积；治以健脾益气，理气和胃，消食化滞。主方用健脾丸加减。

陈皮10g	党参15g	白术15g	炙甘草6g
枳壳10g	广木香10g	佛手10g	厚朴10g
白芍12g	鸡内金15g	白蔻仁6g	黄连6g

7剂，水煎服，每日1剂，分2次服。

二诊：2015年5月7日。

患者服药后胃脘隐痛稍好转，嗳气、口中异味较前改善，偶有肠鸣，纳可，神疲乏力，大便溏，舌质淡，苔白腻，脉沉弦。予健脾益气、祛湿化浊之法，在前方基础上加用利水药。

党参15g	白术15g	炙甘草6g	枳壳10g
广木香10g	鸡内金15g	白蔻仁6g	白芍15g
黄连6g	茯苓12g	猪苓12g	薏苡仁20g

7剂，水煎服，每日1剂，分2次服。

三诊：2015年5月14日。

患者述药后胃痛再减，大便成形，1~2次/日，仍有神疲乏力，口干，舌淡红，苔白，脉弦。继予健脾之法，服健脾丸加减，因患者口干，前方基础上加用益胃生津药物。

党参15g	白术15g	广木香10g	炙甘草6g
枳壳10g	鸡内金15g	白蔻仁6g	白芍15g
茯苓12g	猪苓12g	薏苡仁20g	北沙参12g

7剂，水煎服，每日1剂，分2次服。

四诊：2015年5月21日。

患者胃脘闷痛明显改善，纳寐一般，大便软，成形，1~2次/日，苔白润，脉沉弦。患者症状改善，故药与证符，方仍以健脾丸为主，并加车前仁加强利水渗湿之力。

党参15g	白术15g	茯苓12g	猪苓12g
广木香10g	炙甘草6g	枳壳10g	鸡内金15g
薏苡仁20g	白蔻仁6g	白芍15g	北沙参12g
车前仁20g			

7剂，水煎服，每日1剂，分2次服。

按：李东垣曰："脾胃之气既伤，元气亦不能充，而诸病之所由生也。"元气亏虚，中气下溜，中州失于气血濡养，不荣则痛，发为胃痛。初诊时，患者诉胃脘痛已有2年余，久病损伤脾气，且乏力、纳少、大便稀溏均为脾虚之象；但又见口臭伴口干口苦、嗳气、肠鸣等食积之实证，此乃脾胃亏虚，运化受损，导致食积中脘，舌苔白腻也为实证之舌象，但究其根本乃虚证为本，真虚假实之证。治当健脾益气，理气和胃，消食化滞，予健脾丸加减。方中党参、白术、甘草健脾益气；白蔻仁和胃降气化湿浊，兼能增强健脾之功；芍药和中止痛，并能使脾胃气血生化有源；木香、佛手、陈皮共奏理气化湿、和中止痛之效；枳壳行气导滞，厚朴行气消积，二者一升一降，共畅脾胃气机；鸡内金消食健胃，化中焦食积；黄连清热燥湿，清解食积所化之热。二诊时患者胃脘痛好转，食积症状明显改善，但仍神疲、乏力、便溏、苔白腻，此时证型为脾虚夹湿证，故在前方基础上加用利水渗湿药。薏苡仁、茯苓利水渗湿，二者合用兼能健运脾气；猪苓淡渗利水渗湿，与茯苓合用利水功能更佳；患者以气虚为主，理气药多辛香、温燥，且患者食积明显好转，故减陈皮、佛手、厚朴以防耗气伤阴。三诊时患者胃痛再减，且大便成形，舌苔明显改善，说明药与证符，但仍有神疲乏力，且出现口干，故上方基础上减黄连以防苦燥伤阴，加北沙参以益胃生津。四诊时患者胃脘闷痛明显改善，诸症均好转，但观其舌苔白润，提示体内仍有水湿，故继服健脾丸巩固疗效，并加用车前仁增强利水渗湿之功效。前后服药20余日，胃痛得解。

案八 曾某，女，21岁。

初诊：2016年4月4日。

患者自述平日易生气，前段时间与亲人吵架后，自觉胃脘不适，胀痛满闷，反胃，胸闷气短，神疲乏力，平日喜凉饮，口淡，纳食一般，大便隔日解，夜寐一般，月经5天净，量少，少许腰痛，舌边较暗，苔薄白，脉弦。诊为胃痛；辨证为肝胃不调兼气血亏虚；治以疏肝和胃，气血双补。主方柴胡疏肝散化裁。

柴胡6g	佛手10g	枳壳10g	白芍15g
白术15g	猪苓12g	茯苓12g	陈皮10g
川朴6g	太子参12g	炙甘草6g	

7剂，水煎服，每日1剂，分2次服用。

二诊：2016年4月11日。

患者述服药后胃胀基本好转，但神疲，怕冷，夜寐一般，纳可，二便常，月经延后数天，苔白，脉弦细。予以柴芍六君合四物汤加减。

柴胡6g	赤芍12g	白芍12g	炙甘草10g
炒白术15g	枳壳12g	陈皮12g	川芎10g
当归10g	干姜12g		

14剂，水煎服，每日1剂，分2次服用。

三诊：2016年4月25日。

患者述服药后胃稍有胀闷，怕多进食，二便一般，苔白腻，脉弦。

守上方加薏苡仁20g，川朴6g。

四诊：2016年5月4日。

患者述胃胀大减，纳可，苔白腻，脉弦。续服7剂以巩固疗效。

按：胃痛是指腹部受凉、饮食不节、情志不畅、脾胃素虚等各种病因影响胃腑，使胃气不能正常和降，气机停滞于胃脘而形成。《沈氏尊生书》云："肝气不舒，克犯脾土，气机阻遏，血运涩滞，脾不运津血。"初诊时患者诉平日易怒，胃脘不适，肝属木，脾属土，肝气疏泄太过，横逆犯脾胃，致脾胃消化功能下降，神疲乏力，经期量少，可知兼有气血亏虚，舌苔薄白，脉弦，由此可知其病机为肝胃不调兼气血亏虚，治以疏肝和胃，气血双补，予以柴胡疏肝散加减。方中柴胡、佛手疏肝行气；白芍养阴敛血，柴胡配白芍，一疏一敛，使肝气不郁，阴血固守，相互为用，疏肝而不伤阴血；枳壳、川朴行滞消胀；猪苓、茯苓、白术、陈皮健脾和胃，脾胃和则生血有源；太子参益气健脾。二诊时患者胃胀已好转，但神疲乏力，怕冷，月经未按时到来，苔白，脉弦细，考虑脾阳不足，气血无生化之源，予以柴芍六君合四物汤加减，温阳健脾，补血的同时兼以调经。三诊后，患者虽胃胀，但此时病机已变，其胃中胀闷，苔白腻，此为湿阻中焦，加薏苡仁化湿健脾，川朴行气化湿。四诊时患者胃胀减轻，舌苔白腻，病情在往好的方向发展，故续服7剂。

第二节 痞 满

 孙某，男，63岁。

初诊：2005年4月11日。

患者述胃脘胀闷不适，矢气后则舒，平日身重困倦，易乏力，食少，口淡，大便日行一次，量不多，偶有肠鸣，舌苔腻，脉沉弦稍数。诊为痞满，证属脾虚湿滞；治当健脾祛湿，行气消胀。

薏苡仁20g	怀山药15g	炒白术15g	枳壳10g
厚朴10g	广木香10g	黄连6g	白蔻仁10g
广陈皮10g	槟榔10g	山楂12g	

7剂，水煎服，每日1剂，分2次服。

二诊：2005年4月18日。

患者述药后症减，矢气偏多，大便成形，日行1~2次，舌苔腻见少，脉弦。

薏苡仁30g	怀山药15g	炒白术15g	枳壳10g
川厚朴10g	广木香10g	黄连6g	白蔻仁10g
广陈皮10g	槟榔10g	山楂12g	

7剂，水煎服，每日1剂，分2次服。

三诊：2005年4月25日。

患者述大便成形，日行1~2次，胃脘胀减，下午偶有腹部隐隐不适，舌苔薄腻，脉弦略滑。效不更方，守前方7剂以固疗效。

按：本案病机为湿阻中焦，脾失健运。其辨治特点：一是明辨胃痞虚实，黄老认为胃脘胀闷，矢气后则舒是湿邪中阻，中焦气机阻滞，升降失司所致，为实证；乏力、食少是脾胃虚弱，纳运无力所致，是为虚证，故此案例是虚实夹杂。二是在治疗上，黄老予补虚泻实，健脾除湿，兼以行气消胀。方以薏苡仁为君药，健脾除湿，专治脾虚湿滞，佐以山药、白术加强健脾之功。治痞先治气，木香尤善通行三焦之气，为行气之要药；槟榔则破气坠积，能下肠胃有形之物，二者皆辛苦而温，合用可行气除痞消胀。另厚朴、陈皮、枳壳增强行气之力，山楂消肉食积滞。舌苔腻，脉稍数，加用白蔻仁温中除湿，少许黄连兼清湿热。二三诊患者胃胀感减轻，大便量增多，舌苔腻象见减，药与证符，继续守上方，改薏苡仁30g，加强除湿之力。

案二 曾某，男，35岁。

初诊：2005年3月1日。

患者述有胃病史数年，胃胀，时轻时重，怕冷，气短，易疲劳，喜温热饮，偶有胃脘隐痛，纳一般，大便稀软，胃镜示糜烂性胃炎，舌苔薄白润，脉弱。诊为痞满，证属脾胃虚弱；治当和胃降气，疏肝健脾。

北黄芪20g	当归12g	白芍12g	炙甘草10g
炒白术12g	干姜10g	怀山药15g	陈皮10g
佛手片6g	延胡索12g	香砂仁10g	广木香10g
薏苡仁15g	白蔻仁6g	炒谷芽15g	

7剂，水煎服，每日1剂，分2次服。

二诊：2005年3月8日。

患者述胃胀减轻，偶有胃部饱胀感，纳可，精神及夜卧可，大便成形，小便正常，舌苔薄白，脉弱。

北黄芪20g	当归12g	白芍12g	炙甘草10g
炒白术12g	干姜10g	怀山药15g	陈皮10g
佛手片6g	延胡索12g	香砂仁10g	广木香10g
薏苡仁15g	白蔻仁6g	炒谷芽15g	

7剂，水煎服，每日1剂，分2次服。

三诊：2005年3月15日。

患者述药后症状基本消失，守前方5剂以固疗效。

按：痞满首辨虚实，虚痞多因脾胃虚弱，运化无力，或是胃阴不足，失于濡养所致；实痞多因外邪所犯，食滞内停，痰湿中阻，湿热内蕴，气机失调所致。

本案患者胃病多年，以虚痞为主。脾胃虚弱，中焦无力运化，则胃胀；脾胃虚寒则喜温热饮；脾胃气虚，则易气短疲劳；胃阴不足，则胃脘隐痛；脾虚不运，则纳一般，大便软。临床上痞满的治疗总以调理脾胃升降、行气除痞消满为主，而黄老强调治痞应在和胃降气的同时，重视治本。故方中重用北黄芪、炒白术、甘草以益气健脾，鼓舞脾胃清阳之气；全当归、白芍养血和营以助脾；香砂仁、木香理气以运脾；陈皮、佛手片疏肝理气消痞以降浊；延胡索理气止痛；怀山药、炒谷芽加强健脾之功；其怕冷，阳虚之象，加干姜以温胃助阳；薏苡仁健脾除湿；白蔻仁温中化湿行气，开胃消食；诸药并用，使脾气健，肝气疏，胃气和，则痞满自消。二诊，症状明显减轻，药与证符，继续守上方以观后效。三诊，症状基本消失，守前方5剂以固疗效。

案三 张某，男，41岁。

初诊：2004年9月3日。

患者述既往有胃窦炎、糜烂性浅表性胃炎病史。现症见胃脘胀满不适，隐痛时作，连及两胁，纳食少，食后易饱胀，嗳气则舒，喜温热饮，夜卧差，大便偏稀，小便正常，稍滑，舌边有齿痕，苔薄白润，脉弦数。诊为痞满，证属脾胃虚弱，肝胃不和；治当益气健脾，疏肝和胃；主方香砂六君子汤加减。

广木香10g	砂仁10g	薏苡仁15g	炒白术12g
炒枳壳6g	党参10g	茯苓10g	法半夏10g
青皮6g	陈皮6g	鸡内金15g	焦山楂12g
花槟榔10g	胡黄连10g		

7剂，水煎服，每日1剂，分2次服。

二诊：2004年9月10日。

患者述药后饱胀感较前明显好转，胃部疼痛感亦减轻，矢气较多，大便稀薄，纳食可，咽痒，舌苔白润，脉弦稍滑数。

广木香10g	砂仁10g	薏苡仁20g	炒白术12g
炒枳壳6g	党参10g	茯苓10g	法半夏10g
青皮6g	陈皮6g	鸡内金15g	焦山楂12g
花槟榔10g	炒谷芽15g	炒麦芽15g	

7剂，水煎服，每日1剂，分2次服。

三诊：2004年9月17日。

患者述药后症状基本消失，守前方5剂以固疗效。

按：痞满又称痞塞，常见以胃脘痞塞、满闷不舒为主症，究其病机，多为脾胃功能失调，中焦气化不利，脾胃升降失职。本案患者既往有慢性胃炎病史，胃脘部胀满不适，隐痛时作，食纳不佳，食后加重，由此可见，其脾虚运化失司，胃弱失其和降，治当益气健脾，疏肝和胃。方用香砂六君子汤加减。方中党参、白术、茯苓、薏苡仁健脾补胃；鸡内金、山楂运脾消食；加半夏和胃燥湿；木香、砂仁益气和胃，理气消滞；枳壳、青皮、陈皮疏肝理气和胃；槟榔配伍木香、青皮，行气消痞；胡黄连能去食积之热。诸药合用，健脾和胃同时，又能理气行气以消痞。二诊时，诸症较前明显减轻，守方继进，加谷芽、麦芽，重用薏苡仁，以增强健脾和胃之功。三诊诸症明显好转，守前方5剂以固疗效。

案四 刘某，男，44岁。

初诊：2015年4月13日。

患者自述反复胃脘痞满1年余。平素神疲乏力，不耐劳累，胃脘痞满，喜按揉，随情绪影响而增减，纳一般，时有嗳气，矢气多，夜寐平，大便溏，舌质淡红，苔白略腻，边多齿痕，脉细弦。诊为胃痞；辨证为脾虚湿盛，肝胃不和；治以健脾除湿，疏肝和胃。主方用四逆散合枳术丸加减。

丹参20g	杏仁15g	猪苓12g	茯苓12g
柴胡6g	赤芍12g	白芍12g	鸡内金15g
炒谷芽15g	炒麦芽15g	山药15g	炒白术15g
枳壳10g			

7剂，水煎服，每日1剂，分2次服。

二诊：2015年4月21日。

患者服药后胃脘痞满稍好转，精神较前改善，偶有肠鸣，纳可，大便较前成形，舌质淡红暗，苔白略腻，脉细弦略滑。辨证为肝郁脾虚兼有湿邪，予疏肝解郁、健脾除湿之法，主方仍为四逆散合枳术丸加减，并在前方基础上加用疏肝健脾之药。

丹参20g	杏仁15g	猪苓12g	茯苓12g
柴胡6g	赤芍12g	白芍12g	鸡内金15g
炒谷芽15g	炒麦芽15g	山药15g	炒白术15g
枳壳10g	佛手15g	荷叶10g	

7剂，水煎服，每日1剂，分2次服。

三诊：2015年4月29日。

患者述药后胃痞满再减，大便成形，便感通畅，1~2次/日，乏力感大减，口略干，舌淡红，苔白，脉弦。继予健脾之法，服四逆散合枳术丸加减，因患者仍感乏力，故在前方基础上加用温阳化气药。

丹参20g	杏仁15g	猪苓12g	茯苓12g
柴胡6g	赤芍12g	白芍12g	鸡内金15g
炒谷芽15g	炒麦芽15g	山药15g	炒白术15g
枳壳10g	佛手15g	荷叶10g	桂枝6g

7剂，水煎服，每日1剂，分2次服。

四诊：2015年5月5日。

患者胃脘痞满感明显改善，精神可，纳一般，大便成形，1~2次/日，舌淡红，苔白润，脉弦。患者症状改善，故药与证符，续予前方巩固疗效，并加用乌梅收敛肝风以助肝之疏泄。

丹参20g	杏仁15g	猪苓12g	茯苓12g
柴胡6g	赤芍12g	白芍12g	鸡内金15g
炒谷芽15g	炒麦芽15g	山药15g	炒白术15g
枳壳10g	佛手15g	荷叶10g	桂枝6g
乌梅6g			

14剂，水煎服，每日1剂，分2次服。

按： 胃痞，古称痞满，因中焦气机不利，以胃脘胀满，痞塞不通，食后尤甚，按之无形为疾病特点。本案患者以胃脘痞满为主诉，其随情绪波动而增减，神疲乏力，大便稀溏，此皆是脾虚湿盛，土虚肝乘，水谷失化而清阳不升之象，正如《内经》之病机十九条云："诸湿肿满，皆属于脾。"亦是清阳不出上窍，浊阴难走窍的典型病机。故黄老以四逆散合枳术丸为主方加减行疏肝解郁、健脾祛湿之功。方中以少量柴胡、枳壳疏通少阳，承降阳明，又以杏仁宣肺而助津液散布；赤芍、白芍同用，赤芍行气活血，白芍养血和营，赤芍性疏通而以泻为用，白芍性收敛而以补为功；猪苓、茯苓同用是利水之常用组合，久病入络，喜用丹参活血通络，三药活血利水相辅相成；山药、白术健脾补气益阴，一润一燥，符合脾喜燥恶湿之性；鸡内金、炒谷芽、炒麦芽消食降脂，消积而助腑气通；诸药合用，治脾虚湿困，肝胃不和之机。二诊，始收疗效，正是药中矢的，但仍感疲劳，故加佛手健脾化痰，除湿和胃，其气清香，以有化浊之意，荷叶轻清散湿，解湿郁而升清阳，佛手色黄，荷叶色青，正符合肝脾之色，实乃妙哉。三诊疗效稳定，痞满减而大便成形，是明理法方药而收奇功也，加以桂枝温阳化气。四诊患者胃痞明显好转，诸症均有改善，故仍守上方巩固疗效，并加乌梅收敛肝风以助肝之疏泄。前后服药约1个月，痞满得解。

案五 曾某，女，35岁。

初诊：2016年3月17日。

患者自述近期胃脘部不适，胃胀，偶呕吐，喜温热饮，怕冷，肠鸣，大便稀，小便正常，经量少，舌质淡，苔腻，脉弦略滑数。诊为痞满；辨证为脾虚湿阻证；治以健脾化湿，理气和中。主方六君子汤加减。

陈皮10g	半夏10g	茯苓12g	炒白术15g
党参15g	白芍15g	炙甘草6g	佛手6g
枳壳6g	炒麦芽15g		

14剂，水煎服，每日1剂，分2次服。

二诊：2016年3月31日。

患者自述胃胀气减轻，时嗳气，大便软、黏，喜温热饮，经量少，乳房胀，舌质淡，苔薄白润，脉弦滑数。辨证为脾虚湿阻，肝郁气滞证；治以健脾化湿，疏肝理气。

守上方加柴胡6g，干姜6g，当归10g。

15剂，水煎服，每日1剂，分2次服。

三诊：患者胃胀好转，大便成形，乳胀较前减轻，睡眠尚可，舌质淡，苔薄白润，脉弦滑。月经顺畅，量较前增多，经色鲜红。

守上方7剂，水煎服，每日1剂，分2次服。

按：痞满以胃脘痞塞、满闷不舒为主要临床表现，其痞按之柔软，压之不痛，视之胀大无形。《伤寒论》对本病证的理法方药论述颇详，如谓"但满而不痛者，此为痞"，"心下痞，按之濡"。痞满的主要治疗原则是调理脾胃升降，行气消痞。痞满分为实痞与虚痞，《景岳全书》云："痞者，痞塞不开之谓……凡有邪有滞而痞者，实痞也；无物无滞而痞者，虚痞也。"言若因邪气滞留于中焦难以排出运化，导致痞塞难通之类，被称作实痞；无邪气留滞，自觉中焦堵塞不舒，被称为虚痞。实者分别施以泻热、消食、化痰、理气，虚者则重在补益脾胃，或养阴益胃。对于虚实并见之候，治疗宜攻补兼施，补消并用。本案为中年患者，平素饮食失宜，导致脾胃受损，脾胃虚弱，气血生化乏源，脾失健运，水湿内停，迁延难愈，阻滞中焦，则见胃胀，月经乏源；中焦气机阻滞，胃气不降反升，则见呕吐；湿邪蕴而化热，湿热下注，则见大便稀溏；病性属虚实夹杂，舌脉皆可佐之。方中陈皮、半夏、党参、炒白术、茯苓、炙甘草，当宗六君子汤益气健脾化湿之意。肝与脾胃同属中焦，常相互影响。叶天士《临证指南医案》："肝为起病之源，胃为传病之所。""醒胃必先制肝，培土必先制木。"可知脾胃运化功能得益于肝之疏泄，疏泄有度，则运化有常，肝气不疏，气郁日久，木旺乘土，而影响脾胃正常升降，可致痞满、呃逆、嗳气等症。佛手疏肝理气；枳壳理气宽中，联同炒麦芽行滞消胀；白芍柔肝，合甘草调和气血，气血充沛，运行顺畅，月经复常。脾虚湿阻型痞满为慢性病程，经调理半个月后，患者二诊时大便由稀变软，胃胀缓解，有嗳气、乳胀症状，结合舌脉，诊为肝郁，且根据脉象预计月经将至，继续上方健脾益气化湿，加柴胡疏肝解郁，干姜温化痰湿，当归养血调经。三诊时，患者诉胃胀明显好转，上药方服用7天后月经来潮，月经顺畅，经量较前增多，肝气得疏，乳房胀感缓解，苔薄白润，脉弦滑，湿邪、肝郁缠绵难愈，继续上方治疗。本病一般预后良好，只要保持饮食有节，心情舒畅，并坚持治疗，多能治愈。

案六 黄某，女，58岁。

初诊：2015年4月20日。

患者自述胃胀半年余，嗳气，少许反酸，纳一般，大便2日一行，质软，伴有腹部隐痛，疲乏，夜卧一般，舌质红，苔中腻，左脉细，右脉弦。胃镜提示非萎缩性胃炎伴糜烂；既往有胆囊炎病史；彩超提示肝囊肿。诊为痞满；辨证为肝胃不和，兼有湿热；治以疏肝和胃，清热祛湿。主方三仁汤合四逆散加减。

柴胡6g	白芍15g	紫苏叶6g	白豆蔻6g
杏仁15g	薏苡仁15g	佛手10g	当归12g
猪苓12g	茯苓12g	虎杖15g	炒白术15g
枳壳6g			

7剂，水煎服，每日1剂，分2次服。

二诊：2015年4月27日。

患者述服药后胃胀减，嗳气、反酸均较前改善，大便一日一行，质软，仍乏力，夜寐欠佳，舌质红，苔中腻，脉细弦。患者夜卧欠佳，故在前方基础上加用安神之药。

柴胡6g	白芍15g	紫苏叶6g	白豆蔻6g
杏仁15g	薏苡仁15g	佛手10g	当归12g
猪苓12g	茯苓12g	虎杖15g	炒白术15g
枳壳6g	合欢皮15g	灵芝6g	

10剂，水煎服，每日1剂，分2次服。

三诊：2015年5月7日。

患者述药后胃胀明显好转，偶有嗳气，无反酸，二便平，夜卧安宁，舌质红，苔白稍腻，脉细弦。患者症状均改善，故药与证符，守上方以巩固疗效。

7剂，水煎服，每日1剂，分2次服。

按：《诸病源候论》述："痞者，塞也，言腑脏痞塞不宣通也。"《内经》指出痞满发病原因是"脏寒生满病"。在临床上，痞满经常由饮食不节、情志失调、脾胃虚弱等导致，由于脾胃功能失调，升降失司，胃气壅塞，从而产生"但满而不痛""按之濡"等症状，如心下痞塞，满闷不舒，按之柔软，压之不痛，视之无胀大之形等，且常伴有得食则胀、嗳气则舒的表现。本案患者以胃胀、嗳气、反酸、腹部隐痛为主症，舌质红，苔中腻，左脉细，右脉弦，故黄老辨病为痞满，辨证为肝胃不和，兼有湿热。黄老用柴胡、白芍、枳壳，补肝体而疏肝用，且降胃气，杏仁、白豆蔻、薏苡仁宣发上焦气机，白豆蔻、白术芳化中焦湿浊，薏苡仁淡渗下焦湿热，特别指出，用紫苏叶、枳壳两味，宣肺而降胃，有提壶揭盖之意。佛手、当归，一气一血，是补肝体助肝用之常用药对。猪苓、茯苓、虎杖，利中下焦之水，为活血利水之意，六腑以通为用，通腑助气降，诸药合用，共奏疏肝和胃、清热祛湿、升降气机之功。二诊时，诸症改善，唯睡眠欠佳，故守方基础上加合欢皮、灵芝补气疏肝解郁以助眠。三诊收效甚佳，患者满意，故守方，以期其平。黄老指出，痞满除了重视疏肝健脾外，更需注重气机的整体升降，升降动则痞满解。患者前后服药半月余，痞满得解。

案七 杨某，女，51岁。

初诊：2015年6月1日。

患者自述脘腹满闷半个月余，时轻时重，食后尤甚，时有反胃，嗳气，易急躁，伴两胁肋部胀痛不适感，平素食纳欠佳，夜卧难安，梦多，小便正常，大便偏稀，不成形，偶呈细条状，舌淡红，苔白腻，脉沉细弦。诊为胃痞；辨证为脾虚肝郁证；治以补脾疏肝，行气除满。主方以补中益气汤合逍遥散加减。

党参15g	白术15g	干姜10g	炙甘草10g
鸡内金15g	猪苓15g	茯苓15g	合欢皮15g
柴胡6g	赤芍12g	白芍12g	炒麦芽15g
杏仁15g	陈皮6g	佛手10g	黄芪15g
当归10g	北沙参15g		

10剂，水煎服，每日1剂，分2次服。

二诊：2015年6月11日。

患者服药后症状缓解，现脘腹痞塞，易困倦，食纳欠佳，伴胁肋部隐痛，大便偏软，舌淡，苔白腻，边有齿痕，脉细弦滑。辨证为脾虚湿阻证；治以健脾祛湿，行气除满；改方以加减平胃散化裁。

党参15g	白术15g	茯苓12g	陈皮12g
厚朴10g	干姜6g	炙甘草6g	怀山药15g
枳壳10g	延胡索15g	青皮6g	陈皮6g

7剂，水煎服，每日1剂，分2次服。

三诊：2015年6月18日。

患者药后症减，多食则感脘腹痞满，胁肋隐痛，食欲尚可，夜卧欠佳，舌淡，苔白润，边有齿痕，脉沉弦略数。虑其湿郁化热征象，故在前方基础上稍佐清热之品。

党参15g	白术15g	茯苓12g	陈皮12g
干姜6g	炙甘草6g	怀山药15g	鸡内金15g
延胡索15g	青皮6g	陈皮6g	川楝子10g
黄连5g	合欢皮15g		

7剂，水煎服，每日1剂，分2次服。

按：胃痞常表现为上腹部胀满不舒。《素问·阴阳应象大论篇》云："浊气在上，则生膜胀。"脾不升清，胃不降浊，中焦气机壅滞为胃痞的主要病机，故治疗时总以调理脾胃升降，行气除痞消满为主。患者常有食纳欠佳，素体脾胃虚弱，中焦升降无力，邪阻其中，故易发为胃痞；情绪欠佳，易急躁，胁肋部胀痛不适，此为肝郁气滞之表现，肝气郁滞，失于疏泄，横逆乘脾犯胃，进一步损害脾胃之气，故治疗该患者以补中益气汤合逍遥散加减。方中黄芪味甘，入脾经，补中益气，党参、炙甘草、白术补气健脾与之同用，增强补益中气之功；血为气之母，气虚日久，营血亦亏，故用当归养血和营，白芍养血柔肝；白术、茯苓健脾祛湿，加猪苓增强利水渗湿之功，使运化有权，气血有源；陈皮理气和胃，使诸药补而不滞，佐以北沙参防燥热之品伤及胃阴；土得木而达，《血证论·脏腑病机》云："食气入胃，全赖于肝木之气以疏泄之，而水谷乃化"，故临证加入佛手、柴胡等疏肝理气之品；患者食后胀满尤甚，故加入鸡内金、麦芽健胃消食除胀；夜卧欠佳，辅以合欢皮解郁安神；大便不畅，加杏仁润肠通便。二诊时，患者以脾虚湿阻之象为主，故改方以加减平胃散化裁。脾胃虚弱，运化无力，湿邪停阻，治以健脾祛湿，行气除满。三诊时患者症状已缓，药已对证，现脉象沉弦略数，虑其湿郁化热，故稍佐黄连清热祛湿，川楝子行气泄热。前后服药1个月，病证得解。

另告知患者，本病易迁延反复，需注意饮食、情志、起居的调摄，适当运动锻炼以巩固疗效。

第三节　呃　逆

案　刘某，男，69岁。

初诊：2006年1月14日。

患者述打嗝阵发性发作，心脏早搏，夜间3时左右发作，夜卧可，胸中胀闷，四肢较冷，怕凉，二便正常，苔薄白润，紫暗，脉弦略滑数。诊为呃逆；辨证为胃虚痰阻，兼有阳虚瘀滞；治以降气化痰，行气散瘀。主方旋覆代赭汤加味。

旋覆花10g	代赭石12g	党参15g	炒白术12g
枳壳10g	法半夏10g	佛手片10g	炙甘草10g
合欢皮15g	全当归10g	杭白芍12g	生山楂12g

7剂，水煎服，日1剂，早、晚分服。

二诊：2006年1月20日。

患者述药后症减，上方有效，脚有力，现有少许呃逆，矢气少，夜卧可，早搏少，二便正常，纳可，舌质淡，苔薄白，脉弦紧滑数。予上方加行气化痰利水药物。守上方，加陈皮10g，山楂12g，槟榔10g，生姜（泡）5g，红枣5g。7剂，水煎服，日1剂，早、晚分服。

按：呃逆一证，总由胃气上逆动膈而成，所以理气和胃、降逆止呃为基本治法。止呃要分清寒热虚实，分别施以祛寒、清热、补虚、泻实之法。初诊时，患者胸中胀闷，四肢较冷，怕冷，舌苔薄白润，紫暗，虑其阳气虚而有痰湿及瘀，其病机为气虚痰阻，治当降逆化痰，行气散瘀，予旋覆代赭汤加减。方中旋覆花苦辛咸温，性主降，善于下气消痰，降逆止噫，重用为君。代赭石重坠降逆以止呃，下气消痰，为臣药。党参、炙甘草甘温益气，健脾养胃，以治中虚气弱之本，为佐药，白术补气健脾，燥湿利水，半夏祛痰散结，降逆和胃，佛手片理气和胃，枳壳行气健脾，合欢皮活血祛瘀，全当归善补血，又辛行温通，活血行瘀，使血中生气，白芍补血养阴，山楂行气健胃散瘀，炙甘草调和药性，兼作使药。诸药相合，标本兼治，共奏降逆化痰、行气散瘀之功，使逆气得降，痰浊瘀血得消，中虚得复。二诊时，患者自述药后症减，脚有力，余少许呃逆，矢气少，早搏少，舌质淡，苔薄白，脉弦紧滑数，由此得知阳虚减，血瘀消，仍有气逆痰湿，故守上方，加陈皮、山楂、槟榔，增强行气化痰利水之效以收功，生姜、大枣调和脾胃，增强诸药之效。

第四节　腹　痛

案一　黄某，男，17岁。

初诊：2017年7月10日。

患者自述2016年肠梗阻3次，刻下阵发性下腹部隐痛，矢气多，平日喜温饮，口干，口苦，大便不通利，成形，小便清早黄，纳可，夜卧可，苔薄黄，脉沉弦数。诊为腹痛；辨证为湿热壅滞证；治以泄热通腑，行气导滞。

白芍15g	炙甘草6g	香附6g	郁金12g
蒲黄3g	姜半夏12g	陈皮10g	佛手片10g
火麻仁10g	白花蛇舌草15g	川厚朴6g	

7剂，水煎服，日1剂，早、晚分服。

二诊：2017年7月17日。

患者药后症减，纳可，大便成形，小便可，苔白，脉沉弦。守上方，加麸炒白术12g，枳壳6g以行气健脾。30剂，水煎服，日1剂，早、晚分服。

三诊：2017年9月4日。

患者大便已通畅，每日1次或隔日1次，有矢气，纳一般，小便可，夜卧可，口略干苦，舌苔薄白腻，脉弦。

白芍15g	炙甘草6g	香附6g	郁金12g
茴香5g	陈皮10g	川厚朴6g	法半夏10g
佛手片10g	炒白术15g	枳壳6g	鸡内金15g
白蔻仁3g			

7剂，水煎服，日1剂，早、晚分服。

四诊：2017年9月11日。

患者大便已通畅，每日或隔日排，稀软，偶腹部不适，纳可，平日喜温饮，舌质偏淡，苔白，脉弦。

薄荷6g	槟榔10g	焦山楂12g	炒白术15g
枳壳6g	川厚朴6g	淡干姜10g	白芍15g
炙甘草6g	姜半夏6g	鸡内金15g	佛手片10g

7剂，水煎服，日1剂，早、晚分服。

五诊：2017年9月18日。

患者大便较稀软，纳可，夜卧可，偶肠鸣，苔白，脉弦。

薄荷6g	槟榔12g	焦山楂12g	炒白术15g
枳壳6g	川厚朴6g	淡干姜10g	白芍15g
炙甘草6g	鸡内金15g	佛手片10g	

7剂，水煎服，日1剂，早、晚分服。

按：腹痛是指胃脘以下，耻骨毛际以上部位发生疼痛为主症的病证，腹痛也是临床上极为常见的一个症状。感受外邪、饮食所伤、情志失调及素体阳虚等，均可导致气机阻滞，脉络痹阻或经脉失养而发生腹痛。腹中有肝、胆、脾、肾、大肠、小肠、膀胱、胞宫等脏腑，并为足三阴、足少阳、手足阳明、冲、任、带等经脉循行之处，诸病因皆可导致相关脏腑功能失调，使气血瘀滞，脉络痹阻，不通则痛。本案患者有多次肠梗阻病史，矢气多，喜温饮，口干，口苦，大便不通利，是腑气不通而有热象。组方以行气通腑为基本思路，以白芍、炙甘草缓急止痛；香附、郁金、陈皮、佛手、厚朴行气利水；姜半夏燥湿化痰；蒲黄利湿通淋；白花蛇舌草清热；火麻仁润肠通便。诸药合用，共奏清热化痰、行气通腑之功。二诊患者自述药后症减，脉沉弦，苔白，守方加炒白术、枳壳增强行气健脾之功。三诊大便已通畅，频次正常，有矢气，口略干，口苦，苔薄白腻，脉弦。组方继用白芍、炙甘草、香附、郁金、陈皮、川厚朴、法半夏、佛手、炒白术、枳壳行气化痰，缓急止痛，加茴香、鸡内金、白蔻仁增强理气和胃之效。四诊大便通畅，便软，偶见腹部不适，喜温饮，舌质偏淡，苔白，脉弦。组方用薄荷、槟榔、山楂、枳壳消食化积，鸡内金、佛手理气和胃，白术、厚朴、半夏行气燥湿化痰，兼用淡干姜以温中，白芍、炙甘草缓急止痛。五诊见诸症皆平，偶肠鸣，苔白，脉弦，守四诊方继服1周，以固疗效。

案二 胡某，女，56岁。

初诊：2013年4月22日。

患者述少腹部阵痛已4天余，有腹胀感，热敷时症状缓解，小腹怕冷，纳可，寐可，二便常，47岁时绝经，舌质紫暗，苔白，脉沉迟。诊为腹痛；辨证为肝肾阴寒，气机阻滞；治以暖肝温肾，行气止痛。主方暖肝煎加减。

小茴香10g	川楝子10g	延胡索15g	台乌药12g
佛手6g	茯苓12g	白芍15g	炙甘草10g

7剂，水煎服，每日1剂，分2次服用。

二诊：2013年5月6日。

患者述服药后小腹冷痛缓解，余常，苔白，边有少许瘀点，脉弦。

守上方，台乌药增至15g 加当归10g，川芎10g。

7剂，水煎服，每日1剂，分2次服用。

三诊：2013年5月15日。

患者述服药后症状明显好转，舌淡苔白，脉弦。续服7剂以巩固疗效。

按：本病案中腹痛的基本病机为肝肾不足，寒客肝脉，气机阻滞。初诊时患者小腹冷痛，脉象偏寒偏瘀，辨证为寒凝气滞血瘀，治宜暖肝温肾，行气止痛，主方暖肝煎加减。方中小茴香味辛性温，暖肝散寒，理气止痛，乌药辛温散寒，行气止痛，以去阴寒冷痛之标，小茴香、乌药为治寒湿腹痛之要药，两者相配加强暖肝祛寒之效；延胡索入血分，有行气、散血结的作用，乌药入气分，能够温散寒气，还有一定降逆止痛的作用，二者相用，可气血同治；川楝子行气止痛，与延胡索相配行气止痛之效更显著；茯苓有很强的行气功效，利水只是行气的一个表象，而此方中，与川楝子、延胡索、佛手相配，疏通上下之气；白芍滋养血脉，柔肝缓急止痛，甘草能补能缓，健脾益胃补气的同时缓解拘急疼痛，两者搭配对于阴血不足，血液运行不畅而引起的腹痛有显著疗效。二诊时患者症状减轻，舌边有瘀点，血运稍有阻滞，加以当归、川芎增强活血之效。三诊时患者症状基本消除，续服7剂以巩固疗效。

第五节　便　秘

 陈某，女，35岁。

初诊：2021年1月31日。

患者述近期小产，时感倦怠乏力，头晕，口干，怕冷，临厕时大便干结欠畅，努挣难下，纳一般，夜卧可，苔白，舌有裂纹，脉沉细。诊为便秘，证属气血亏虚；治以补气养血，润肠通便。主方八珍汤加减。

太子参15g	北黄芪20g	怀山药30g	茯苓15g
白术15g	炙甘草6g	火麻仁12g	白芍15g
熟地黄15g	山茱萸15g	川芎10g	当归12g

7剂，水煎服，每日1剂，分2次服。

二诊：2021年2月7日。

患者述药后便秘缓解，现症见耳鸣，口干，神疲，睡眠差，易饥饿。

北黄芪20g	怀山药30g	茯苓15g	白术15g
炙甘草6g	火麻仁12g	白芍15g	熟地黄15g
山茱萸15g	川芎10g	北沙参30g	灵芝12g
女贞子15g	茯神15g	首乌藤12g	

7剂，水煎服，每日1剂，分2次服。

三诊：2021年2月14日。

患者述药后便秘减轻，神疲、睡眠改善，口稍干，苔薄白，脉沉细。守前方7剂以巩固疗效。

按：便秘在治疗时当先辨虚实。本案患者适值小产，又见倦怠乏力、头晕等症，可见其多有气血亏虚。肺脾气虚，运化失职，大肠传导无力，故见临厕努挣难下、倦怠乏力、头晕等症；血虚津少，阴液有伤，故患者时感口干，大便干结欠畅。治疗时当补气养血，润肠通便，方用八珍汤加减。方中北黄芪大补肺脾之气；太子参补气，兼能生津以润下；怀山药、茯苓、白术、炙甘草健脾补中，滋生化之源，助运脾气；当归补血和血润肠；白芍、熟地黄、山茱萸滋阴生津；川芎行气活血，补中寓行；火麻仁润肠通便。诸药合用，补气健脾，养血润燥，滋阴通便。二诊时，便秘较前缓解，但仍有耳鸣、口干、神疲、睡眠差、易饥饿等症，故加重滋阴生津、安神之功，于原方去太子参、当归，加北沙参、女贞子以滋阴生津，灵芝、茯神、首乌藤宁心安神，三诊时诸症改善。

案二 庞某，男，85岁。

初诊：2019年12月2日。

患者自述便秘，大便3~5日一次，易干，肺气肿，喉间痰声，平素怕冷，夜尿多，尿多带黄，近日清，纳可，夜卧一般，精神差，舌苔薄白润，脉弦滑。诊为便秘；辨证为阳虚秘；病机为阳气虚衰，阴寒凝结；治以温阳通便。又，患者有肺气肿病，喉间痰声，予燥湿化痰，兼以行气。

百部12g	款冬花12g	杏仁10g	川厚朴10g
法半夏10g	云茯苓15g	虎杖10g	生甘草6g
川贝母6g	佛手片10g	黄芩10g	肉苁蓉15g
巴戟天15g			

7剂，水煎服，日1剂，早、晚分服。

二诊：2019年12月9日。

患者述大便干，3~4日一次，喉间稠白痰，怕冷，夜卧一般，夜尿多，舌质淡，苔薄白润，脉弦滑。予润肺化痰，降气润肠。

款冬花12g	紫菀12g	百部12g	知母10g
浙贝母12g	法半夏12g	黄芩10g	菟丝子15g
肉苁蓉15g	淫羊藿12g	虎杖10g	生甘草6g

5剂，水煎服，日1剂，早、晚分服。

三诊：2019年12月16日。

患者述大便2~3日一次，药后症少，舌脉同上。守上方，加巴戟天12g加强温阳通便之效。7剂，水煎服，日1剂，早、晚分服。

四诊：2019年12月23日。

患者述咽喉痰多，大便可。守上方，加法半夏12g，淫羊藿15g，巴戟天15g，继续燥湿化痰，温阳通便。6剂，水煎服，日1剂，早、晚分服。

按：便秘不外虚、实两大类，实证有热结、气滞、寒积，虚证有气虚、血虚、阴虚和阳虚，总由大肠传导失职而成，其病位在大肠，又常与肺、脾、肝、肾等脏腑有关。患者年事已高，真阳亏虚，温煦无权，阴邪凝结，患肺气肿，喉间痰声，怕冷，夜尿多，属肺肾两阳俱虚，肺又因虚致实，错杂寒热。初诊用百部、款冬花、杏仁、厚朴、佛手片等药降气以通行；法半夏、黄芩、云茯苓、虎杖燥湿化痰，利水渗湿，川贝母润肺化痰，使寒凝有所出路；肉苁蓉、巴戟天补肾阳，温煦机体又润肠通便；生甘草清热祛痰，补脾益气，兼以调和诸药。二诊时患者大便间隔缩短，喉间有稠白痰，怕冷，夜尿多，守药下气润肺，燥湿化痰，用百部、款冬花、法半夏、虎杖、生甘草、黄芩，加紫菀、浙贝母化痰，知母滋阴润燥，润肠通便；又以肉苁蓉、淫羊藿、菟丝子补肾阳，强筋骨，温阳通便。三诊时患者药后症减，大便间隔继续缩短，2~3日一次，几与常人同，舌脉同上。守方继服，复加巴戟天12g增强补肾阳之功。四诊时患者便秘已解，惟余咽喉痰多，守方继服，加法半夏、淫羊藿、巴戟天继以燥湿化痰，温阳通便以收功。

案三 吴某，女，51岁。

初诊：2016年10月27日。

患者述大便秘结4日，伴腹痛腹胀，进食后痛甚，伴咽干，牙龈痛，纳一般，夜卧可，小便偏黄，量多，舌淡，苔薄白润，脉沉弦略滑。诊为便秘；辨证为脾虚食积，郁而化热；治以行气健脾，泻热消食。方以枳实消痞丸加减。

枳实10g	白术15g	茯苓12g	焦山楂12g
神曲12g	麦芽12g	广木香10g	黄连6g
炙甘草6g	白芍15g	杏仁20g	鸡内金15g
佛手6g	白花蛇舌草15g		

7剂，水煎服，每日1剂，分2次服。

二诊：2016年11月3日。

患者服药后腹痛减轻，现大便难解，食后稍感腹胀，仍有尿黄量多，舌淡苔白，脉沉细弦。药已对证，因患者热象明显，虑热邪易伤阴，故守上方加以滋阴泻热。

枳实10g	白术15g	茯苓12g	焦山楂12g
神曲12g	麦芽12g	广木香10g	黄连6g
炙甘草6g	白芍15g	杏仁20g	鸡内金15g
佛手6g	白花蛇舌草15g	生地黄15g	陈皮6g

7剂，水煎服，每日1剂，分2次服。

三诊：2016年11月10日。

患者服药后症状缓解，食后稍感腹痛，大便不畅，量少，小便频，起夜3次，尿色略黄，口唇干，舌淡，苔白润，脉沉弦。患者症状较前改善，脉沉弦，思其虚象已退，故继用一诊方药，仍以枳实消痞丸行气健脾，消食导滞为主。

枳实10g	白术15g	茯苓12g	焦山楂12g
神曲12g	麦芽12g	广木香10g	黄连6g
炙甘草6g	白芍15g	杏仁20g	鸡内金15g
佛手6g	白花蛇舌草15g		

7剂，水煎服，每日1剂，分2次服。

按：便秘是以大便排出困难，排便周期延长或粪质干结，或排便不畅为主要表现的病症。病位在大肠，病机为大肠传导失司。六腑以通为用，故治大便干结、解便困难，宜用下法。观患者症状，便秘伴腹痛，食后腹胀，知其为食积导致的便秘，食积内停则传导失司，故治以消食导滞；患者年岁渐长，脾胃运化功能减退，故消食同时不能忽视健脾和胃；大便秘结日久则阻碍气机，久而化火，后期往往兼有阴液耗伤，故以行气健脾、泻热消食为法，方予枳实消痞丸加减。本方消补同施，针对该证实多虚少，取四君子之白术、茯苓、甘草健脾益气，化湿和中，以复脾运；麦芽、神曲、焦山楂、鸡内金消食和胃，加入枳实、佛手，增行气健脾消食之功，加入杏仁润肠通便；虑食积气滞易化热，加入白花蛇舌草、黄连清热泻痞；患者兼有腹痛，且热易伤阴，遂方中佐以白芍、木香养阴，行气止痛。二诊时患者腹痛减退，见脉沉细弦，知虚热之象较前明显，故守前方加入生地黄清热滋阴，陈皮健脾益气。三诊时虚象已退，仍有热象，故继用一诊时方药，续服7剂后，回访患者，知其症状已解，并嘱患者注意饮食调理，合理膳食，以清淡为主，避免久坐少动，宜多活动，以疏通气血，养成定时排便习惯。

案四 李某，女，47岁。

初诊：2016年6月16日。

患者自述大便欠畅1个月余，便秘量少，神疲乏力，腰酸背痛，小腹坠胀，夜间口渴明显，纳一般，夜寐欠佳，多梦，舌质较紫红，苔薄白，中间有裂纹，脉弦细。诊为便秘；辨证为脾肾气阴两虚；治以补脾益气，滋阴补肾。主方黄芪汤合左归丸加减。

北黄芪20g	丹参15g	生山楂15g	虎杖15g
猪苓15g	茯苓15g	柏子仁10g	北沙参15g
生地黄12g	熟地黄12g	山茱萸12g	怀山药15g
陈皮10g	生大黄5g	制何首乌15g	

7剂，水煎服，每日1剂，分2次服用。

二诊：2016年6月23日。

患者述服药后大便秘稍减，脚心灼热，梦多，曾有子宫肌瘤病史，舌白润，苔少，中间有裂纹，脉弦。

守上方改生大黄为6g，后下，加柴胡6g，郁金12g，半枝莲15g。

15剂，水煎服，每日1剂，分2次服用。

三诊：2016年7月7日。

患者述服药后神疲乏力缓解，夜卧可，纳可，眼睛干涩，视力下降，夜间口干明显，大便再次秘结，量少，每日一行，舌稍红，少苔，脉弦细。予以滋阴补肾，润肠通便。续服左归丸加减。

生地黄15g	北沙参30g	川楝子10g	当归12g
枸杞子12g	山茱萸12g	熟地黄12g	莲子心6g
柏子仁10g	怀山药15g	半枝莲15g	赤芍12g
白芍12g	女贞子15g		

7剂，水煎服，每日1剂，分2次服用。

四诊：2016年7月14日。

患者述服药后便秘明显好转，眼睛干涩较前缓解，但脚心灼热，舌边红，脉弦稍数。续服左归丸加减，并加地骨皮增强清虚热之功。守上方加地骨皮15g。7剂，水煎服，每日1剂，分2次服用。

五诊：2016年7月21日。

患者述症状逐步消除，续服7剂。

按： 便秘基本病机为大肠通降不利，传导失司，中医学分虚、实两大类，实秘有热秘、气秘、冷秘，虚秘又分气血阴阳的亏损。病位主要在大肠，导致大肠传导失司的原因很多，如肺失宣降，则大肠传导无力；脾虚运化失常，则糟粕内停；胃热炽盛，耗伤津液，则肠失濡润；肝气郁结，气机壅滞，或气郁日久化火伤津，则腑失通利；肾主水而司二便，肾阴不足，肠道失濡；肾阳不足，失于温通，皆可发为本病。通便的同时兼以宣肺、行气、健脾、滋阴或温肾等。初诊时患者小腹坠胀，寐差，腰痛，舌中间有裂纹，虑其脾气虚的同时气血亏耗，肾阴不足，由此可见，病机为脾气虚，气血无生化之源，治以补脾益气，滋阴补肾，予以黄芪汤合左归丸加减。方中重用黄芪为君药，补气健脾，升阳举陷。二诊时，大黄后下，因为主泻下的成分不能长时间高温煎煮，此更能加强泻下的功效；加柴胡、郁金疏肝理气，祛湿清热安神。三诊时患者脾气虚症状消失，出现眼睛干涩，夜间口干明显，大便再次秘结量少，舌稍红，少苔，脉弦细。由此得知，此时气虚证已减，以阴虚为主，故以左归丸为主方，恐阴虚火旺，滋阴的同时兼清火，加半枝莲清热解毒。四诊时症状明显改善，唯有脚心灼热，加以地骨皮凉血除蒸，服药1周后便秘得解。

案五 熊某，女，66岁。

初诊：2015年9月10日。

患者自述大便干燥难解，胃隐痛，有烧心感，口干，咽干不适，身体灼热，纳一般，夜寐差，小便常，舌质稍红，苔薄白，脉细弦略数。既往有胃病史。诊为便秘；辨证为阴虚秘；治以健脾养阴，润肠通便，佐以养心安神。主方益胃汤合柏子养心丸加减。

北沙参20g	麦冬12g	五味子12g	玉竹15g
怀山药15g	虎杖15g	生地黄12g	熟地黄12g
当归10g	玄参10g	柏子仁10g	

7剂，水煎服，每日1剂，分2次服。

二诊：2015年9月21日。

患者自述便秘改善，隔日一解，量不多，咽干，胃隐痛，两胁不适，纳一般，夜寐尚可，舌质淡红，苔薄白润，脉细弦略数。辨证为肝郁气滞证；治以行气通便。自拟方如下。

柴胡6g	漂白术12g	枳壳6g	薏苡仁15g
火麻仁6g	柏子仁10g	合欢皮15g	当归10g
白芍15g	香橼10g	炒谷芽12g	

7剂，水煎服，每日1剂，分2次服。

三诊：2015年9月28日。

患者大便先干后软，呈细条状，胃部隐痛不适，咽不适，偶有乏力，纳欠佳，夜寐一般，小便可，舌质淡红，苔薄白润，脉细弦略数。辨证为脾胃虚弱证。在上方基础上去除润下药，加入四君子汤加减。

柴胡6g	白芍15g	党参15g	白术15g
枳壳10g	合欢皮15g	丹参15g	佛手10g
半夏10g	猪苓12g	茯苓12g	

7剂，水煎服，每日1剂，分2次服。

按： 古语曰："年四十而阴气自半。"精血津液等渐亏，易形成阴虚体质，肠胃津液不足，失于濡润，有形之糟粕滞留，阻碍无形之气调达，日久引起大便秘结。加上患者既往有胃病史，疾病长期消耗气血津液。患者大便干燥难解，胃隐痛，有烧心感，身体灼热，结合舌、脉，辨为脾失健运，胃阴亏虚证。针对阴虚肠燥型便秘，治疗应以养阴生津润燥为法，益胃汤具有养阴益胃功效。重用北沙参为君药；玉竹、麦冬、玄参滋阴清热，生、熟地黄并用养血滋阴，合当归、柏子仁润肠通便，是滋养之上品；虎杖味苦，能泻胃肠积热而通便，泻下力无大黄峻猛，适合老年、体虚患者；五味子虽曰性温，但质滋润，既能协同柏子仁润肠，又能与麦冬共入心经，宁心安神；怀山药健脾益胃，治疗便秘具有"塞因塞用"之功。上述诸药既能润肠，又能补虚，通便而不伤正。二诊时患者便秘改善，苔薄白润，提示胃阴得复，但长期无法顺畅排便，影响肝主疏泄功能，气机运行失常。患者两胁不适，为肝气郁滞证，故在通便基础上注重理气行气。柴胡疏肝理气，但行气易伤阴，故此处柴胡减量使用；合欢皮疏肝解郁安神；薏苡仁健脾润下，柏子仁养心润下，火麻仁缓下，三仁均药力和缓，边补边泻，因三者皆可泻下，故将火麻仁减量，加当归补血通便，以防泻下太过；枳壳苦泄降，辛行散，归脾、胃、大肠经，善调理胃肠气机升降，同香橼共同理气宽中；白术、炒谷芽健脾益气，但白术苦燥伤阴，白芍敛阴柔肝可制约白术。三诊时患者粪便质软成形，便秘情况明显好转。因患者年老体衰，连服泻下药难免有损脾胃，且前方中熟地黄、当归等滋补药物滋腻碍胃，易致脾胃健运失调，出现胃脘隐痛不适，气虚无法推动胃肠蠕动，从而导致大便先干后软。老年人治疗应药到即止，及时提升正气，故将上方剔除"三仁"，加入四君子汤以适时扶正祛邪，党参、白术、猪苓、茯苓平补脾胃，佐以丹参益气活血，气血双调。随访1周，患者便秘情况未再出现，纳寐皆可。

第六节　泄　泻

 熊某，男，20岁。

初诊：2021年8月24日。

患者述大便稀软，甚者水样便，4~5次/日，平素稍食油腻则大便频，质偏稀，时有早泄，无发热，口干口苦，纳可，无腹痛，夜寐欠佳，小便清，舌淡，苔薄白，脉沉细滑。诊为泄泻；辨证为脾虚湿阻；治以健脾益气，化湿止泻。主方以参苓白术散加减。

党参15g	白术15g	芡实20g	杏仁30g
陈皮10g	炒谷芽15g	怀山药20g	茯苓20g
炙甘草10g	砂仁5g	莲子肉10g	

7剂，水煎服，每日1剂，分2次服。

二诊：2021年9月3日。

患者服药后便次减少，大便偏稀，2~3次/日，情绪激动时频次增加，伴腹痛，夜卧可，纳一般，舌淡红，苔有裂纹，脉弦滑数。辨证为脾虚气滞，湿热中阻；治以行气健脾，清热祛湿；改方以参苓白术散合痛泻药方化裁。

党参15g	白术15g	陈皮10g	枳壳6g
茯苓20g	怀山药30g	扁豆15g	炒谷芽15g
芡实30g	白芍15g	炙甘草10g	杏仁30g
黄芩10g			

7剂，水煎服，每日1剂，分2次服。

三诊：2021年9月10日。

患者药后症减，大便偏软，成形，稍感烦热，头重，胃纳一般，夜卧尚可，舌淡，苔白稍腻，中有裂纹，脉细濡。虑其仍有脾虚湿阻之象，兼感暑湿之气，故延用前方，佐以清暑祛湿之品。

党参15g	白术15g	陈皮10g	枳壳6g
茯苓20g	怀山药30g	扁豆15g	炒谷芽15g
芡实30g	白芍15g	炙甘草10g	杏仁30g
荷叶12g	佩兰叶10g		

7剂，水煎服，每日1剂，分2次服。

按：泄泻是以排便次数增多、粪便稀溏，甚至泻出如水样便为主要表现的病症。基本病机属脾虚湿盛。因脾主运化，脾胃虚弱，则运化无权，水谷不化精微，湿浊内生；所谓"湿盛则濡泄"，湿为阴邪，易困脾阳，脾受湿困，则失健运，两者相互影响，共同导致大便溏泄。因此治疗该病时以运脾化湿为大法，该患者平素稍食油腻则大便次数增多，属脾虚，故治以健脾祛湿，主方以参苓白术散加减。另凡泄泻者，由脾虚导致，其消化功能亦有亏损，肠胃中则有留滞之物，故加入谷芽，既可消导，又有健脾之效。二诊时，患者症状已缓，脉弦滑数，情绪激动时便次增加，故辨证为脾虚气滞，湿热中阻，在前方基础上与痛泻药方合用。三诊时，患者感烦热、头重，此时正值夏秋之季，易外感暑湿，内伤脾胃，故加入荷叶、佩兰叶清暑化湿，配合前药，共助湿浊内化，气机通畅，脾胃调和。后回访患者知其症状已解，嘱患者日常生活忌食生冷油腻、肥甘厚味，可食药食同源的食疗方补脾益气。

第十四章　肝胆系病证

第一节　胁　痛

 陈某，男，33岁。

初诊：2004年12月10日。

患者述既往有肝功能异常，多次检查均见转氨酶升高，巨细胞病毒阳性。近日来右侧肝区、胁肋部隐痛不适，以刺痛为主，左侧脾区略胀，平素情绪欠佳，易烦躁发怒，纳食欠佳，口中时感咸味，喉中有痰不易出，夜寐欠佳，难以入睡，睡后易醒，大便日行数次，质稀软不成形，小便一般，舌边齿印，苔白，脉弦略数。诊为胁痛，证属肝郁脾虚；治当疏肝理脾，行气止痛，主方柴芍六君汤化裁。

柴胡10g	赤芍12g	白芍12g	太子参15g
白术12g	茯苓12g	陈皮10g	法半夏10g
延胡索10g	鸡内金15g	佛手片10g	五味子10g
焦山楂15g			

5剂，水煎服，每日1剂，分2次服。

二诊：2004年12月17日。

患者述药后症状大减，肝、胁肋区疼痛偶尔发作，平素易疲乏，纳寐一般，口中淡，小便正常，大便软，较前成形，日行3~4次，矢气多，舌质淡，苔薄，边有齿印，脉细弦。

柴胡10g	赤芍12g	白芍12g	太子参15g
白术12g	茯苓12g	陈皮10g	法半夏10g
延胡索10g	鸡内金15g	佛手片10g	五味子10g
焦山楂15g			

5剂，水煎服，每日1剂，分2次服。

三诊：2004年12月22日。

患者述药后诸症状明显缓解，守方5剂以固疗效。

按：患者既往有肝病史，肝功能异常。肝气失于条达，阻于胁络，故见胁肋疼痛；肝气不舒，故见情绪不佳，烦躁易怒；久患肝病之人，土虚木乘，脾胃虚弱，故饮食不佳；脾失健运，痰湿内生，大便难以成形；胃不和则卧不安，加之肝气不舒，故夜寐亦不安。由此可见，本案病机当为肝郁脾虚。在治疗时，应当兼顾肝脾两脏，疏肝柔肝以缓肝之急，并能理脾之用；健脾补脾亦能助肝血肝气之恢复。处方以柴芍六君汤健脾补胃，顾护后天之本。方中柴胡、白芍疏肝柔肝，条达肝气；六君子汤中以太子参代人参，补肺健脾；陈皮、法半夏燥湿化痰；白术、茯苓渗湿健脾；赤芍活血散瘀；延胡索疏肝泄热，活血止痛；鸡内金健运脾胃；焦山楂消食健胃，行气散瘀；佛手片理气止痛；五味子酸甘养阴，现代药理研究表明，五味子具有良好降转氨酶作用，又能柔肝养阴。诸药相合，肝脾同调，补脾胃同时又能疏肝理气。二诊时，诸症减轻，肝、胁肋区疼痛偶尔发作，大便有所改善，但仍不成形，故继守前方，效不更方。

案二 程某，男，28岁。

初诊：2007年11月15日。

患者述既往有乙肝、浅表性胃炎、胆汁反流等病史。现症见右胁肝区胀痛，嗳气，口苦，咽喉干，纳食欠佳，时欲恶心呕吐，夜卧可，大便黏稀不成形，每日1次，矢气臭，小便短黄，关节痛，舌质偏红，舌根稍黄腻，脉沉弦两寸弱。诊为胁痛，证属肝胃不和；治当疏肝健脾，行气止痛。

柴胡6g	白芍12g	旋覆花12g	代赭石15g
薏苡仁30g	青皮10g	陈皮10g	佛手片6g
土茯苓15g	佩兰12g	白术15g	枳壳10g
芦根15g	青木香10g	黄连6g	延胡索15g
川楝子10g			

7剂，水煎服，每日1剂，分2次服。

二诊：2007年11月22日。

患者述药后症减，尿长，现大便黏稀，肝区闷胀，舌根黄腻，脉弦细。

柴胡6g	白芍12g	旋覆花12g	代赭石15g
薏苡仁30g	青皮10g	陈皮10g	佛手片6g

土茯苓15g	佩兰12g	白术15g	枳壳10g
芦根15g	青木香10g	黄连6g	延胡索15g
川楝子10g	半边莲15g	大腹皮12g	

7剂，水煎服，每日1剂，分2次服。

三诊：2007年11月29日。

患者诸症明显缓解，守方7剂以固疗效。

按："不通则痛，不荣则痛"是胁痛的基本病机变化。所谓"通则不痛"者，如肝气郁结，宜疏肝和胃，理气止痛；如瘀血阻络，宜活血化瘀，通络止痛；如湿热蕴结，宜清热利湿，疏肝利胆等。所谓"荣则不痛"者，如血虚失养，宜养血柔肝，和络止痛；如肝肾阴亏，宜养阴柔肝，理气止痛。本案患者胁痛，嗳气，矢气臭，为肝胃不和，食滞中焦；口苦，咽干，小便短黄，舌质红，舌根黄腻，为肝胆湿热蕴结，胆气上逆，疏泄失职所致。对此，黄老强调，不论胁痛虚实，治疗总宜疏肝柔肝并重。本案方中柴胡气平，走肝、胆经，功能疏肝解郁，条达肝气，其与白芍同用即是疏肝、柔肝并驱之典范；配以青皮、陈皮、枳壳则理气止痛；川楝子、延胡索配伍，专攻肝气郁滞或肝胃不和之胸胁疼痛；青木香则可通上下诸气，用以增强行气止痛之功；旋覆花、代赭石、陈皮则降气止呕；白术、佛手片健脾理气；佩兰化湿醒脾；小便黄短，则加薏苡仁、芦根清热利湿；口苦口干，予以黄连清肝胆胃热；土茯苓利水泻湿，可壮筋骨而伸拘挛，利关节而消臃肿。诸药同用，共奏疏肝和胃、行气止痛之功。二诊时，药与证符，故症状有所减轻，当守方继进，现肝区有闷胀，尿长，大便黏稀，加半边莲15g以祛湿利水实大便，加大腹皮12g以理气止痛除闷胀。

案三 肖某，男，45岁。

初诊：2004年10月8日。

患者肝胁下按压痛不适反复发作3年余。现痛处拒按，痛感明显，时发时止，情绪不佳，嗳气频作，未见呕吐，饮食不佳，夜卧欠安，晨起时口中黏腻不适，小便正常，大便偏稀，舌苔薄白润，脉沉弦。既往有脂肪肝病史。诊为胁痛；证属肝胃不和；治当疏肝和胃止痛；方用金铃子散加减。

丹参15g	青皮10g	陈皮10g	川楝子10g
延胡索12g	鸡内金15g	炒麦芽12g	佛手片10g
怀山药12g	当归12g	乳香10g	没药10g

4剂，水煎服，每日1剂，分2次服。

二诊：2004年10月11日。

患者述药后症减，肝区按压痛较前明显减轻，大便偏稀，小便正常，纳可，口唇干，舌苔薄黄润，脉弦。

丹参15g	青皮10g	陈皮10g	川楝子10g
延胡索12g	鸡内金15g	炒麦芽12g	佛手片10g
怀山药12g	当归12g	乳香10g	没药10g
枸杞子10g			

5剂，水煎服，每日1剂，分2次服。

三诊：患者述肝胁下按压痛偶作，侧卧时有不适，纳一般，大便可，小便正常，口唇干，舌苔薄黄润，脉弦稍数。

丹参15g	青皮10g	陈皮10g	川楝子10g
延胡索12g	鸡内金15g	炒麦芽12g	佛手片10g
怀山药12g	当归12g	乳香10g	没药10g
枸杞子10g	生山楂20g	五味子10g	

5剂，水煎服，每日1剂，分2次服。

按：胁痛是指以一侧或两侧胁肋部疼痛为主要表现的病症，其基本病机为肝络失和。本案中患者平素即有胁痛一症，反复发作3年，近日疼痛拒按，当为肝络失和，肝胆气滞所致。少阳胆腑不利，气机横逆，胃气不能敛降，故胁痛时发时止，嗳气频频不能除；胆热上扰，故口中黏腻不爽；肝胃不和，胃不和则卧不安，故夜寐欠安。脉证合参，可知本案病机为肝胆气机郁滞，肝胃不和。治当疏达肝胆之气，调和肝胃。方中川楝子、延胡索相合，取金铃子散之意，疏肝泄热，活血止痛；青皮入肝经，疏肝胆，破气滞，为治胁痛良品，陈皮入胃经，能理气运脾，调中快膈，两药相投，既疏肝胆之气，又运脾胃之枢；丹参、乳香、没药三者活血止痛；炒麦芽、佛手片理气止痛；怀山药健运脾胃；鸡内金健胃消食之际，又对胆胀胁痛者尤良；当归补血活血止痛。黄老治胁痛，调和肝气同时，又注重活血止痛，气血通调，效如桴鼓。二诊时疼痛减轻，加枸杞子以滋补肝肾。三诊时，肝胆气机得利，脾胃气机流转不畅，故见痞闷，加生山楂消食健胃，行气散瘀，五味子酸甘养阴以收功。

（案四）杨某，女，34岁。

初诊：2018年9月17日。

患者自述胁肋部隐痛3月余，时有乳房胀痛，劳累或情绪急躁后加重，平素喜叹气，食欲欠佳，易腹胀，偶有头部闷胀感，以头顶部为主，近期月经经期尚调，量渐少，无血块，色暗红，二便调，夜寐欠安，舌淡红，苔稍白腻，脉沉弦。既往有慢性乙型病毒性肝炎病史4年余，经抗病毒治疗后乙肝DNA转阴，后巩固2年，停药1年余，现肝功能正常。诊为胁痛；辨证为肝郁脾虚；治以疏肝解郁，理气健脾。主方逍遥散加减。

柴胡6g	赤芍12g	白芍12g	茯苓15g
川楝子10g	延胡索15g	当归12g	枸杞子12g
白蔻仁6g	佛手6g	合欢皮15g	

10剂，水煎服，每日1剂，分早、晚2次饭后温服。

二诊：2018年9月27日。

患者服药后胁肋部隐痛、乳房胀痛减轻，纳食较前改善，但仍时有头顶部闷胀感，二便调，舌淡红，苔略白，脉沉弦。辨证如上，上方加陈皮、青皮、川芎。

柴胡6g	赤芍12g	白芍12g	茯苓15g
川楝子10g	延胡索15g	当归12g	枸杞子12g
白蔻仁6g	佛手6g	合欢皮15g	陈皮6g
青皮6g	川芎10g		

10剂，水煎服，每日1剂，分早、晚2次饭后温服。

后期随访，患者胁肋部隐痛、乳房胀痛症状消失，无头部闷胀感，纳眠改善，无明显不适。

按：胁痛最早在《内经》中已有记载，并指出与肝胆关系密切，再如《金匮翼·胁痛统论》所说："肝郁胁痛者，悲哀恼怒，郁伤肝气。"此患者为青年女性，有慢性乙肝病史，平素喜叹息，久之肝络失和而气机不通，故见胁肋部隐痛，乳房胀痛；因肝经上扰颠顶，肝经气机不通，头顶部可有闷胀感，肝病日久则易横犯脾胃，故纳食欠佳；而脾胃功能受损，使气血生化不足，无以濡养胞宫，所以经水渐少。结合舌脉，可辨证为肝郁脾虚证。方中柴胡疏肝解郁；赤芍、白芍同用，养阴止痛；川楝子、延胡索疏肝理气止痛；茯苓益气健脾，补中焦之气；当归、枸杞子补血养血，滋养肝阴；佛手配白蔻仁疏肝解郁中兼利脾胃之湿邪；合欢皮解郁安神促睡眠。全方配伍治肝兼顾理脾胃，疏肝不离养肝。二诊时药后痛减，但仍时感头顶闷胀，故守上方，加川芎活血行气止痛，陈皮、青皮两药相配，防肝木乘脾，理脾胃之气，解肝气之郁结，循序渐进，直达病所。后随诊，疗效满意。

案五 程某，男，48岁。

初诊：2009年3月14日。

患者述胁下及肩胛部反复隐痛，盗汗，口干，夜间明显，胃脘不适，纳一般，怕进食油腻，怕多进食，夜卧一般，大便干结，尿黄，苔白，脉沉弦。有肝炎史8年，胆结石、肾结石、胃体轻度糜烂病史。诊为胁痛；辨证为肝胃不和，热盛伤阴；治以疏肝理气和胃，清热养阴。主方金铃子散加味。

川楝子10g	延胡索15g	当归12g	赤芍12g
青皮6g	陈皮6g	怀山药15g	北沙参15g
海金沙15g	鸡内金15g	炮甲珠10g	郁李仁12g
北柴胡6g	半边莲15g	炒谷芽12g	虎杖20g
五味子10g			

10剂，水煎服，每日1剂，分2次服。

二诊：2009年4月16日。

患者述胁下、肩胛部隐痛较前改善，左手麻，大便一般，纳食好，夜卧好，舌苔薄白润，脉沉弦。

守上方，加丹参15g。

15剂，水煎服，每日1剂，分2次服。

三诊：2009年5月11日。

药后症减，守上方。

14剂，水煎服，每日1剂，分2次服。

按：患者患有肝炎多年，时感胁肋部隐痛，此乃肝病日久，肝络失和，气机阻滞，肝失疏泄所致；肝气瘀滞，少阳胆腑不利，横逆犯胃，故见胁痛反复发作，怕进食油腻；肝郁日久，郁而化火，则大便干结，小便黄；虚火伤阴，则见盗汗，口干夜甚。脉诊合参，可知本案为肝胃失和，热盛伤阴，治以疏肝理气和胃，兼以清热养阴。以金铃子散为主方，方中川楝子、延胡索行气疏肝，活血止痛，川楝子味苦，性寒，可泻肝止痛，配柴胡共行疏肝理气解郁之效；当归、赤芍相合柔肝止痛，兼活血行瘀；青皮、陈皮两药相配，可调理肝脾，防肝木乘脾；五味子酸甘养阴；怀山药健运脾胃；虎杖、半边莲可活血定痛，清热利湿；海金沙、鸡内金、炮甲珠清热利胆排石；炒谷芽消食化积；郁李仁行气通便。气血同治，肝经得以疏泄，气机得以条达。二诊时，症状减轻，感手麻，故加丹参增强活血之功。三诊时，诉药后症减，故守方以巩固疗效。

案六 吴某，女，30岁，职员。

初诊：2015年3月12日。

患者自述有乙肝小三阳病史多年，平素胁肋隐痛，身痒，怕冷，神疲，夜寐差，纳一般，大便不成形，经量少，色暗红，舌尖红，苔薄黄，脉弦略数。诊为胁痛；辨证为气阴两虚，兼有血瘀；治以滋水柔肝，益气健脾兼以活血。主方一贯煎加减。

生地黄12g	熟地黄12g	枸杞子12g	北沙参20g
赤芍12g	白芍12g	猪苓12g	茯苓12g
川楝子10g	柏子仁10g	地肤子12g	半边莲15g
丹参15g	红花3g	五味子12g	

14剂，水煎服，每日1剂，分2次服。

二诊：2015年3月26日。

患者右胁疼痛稍改善，大便不成形，夜寐好转，精神可，身痒消失，纳少，时欲吐，舌质红，苔薄黄，脉弦细数。考虑上方用药过于滋腻，当健脾理气，遂在前方一贯煎基础上去性凉偏黏腻之药，加行气健脾、理气疏肝之药。

生地黄12g	赤芍12g	猪苓12g	茯苓12g
川楝子10g	半边莲15g	丹参15g	五味子12g
青皮10g	陈皮10g	玫瑰花5g	山药15g
何首乌15g			

14剂，水煎服，每日1剂，分2次服。

三诊：2015年4月9日。

患者胁痛好转，夜寐可，但服药后出现皮痒，起疹，破则流血水，追问后患者诉1周前曾于郊外水潭戏水后出现，大便软，小便正常，舌质红，苔根黄腻，脉弦。患者表现为一派湿毒之象，发于肌肤，当在滋阴基础上清热解毒，燥湿止痒。予一贯煎加清热解毒、燥湿祛风止痒之药。

北沙参15g	生地黄15g	茯苓15g	白花蛇舌草15g
柴胡6g	牡丹皮10g	忍冬花15g	蝉蜕6g
苦参10g	薏苡仁20g	车前子10g	

14剂，水煎服，每日1剂，分2次服。

四诊：2015年5月7日。

患者胁痛明显好转，皮疹、瘙痒消失，夜寐一般，大便成形，纳一般，月经5天净，色淡红，舌淡红，苔薄白，脉弦细。患者症状明显改善，药与证符，为巩固疗效，应当滋水柔肝，继服一贯煎原方巩固疗效。

生地黄12g	枸杞子12g	北沙参20g	麦冬12g
川楝子10g	赤芍12g	白芍12g	茯苓12g

猪苓12g　　　　　丹参15g

7剂，水煎服，每日1剂，分2次服。

按：肝为刚脏，以血为本，以气为用，体阴而用阳，即阳常有余，阴常不足，所以肝病日久，必损肝体实质，伤及肝阴，故"慢肝"以阴虚为本，治当滋水柔肝。肝病日久，脾虚中亏，气虚则血不行，血虚而气不足，气血乏源，故当益气健脾。初诊时，患者诉小三阳病史多年，平素胁肋隐痛，身痒，寐差，此乃肝病日久，伤及肝阴，肝络失养故胁痛，经络失养，故身痒，虚热上扰神明故夜寐欠佳；又见怕冷，神疲，经量少，大便不成形等症，均为脾气虚之象；久病成瘀，故经血色暗红；再观其舌脉，舌尖红，苔薄黄，脉弦略数，由此可见其病机为肝病日久，损及肝阴，耗伤脾气，治当滋水柔肝，益气健脾，予一贯煎加减。方中生地黄、熟地黄、枸杞子、北沙参共用以滋阴柔肝养血，合地肤子润燥祛风止痒；赤芍、白芍同用，养阴止痛；猪苓、茯苓以益气健脾利湿；川楝子清肝通络，佐五味子敛阴，并能防川楝子疏散太过；柏子仁养心安神；因兼有血瘀之征，予丹参、红花、半边莲活血化瘀止痛。二诊时患者胁痛稍改善，身痒消失，夜寐好转，但大便不成形未见明显好转，且纳少，时欲吐，考虑首方用药太过滋腻，脾胃运化受阻，故首方去熟地黄、枸杞子、北沙参、白芍、柏子仁等性凉偏黏腻之药，加青皮、陈皮共用，能理脾胃之气，解肝气之郁结，佐山药增强益气健脾之功，加玫瑰花入肝经以行气止痛，加何首乌养血柔肝安神。三诊时患者诸症均有改善，但出现皮痒，起疹，破则流血水，究其原因，考虑为素体阴虚，内有虚火，复感风湿邪气，郁而化热，蕴为湿毒，发于肌肤，故予一贯煎基础上加白花蛇舌草、忍冬花、薏苡仁、车前子以清热利湿解毒，佐柴胡、牡丹皮清泻里热，苦参、蝉蜕以燥湿祛风止痒。四诊时，患者胁痛明显好转，皮疹明显改善，予一贯煎原方，瘙痒消失，夜寐一般，大便成形，纳一般，月经5天净，色淡红，舌淡红，苔薄白，脉弦细，诸症均明显改善，故续服一贯煎巩固疗效。服药前后2个月，诸症俱解。

案七　熊某，男，53岁。

初诊：2015年1月15日。

患者自述右胁刺痛半年余，乳房胀痛，平素易生气，腹胀满闷，口干口苦，纳少，夜寐差，小便偏黄，大便难解，舌质淡，有瘀点，苔白腻，脉弦。诊为胁痛；辨证为肝郁湿阻兼血瘀；治以疏肝解郁，清热利湿，活血化瘀之法。主方用三仁汤化裁。

薏苡仁30g	白蔻仁6g	猪苓12g	茯苓12g
山药15g	厚朴6g	苦参10g	柴胡6g
虎杖12g	丹参15g	马鞭草15g	合欢皮15g
玫瑰花6g			

7剂，水煎服，每日1剂，分2次服。

二诊：2015年1月22日。

服药后患者右胁刺痛稍减轻，乳房胀痛、腹胀满闷均改善，但出现凌晨口苦明显，夜寐仍欠佳，舌质淡，有瘀点，苔白腻，脉弦。此时辨证为肝郁血虚，痰瘀阻滞，予以疏肝养血、化痰祛瘀之法，故在前方基础上加养血柔肝、宁心安神之药。

薏苡仁15g	白蔻仁3g	猪苓12g	茯苓12g
山药15g	厚朴6g	苦参10g	柴胡6g
虎杖12g	丹参15g	马鞭草15g	合欢皮15g
玫瑰花6g	赤芍12g	白芍12g	酸枣仁15g

14剂，水煎服，每日1剂，分2次服。

三诊：2015年2月5日。

服药后患者胁痛明显改善，夜寐佳，小便略黄，大便正常，苔白稍腻，脉弦略数。患者症状均改善，故药与证符，继服三仁汤加减，增加虎杖剂量。

薏苡仁15g	白蔻仁3g	猪苓12g	茯苓12g
山药15g	厚朴6g	苦参10g	柴胡6g
虎杖15g	丹参15g	马鞭草15g	合欢皮15g
玫瑰花6g	赤芍12g	白芍12g	酸枣仁15g

7剂，水煎服，每日1剂，分2次服。

按：《素问·缪刺论篇》曰："邪客于足少阳之络，令人胁痛。"胁痛与肝胆密不可分，肝为刚脏，喜条达，主疏泄，故肝胆之气宜疏而不宜滞。初诊时患者右胁刺痛，乳房胀痛，平素易生气，口干口苦，舌有瘀点，均为肝气郁滞兼有瘀血的表现；又见纳少，腹胀满闷，苔白腻，为痰湿阻滞的表现；小便黄为痰湿日久蕴热而阻滞下焦的表现，同时湿阻肠道则大便难解。故其病机为肝气郁结，进而克伐脾土，日久则脾虚，不运化水湿而致湿困脾胃，蕴久化热，气滞更甚致络脉瘀阻。治当疏肝解郁，清热利湿，佐以活血化瘀，方用三仁汤化裁。方中白蔻仁芳香化湿，行气宽中，畅中焦之脾气；薏苡仁甘淡性寒，渗湿利水而健脾，使湿热从下焦而去；猪苓、茯苓合用增强利水渗湿之功效，畅通下焦；山药与厚朴合用燥湿行气而不伤阴；柴胡入肝经，行疏肝解郁之功效；苦参、虎杖清化苦燥解毒；丹参、马鞭草凉血散瘀祛湿；合欢皮与玫瑰花合用，一花一皮疏肝行气解郁。纵观全方，气畅湿行，气血调和。二诊时，患者右胁刺痛稍减轻，乳房胀痛、腹胀满闷均改善，苔白腻，脉弦，但凌晨口苦明显，夜寐差，说明患者肝血不足，阴血亏损，血不归肝，魂失归藏之所而失眠，同时凌晨1~3点为肝所运行时间段，故凌晨口苦明显。此时证型为肝郁血虚，痰瘀阻络，故在前方基础上加用养血柔肝、宁心安神之药。三诊时患者胁痛再减，小便略黄，纳可，夜寐佳，苔白稍腻，脉弦略数。患者症状及舌象明显改善，说明药与证符，故继续服用上方，并增加虎杖的剂量，以增强清热利湿之功效。前后服药20余日，胁痛得解。

案八 吁某，女，47岁，职员。

初诊：2015年4月23日。

患者有乙肝小三阳病史多年，右胁胀痛，夜卧欠佳，纳差，反酸，晨起口干口苦，小便黄，大便软，黏腻，舌质红，苔黄腻，脉弦。诊为胁痛；辨证为肝郁化火证；治以疏肝理气，清热利湿解毒。主方金铃子散加味。

川楝子10g	延胡索15g	柴胡6g	郁金12g
虎杖15g	佛手10g	陈皮10g	法半夏12g
合欢皮15g			

7剂，水煎服，每日1剂，分2次服。

二诊：2015年5月4日。

患者有乙肝小三阳，球蛋白偏高，胃炎伴糜烂，右胁胀痛好转，肩背痛，大便正常，血压偏高，阴痒，舌质红，苔白，脉细弦。予以疏肝健脾理气、活血化瘀之法。在金铃子散的基础上加用活血健脾理气药。

川楝子10g	延胡索15g	柴胡6g	佛手10g
白花蛇舌草15g	丹参15g	青皮6g	陈皮6g
白芍15g	甘草6g	山药6g	

7剂，水煎服，每日1剂，分2次服。

三诊：2015年5月14日。

患者血压高较前下降，舌麻，夜卧差，右胁闷，大便平，舌质红，苔黄腻，脉弦略数。予以疏肝行气活血、清热利湿解毒之法。在上方基础上加清热利湿活血之药。

川楝子12g	延胡索15g	柴胡6g	郁金12g
虎杖15g	青皮6g	陈皮6g	白花蛇舌草15g

丹参15g　　　　半边莲15g　　　　土茯苓15g　　　　赤芍12g

14剂，水煎服，每日1剂，分2次服。

四诊：2015年6月1日。

患者血压下降，夜卧一般，右胁无不适，舌质红，苔白，脉弦细。患者症状改善，故药与证符，仍以金铃子散化裁为主。

川楝子12g　　　　延胡索15g　　　　柴胡6g　　　　郁金12g

虎杖15g　　　　青皮6g　　　　陈皮6g　　　　白花蛇舌草15g

丹参15g　　　　半边莲15g　　　　土茯苓15g　　　　赤芍12g

7剂，水煎服，每日1剂，分2次服。

按：《灵枢·五邪》云："邪在肝，则两胁中痛。"右胁胀痛首当责于肝。"肝木升发，与春气相应，喜条达而恶抑郁"，若肝气郁结，可致气机阻滞，肝络不通，发为胁痛。该患者既往有乙肝小三阳病史多年，历代医家认为乙肝病毒与湿热疫毒相关，湿热毒邪内侵，阻滞气机，肝郁气滞，肝失疏泄，可发为胸胁胀痛。患者患乙肝病多年，肝郁之气日久，郁而化火，引动肝火上扰神明，故夜卧欠佳；引动胃火上扰故反酸；引动胆火上扰故口干口苦。"见肝之病，知肝传脾"，患者肝气郁结，胆气不舒，横逆犯脾胃，故纳欠佳。湿热毒邪下注，故小便黄，大便软黏腻。结合舌脉，舌质红，苔黄腻，脉弦，均提示其病机为湿热毒邪侵袭，肝郁气滞，郁而化火，治当疏肝理气，清热利湿解毒，予金铃子散为主方。方中川楝子苦寒入肝，疏肝行气，清泻肝火而止痛；延胡索辛苦温，入肝经，活血行气，尤善于止痛；虎杖归肝胆经，活血定痛，清热利湿；郁金活血定痛，行气解郁；柴胡、佛手搭配共行疏肝理气解郁之效；陈皮、法半夏理气燥湿，健脾和胃；合欢皮入肝经，解郁安神助眠。二诊时，患者胁痛好转，说明药证相符，但复诊出现肩背痛，胃镜提示胃炎伴糜烂，且血压升高，出现阴痒，究其原因，仍与肝相关，肝郁气滞，肝失疏泄，致中焦气机不利，胃失和降，胃络瘀阻；肝气瘀滞，气滞血瘀，不通则痛，致肩背疼痛；肝郁日久化火，引动肝阳，肝阳上亢，故血压升高；阴部为肝经所过，肝经湿热下注阴部则阴部瘙痒。故治疗继续予金铃子散加味。方中金铃子散（川楝子、延胡索）疏肝理气，清肝泻火，还能使肝阳下沉；柴胡、佛手疏肝理气解郁；丹参活血化瘀，祛瘀生新，促进胃黏膜恢复；青皮疏肝胆气滞，治肝郁诸证，陈皮长于健脾理气，二药配伍，一升一降，疏肝解郁，理气消胀，又不致伤脾碍胃；白芍、甘草、山药补脾益胃，使得胃部糜烂化生有源，促进愈合；白花蛇舌草清热解毒，清利下焦湿热。三诊患者血压较前得到控制，但出现舌麻，且再次出现右胁不适，夜卧差症状，结合脉弦略数，苔黄腻，提示患者证型又转变为肝郁化火证，而其出现舌麻是因气滞所致血脉不通，舌络失荣，故治疗上在上方基础上重新加入了清热利湿、活血定痛的郁金、虎杖；半边莲、土茯苓加强其清热利湿解毒之功；赤芍入肝经，在清肝火的基础上兼能活血化瘀，疏通因气郁所引起的血瘀。四诊时，患者诸症均得到控制，舌质红，苔白，脉弦细，故仍以前方为主巩固疗效。前后服药1月余，胁痛得解。

案九 周某，女，75岁。

初诊：2016年11月10日。

患者胁肋部疼痛1周，易反胃，伴口干口苦，食纳少，无吐酸，脾气稍急，夜寐欠佳，二便一般，量少，舌淡苔白，脉弦数。诊为胁痛；辨证为肝郁气滞；治以疏肝行气，活血止痛。予柴胡疏肝散加减。

柴胡6g	赤芍12g	白芍12g	川楝子10g
延胡索15g	香附6g	白术15g	枳壳10g
合欢皮15g	猪苓15g	茯苓15g	北沙参15g
陈皮10g	姜半夏6g		

7剂，水煎服，每日1剂，分2次服。

二诊：2016年11月17日。

患者药后疼痛稍减，现胁肋部、背部刺痛感，仍有反胃，伴灼热感，二便量少，纳一般，舌淡苔白，脉细弦。辨证为气滞血瘀，气郁化火；治以活血祛瘀，行气止痛，佐以清解胃热。延用前方，加用行气活血化瘀与清解胃热之品。

柴胡6g	赤芍12g	白芍12g	川楝子10g
延胡索15g	香附6g	白术15g	枳壳10g
合欢皮15g	猪苓15g	茯苓15g	北沙参15g
陈皮10g	姜半夏6g	炒麦芽15g	生山楂12g
丹参15g	鸡内金12g	白花蛇舌草15g	

7剂，水煎服，每日1剂，分2次服。

三诊：2016年11月25日。

患者药后症减，时有胁肋部疼痛，呈窜动感，稍感胃灼热，大便可，矢气稍多，夜寐可，舌红，边瘀暗，苔薄白，脉细弦数。虑其仍有气滞血瘀之象，故在前方基础上去安神之品，加入理气化瘀止痛之药。

柴胡6g	赤芍12g	川楝子10g	佛手10g
青皮12g	陈皮12g	白花蛇舌草15g	生山楂15g

姜半夏6g   白术15g   枳壳10g   丹参15g

鸡内金15g   薄荷6g

7剂，水煎服，每日1剂，分2次服。

四诊：2016年12月8日。

患者药后症减，纳可，矢气舒，舌淡，苔薄白润，脉弦。守前方，继服上方。

7剂，水煎服，每日1剂，分2次服。

按：胁痛是指以一侧或两侧胁肋部疼痛为主要表现的病症。胁痛病机初起在气，由气滞为先，情志不遂、忧思恼怒皆导致，气机不畅致胁痛。气滞日久，则血行不畅，由气滞转为血瘀，或气滞血瘀并见。病程日久，则肝郁化火，耗伤肝阴，或传变他脏，如《金匮要略》所言："见肝之病，知肝传脾，当先实脾"，故在治疗肝病的同时，还应顾护肝阴与健脾。肝主疏泄，性喜条达，其经脉布胁肋，循少腹。本例患者平素情志不遂，肝失条达，肝气郁结，经气不利，故见胁肋部疼痛。遵《内经》"木郁达之"之旨，治宜疏肝理气。方中柴胡善疏肝解郁；香附理气疏肝而止痛，加入延胡索活血行气止痛，二药相合，助柴胡解肝经之郁滞，并增行气活血止痛之效；陈皮、枳壳理气行滞；白芍、赤芍养血柔肝，活血止痛；加入川楝子清热泻火；茯苓、合欢皮安神除烦，加入猪苓健脾、北沙参养阴益胃，姜半夏燥湿和胃，防止疾病传变。诸药相合，共奏疏肝行气、活血止痛之功效。二诊时胁肋部及背部有刺痛感，胃中灼热，虑其血瘀，故守上方，加入山楂、丹参活血祛瘀，理气止痛；木旺则乘土，故加入白花蛇舌草、鸡内金，归胃经，用以健脾胃，清解胃热，加炒麦芽消食和胃。三诊时症状已减，证其药已对证，患者现矢气多，大便可，舌红，边瘀暗，苔薄白，脉细弦数，仍有气滞血瘀之象，故在二诊药物基础上去安神之品，加入青皮、佛手等理气化瘀止痛之药；加入少量薄荷，与柴胡同用，条达其肢，所谓"雷以动之，风以散之"。四诊时症状明显缓解，故守上方继服7剂，巩固疗效，并嘱患者保持心情舒畅。

第二节　黄　疸

（案）施某，男，56岁。

初诊：2005年5月16日。

患者述全身皮肤黄染，巩膜黄，全身浮肿，口干苦，心烦，纳差，饮量少，右胁隐痛，尿黄，大便成形，苔中后薄黄腻，脉弦滑数。诊为黄疸，证属阳黄

（热重于湿）；治当清热利湿退黄，兼以健脾。

茵陈20g	栀子10g	鸡内金15g	法半夏12g
青皮10g	陈皮10g	柴胡10g	虎杖15g
半边莲15g	薏苡仁20g	白蔻仁10g	苍术12g
白术12g	泽泻10g	怀山药15g	茯苓12g
北沙参15g			

7剂，水煎服，每日1剂，分2次服。

二诊：2005年5月23日。

患者述夜尿多，色淡，每夜2~3次，全身浮肿见消，皮肤黄染消退明显，近日脚时有麻木，手脚抽筋，纳一般，肝区不适，巩膜淡黄染，舌质淡，苔薄白，脉弦滑数。

茵陈30g	栀子10g	虎杖15g	半边莲15g
猪苓12g	茯苓12g	怀山药15g	山楂15g
鸡内金15g	白术12g	枳壳6g	柴胡10g
北沙参15g	木瓜12g		

7剂，水煎服，每日1剂，分2次服。

三诊：2005年5月30日。

患者述药后症状明显减轻，巩膜黄染见减，尿稍黄，纳一般，口干，夜间明显，夜尿偏多，全身浮肿已消，舌苔薄黄，脉弦略数。

茵陈30g	栀子10g	虎杖15g	半边莲15g
猪苓12g	茯苓12g	怀山药15g	山楂15g
鸡内金15g	漂白术12g	枳壳6g	柴胡10g
北沙参15g	木瓜12g	大黄10g	大腹皮12g

7剂，水煎服，每日1剂，分2次服。

四诊：2005年6月6日。

患者述药后症状基本消失，守前方5剂以固疗效。

按：黄疸的辨证以阴阳为纲，阳黄以湿热疫毒为主，阴黄以脾虚、寒湿为主；其病位主要在脾、胃、肝、胆，基本病机为湿邪困遏，脾胃运化失健，肝胆疏泄失常，胆汁泛溢肌肤。本案患者症见全身黄，巩膜黄，尿黄，当诊断为黄疸。其身目皆黄，口干苦，心烦，舌苔黄腻，是因湿热熏蒸，困遏脾胃，壅滞肝胆，结合舌苔黄腻，脉弦滑数，此为热重于湿也；其肝区胁肋部隐痛不适，是因湿热蕴结，肝胆气机阻滞所致。黄老认为，本案病机为湿滞脾胃，肝失疏泄，胆汁外溢，热重于湿，治疗当以清热利湿退黄为要，健脾为辅。方中重用茵陈清热利湿退黄，佐以栀子、虎杖加强退黄之功；柴胡疏肝解郁，青皮、陈皮理气行气；半边莲性辛寒，具有清热解毒、利水消肿之效，泽泻亦性寒，利水渗湿，两者皆可治黄疸水肿；茯苓、苍术、白术、半夏健脾燥湿；白蔻仁、薏苡仁增强化湿利水之功；怀山药补益脾气；鸡内金健脾消积；热易伤阴，当配北沙参以养阴。二诊水肿见消，巩膜黄染稍减，仍然以清热利湿为主，加木瓜舒经活络以解手脚抽筋。三诊巩膜黄染减轻，水肿已消，加大黄以增强清泄湿热之效，大腹皮以行气利水。

第三节 肝 癖

 余某，男，50岁。

初诊：2005年5月14日。

患者述既往有脂肪肝病史，近期查血脂示甘油三酯高，尿酸偏高。刻下症见形体肥胖，肝区隐痛不适，易疲劳，腹胀脘痞，厌油腻，口干口苦，清晨尤甚，大便正常，小便黄，舌苔薄黄腻，脉沉弦稍滑。诊为肝癖，证属肝郁脾虚，痰湿瘀互结；治当疏肝健脾，清胆利湿，化浊降脂。

丹参20g	山楂15g	柴胡10g	黄芩10g
茯苓12g	薏苡仁20g	防己10g	木瓜12g
北沙参15g	白蔻仁10g	鸡内金15g	芦根15g
白术12g	怀山药15g	陈皮10g	

7剂，水煎服，每日1剂，分2次服。

二诊：2005年5月19日。

患者述肝区隐痛较前缓解，口干减，自觉有口臭，大、小便正常，纳可，苔薄白润，脉沉弦，稍滑数。

丹参20g	山楂15g	柴胡10g	黄芩10g
茯苓12g	薏苡仁20g	防己10g	木瓜12g
北沙参15g	白蔻仁10g	鸡内金15g	芦根15g
白术12g	怀山药15g	陈皮10g	虎杖15g
胡黄连10g			

5剂，水煎服，每日1剂，分2次服。

按：肝癖是指肝脏蓄积肥甘之气过多而见以胁肋胀痛为主的一类病证，临床上与脂肪肝密切相关。本病的病机多为肝郁脾虚，痰湿瘀互结，阻滞经络。本案中患者形体肥胖，痰湿较甚，肥甘之气易于蓄积肝络，肝气不舒，则见肝区隐痛；痰湿中阻，脾气不升，则见腹胀脘痞，易疲劳；胆热上扰，则见口干口苦，厌油腻之物。故在治疗时，当疏肝健脾，清胆利湿，化浊降脂。方中重用丹参、山楂，黄老认为，脂肪肝多为痰、湿、瘀三者互结所致，故在治疗时重用丹参20g，配伍山楂15g，为临床治疗脂肪肝常用药对，取其活血化瘀、化浊降脂之功效；茯苓、薏苡仁、白术、怀山药、陈皮，五药专为脾虚湿盛所设，共奏健脾祛湿之功；防己、木瓜有茯苓、白术等药相助，利水湿而不伤脾；北沙参益胃养阴；鸡内金健脾开胃，白蔻仁开胃消食，化湿行气，二者相合，健脾开胃同时，又能化肥甘之气；柴胡疏泄气机之郁滞，条达肝气；黄芩苦寒，清利少阳之湿热，能解口干口苦；配以芦根加重清热利湿之功。二诊时，湿热减轻，瘀浊得化，诸症见减，但见口臭一症，黄老认为，乃湿热内甚，食积化热所致，故再入虎杖以加重清热利湿散瘀之功，加胡黄连以清食积之热。

第四节　积　聚

案　孟某，女，60岁。

初诊：2007年5月24日。

患者述左胁有硬块，胀痛不适，隐有灼热感，平日易生闷气，口干口苦，饮水少，纳欠佳，大便隔日一行，小便灼热，夜卧可，舌质紫暗，苔薄黄腻，脉弦滑数。诊为积证，证属气滞血阻；治当理气消积，活血散瘀。主方柴胡疏肝散合金铃子散加减。

丹参20g	山楂10g	当归12g	柴胡10g
川楝子10g	延胡索15g	郁金12g	炮甲珠12g
龟甲15g	薄荷6g	鸡内金20g	半枝莲15g
大黄10g	枳实10g	虎杖15g	青皮6g
陈皮6g	薏苡仁30g	神曲12g	龙葵12g

7剂，水煎服，每日1剂，分2次服。

二诊：2007年6月1日。

患者述药后症减，小便时仍有灼热感，苔薄腻，脉弦滑数。守方加龙葵、凌霄花以观后效。

丹参20g	山楂10g	当归12g	柴胡10g
川楝子10g	延胡索15g	郁金12g	炮甲珠12g
龟甲15g	薄荷6g	鸡内金20g	半枝莲15g
大黄10g	枳实10g	虎杖15g	青皮6g
陈皮6g	薏苡仁30g	神曲12g	龙葵15g
凌霄花5g			

14剂，水煎服，每日1剂，分2次服。

三诊：2007年6月15日。

患者述药后症状明显好转，守前方7剂巩固疗效。

按：积属有形，结块固定不移，痛有定处，病在血分，是为脏病；本病病位主要在肝脾，其病机多为肝脾受损，气机阻滞，瘀血内结。积证初期，气滞血瘀，邪气壅实，正气未虚，病理性质多实，然日久病势渐深，正气耗伤，则可转化为虚实夹杂之证，疾病发展至后期，气血衰少，身体羸弱，则以虚为主。本案患者情志不畅，肝失条达，气滞日久，血行不畅，阻于脉络，积而成块，故肝区有硬块，平日易生闷气，舌质紫暗，有瘀点。有形之块，为瘀血阻滞，故硬块有疼痛。症脉相合，可知患者处于积证初期，因此，在治疗上当以消散为主。方用柴胡疏肝散合金铃子散加减以理气消积，活血散瘀。方中丹参、山楂、延胡索、虎杖、当归、大黄、郁金、半枝莲等活血散瘀；柴胡、川楝子、青皮、陈皮、枳实等行气消胀止痛；薄荷入肝经，宣滞解郁；龟甲滋阴清热；炮甲珠通经活络；鸡内金、神曲消石化积；薏苡仁性味甘淡微寒，有利水渗湿清热之效，佐以龙葵增强清热利尿之功。二诊患者诸症减轻，小便仍时有灼热感，在守上方的基础上，改龙葵15g，加强清热利尿，加凌霄花5g，起行血散瘀之功。

第十五章 肾系病证

第一节 水 肿

 姜某，男，72岁。

初诊：2005年12月23日。

患者述颜面及双下肢浮肿，时肿时消，反复发作2年余，平素易觉气短，不能久行，求治诸多西医，均未见效。现症见颜面及双下肢浮肿，按之凹陷不起，气短，四肢乏力，腹大胀满，神疲，吐痰色白，恶风，小便少，大便正常，纳不佳，夜卧欠安，苔薄腻，脉弦稍数。诊为水肿，证属肺脾气虚，湿邪泛溢；治当补脾益肺，化湿利水。治以六君子汤合防己北黄芪汤加五皮饮加减。

党参15g	白术12g	茯苓皮15g	白芍12g
甘草10g	怀山药12g	陈皮10g	法半夏10g
生姜皮10g	桑白皮12g	大腹皮12g	桂枝15g
薏苡仁10g	北黄芪12g	防己12g	马鞭草15g

7剂，水煎服，每日1剂，分2次服。

二诊：2005年12月30日。

患者述尿少，大便可，四肢乏力，神疲，气短，纳可，夜卧可，时有腹胀，舌苔薄腻，脉弦稍滑数。原方薏苡仁加至15g，怀山药15g。

党参15g	白术12g	茯苓皮15g	白芍12g
甘草10g	怀山药12g	陈皮10g	法半夏10g
生姜皮10g	桑白皮12g	大腹皮12g	桂枝15g
北黄芪12g	防己12g	马鞭草15g	薏苡仁15g
怀山药15g			

7剂，水煎服，每日1剂，分2次服。

三诊：2006年1月6日。

患者述颜面及四肢水肿较前明显消退，腹部肿胀减轻，稍有气短，四肢无力较前好转，纳一般，神疲，二便常，苔薄腻，脉弦滑。

党参15g	炒白术15g	茯苓皮15g	白芍12g
木香10g	砂仁10g	薏苡仁15g	怀山药15g
生姜皮10g	法半夏10g	北黄芪15g	当归10g
炒谷芽15g			

7剂，水煎服，每日1剂，分2次服。

按： 水肿是指体内水液潴留，泛溢皮肤，临床以头面、眼睑、四肢、腹背，甚至全身浮肿为特征的一类病证。其基本病机是肺失通调，脾失转输，肾失开阖，三焦气化不利。在治疗时，一般将水肿分为阳水和阴水两大类，尤当注意五脏盛衰的变化。本案患者两足水肿，时肿时消，乃阴水为患，脉诊合参，可知其病机当为肺脾气虚，湿邪泛溢。反复发作2年余，正气不足，脾气亏虚，母病及子，则肺气亦有所损，卫气不固于外，故见恶风；脾虚不运，故腹大胀满，兼见纳差，饮食不振；肺为水之上源，肺气亏虚，则小便不利而见尿少；肺脾两虚，气虚湿盛，则见气短，四肢乏力。治疗时当以补肺脾之气为主，化湿利水为辅。黄老以六君子汤合防己北黄芪汤加五皮饮加减治疗。方中防己祛风胜湿，北黄芪益气补虚以固表，二者相合，祛风除湿不伤正，益气固表不恋邪；怀山药、党参补益肺脾之气；白术、陈皮、法半夏、薏苡仁健脾燥湿；茯苓皮、生姜皮、桑白皮、大腹皮四药相投，辛散与淡渗合法，令水气内外分消，配伍马鞭草，共行皮肤水湿，以奏健脾渗湿、利水消肿之功；桂枝伍白芍，取桂枝汤之意，既调和营卫，又温阳行气利水；甘草益气和中，调和诸药。二诊时加大薏苡仁用量至15g，另加怀山药15g，以加重健脾祛湿之效。三诊时肿势消退，虑其本虚，故转方为香砂六君子汤加减，加当归活血行气，黄芪益气固表，益气健脾化湿以善后，加白芍养阴平肝，谷芽消食和胃，辅以健脾祛湿之薏苡仁、怀山药，佐茯苓皮、生姜皮利水散湿。

案二 陈某，女，55岁。

初诊：2005年5月14日。

患者述头面肿胀数月，自感身体沉重，周身关节疼痛，疲乏无力，小便量少，口干，舌质淡，边有齿痕，脉弦滑。既往有甲状腺功能减退（甲减）史。诊为水肿，证属脾虚湿盛；治当健脾除湿，利水消肿；治以五皮饮合防己北黄芪汤加减。

大腹皮 12g	桑白皮 12g	陈皮 10g	白术 15g
生姜皮 10g	槟榔 12g	薏苡仁 20g	防己 10g
北黄芪 15g	茯苓皮 15g	车前草 12g	郁李仁 12g
白花蛇舌草 12g			

5剂，水煎服，每日1剂，分2次服。

二诊：2005年5月19日。

患者述药后症状有所缓解，尿量偏少，四肢无力，沉重感，纳可，口干，喜饮，舌苔薄白润，脉沉弦。

大腹皮 12g	桑白皮 12g	陈皮 10g	白术 15g
生姜皮 10g	槟榔 12g	薏苡仁 20g	防己 10g
北黄芪 15g	茯苓皮 15g	车前草 12g	郁李仁 12g
白花蛇舌草 12g	蛇床子 6g	虎杖 15g	猪苓 12g
山楂 10g			

10剂，水煎服，每日1剂，分2次服。

三诊：2005年5月27日。

患者述服药后尿量仍偏少，口干减轻，周身肿胀见消，关节疼痛缓解，舌苔薄腻，脉弦稍滑数。

薏苡仁 30g	猪苓 15g	茯苓 15g	桂枝 10g
防己 10g	北黄芪 15g	槟榔 10g	生姜片 12g
陈皮 10g	山楂 15g	半边莲 15g	虎杖 15g

7剂，水煎服，每日1剂，分2次服。

按：甲状腺功能减退（简称甲减）会有乏力、嗜睡、怕冷等低代谢综合征的表现，其中水肿是甲减后期的突出症状，称为黏液性水肿，临床以头面部病变最为显著，可见面目水肿，皮肤苍白，略显微黄，眼睑狭小，眼皮水肿，上眼睑下垂，下睑水肿似含有一包水样等表现。本案患者有甲减病史，并出现头面肿胀、身体困重、乏力等症状，综合考虑是典型的甲减所引起的黏液性水肿。本病病理性质为虚实夹杂，其病机是脾虚湿盛，肺脾调节水液功能失常，水无所制，泛溢肌肤。脾虚失运，水湿内停，其湿邪客于肌腠，流注关节，筋脉痹阻，则身体困重，四肢无力，关节疼痛，以头面部肿为甚；水湿蓄而不行，则小便量少。因此在治疗上，当以健脾除湿、利水消肿为主。黄老予以五皮饮合防己北黄芪汤加减。方中茯苓皮与大腹皮同用，利水行气，有气行湿化之效；陈皮、桑白皮同用，健脾肃肺，有开水湿下行之意；生姜皮散皮间水气以消肿；槟榔加强行气利水之功；

除利水行气外，黄老亦强调益气祛风，方中北黄芪益气补虚，防己祛风胜湿以止痛，二者同用，祛风除湿不伤正，益气固表不恋邪，加用白术补气健脾除湿，车前草、郁李仁、白花蛇舌草三者共行利水消肿之效。二诊患者症状有所改善，因水肿日久，水湿停积，易使气机不利，血流不畅，故加虎杖、山楂，取其活血化瘀之效，猪苓进一步利水消肿，蛇床子温肾散寒，祛风燥湿。水湿为阴邪，日久伤阳，故水肿后期黄老强调要重视补阳，故三诊时，诸症减轻，黄老易方以防己茯苓汤为主，利水消肿，益气通阳；加半边莲以清湿热，重用薏苡仁以利水健脾，渗湿除痹。

案三 骆某，女，57岁。

初诊：2004年12月29日。

患者述绝经10年余，既往有高血压病史（现血压控制正常）、胃结石病史、关节退行性病变（腰椎4~5椎间盘突出）。现症见左下肢浮肿3年余，按之凹陷，不易恢复，脘腹胀满不适，面色萎黄，四肢倦怠，腰痛，腰以下怕冷，膝关节常伴有疼痛，屈伸不利，阴雨天尤甚，小便正常，大便每日一解，量少，舌质红，苔薄白，脉沉弦。诊为水肿，证属脾肾阳虚；治当健脾利水消肿，补肾舒筋止痛。

独活10g	桑寄生15g	薏苡仁15g	木瓜15g
茯苓12g	牛膝10g	北黄芪20g	鸡内金15g
丹参15g	芦根10g	防己12g	

5剂，水煎服，每日1剂，分2次服。

二诊：2005年1月3日。

患者述服药后下肢较前松弛，浮肿较前减轻，腰以下仍怕冷，纳食一般，二便正常，舌苔薄白，脉沉弦。

独活10g	桑寄生15g	薏苡仁15g	木瓜15g
茯苓12g	牛膝10g	北黄芪20g	鸡内金15g
丹参15g	芦根10g	防己12g	川杜仲15g

7剂，水煎服，每日1剂，分2次服。

三诊：2005年1月9日。

患者述药后肿消，无沉重感，二便正常，舌质较暗，苔薄白，脉沉弦。

独活10g	桑寄生15g	薏苡仁15g	木瓜15g
茯苓12g	牛膝10g	北黄芪20g	鸡内金15g
丹参15g	芦根10g	防己12g	川杜仲15g

川续断12g

7剂，水煎服，每日1剂，分2次服。

按： 本案患者左下肢浮肿3年有余，按之凹陷难复，兼见有脘腹胀满、四肢倦怠等脾阳虚证候，又见腰痛，腰以下怕冷，膝关节常伴有疼痛，屈伸不利，阴雨天尤甚等症，究其病机，总为脾肾阳虚，水湿泛溢。脾阳虚衰，运化无权，土不制水，水液泛溢，故见水肿，并以左下肢为主，按之凹陷；脾阳不足，脾失健运，故见脘腹胀满，面色萎黄，四肢倦怠；肾阳不足，不能温煦全身，筋脉失于濡养，故见腰以下怕冷，腰痛，关节疼痛，屈伸不利。治当健脾利水消肿，补肾舒筋止痛。方中北黄芪、茯苓、鸡内金健脾，助脾运化水湿；木瓜、薏苡仁、防己、芦根利水消肿；且防己合北黄芪，取防己北黄芪汤之意，益气祛风，健脾利水；独活辛苦微温，善治伏风，凡风寒湿痹着于肌肉关节者，无问新久，均可应用，尤长于祛下焦风寒湿邪而除痹痛，桑寄生能祛风湿，舒筋络，长于补肝肾，强筋骨，两药相合，取独活寄生汤之意，以期补肾舒筋止痹痛；牛膝引药下行，直达病所，又能配伍桑寄生，加强其补肝肾、祛风湿、强筋骨之效；水肿日久易入络，兼有血瘀为患，故加丹参以活血化瘀。二诊、三诊时，患者诸症减轻，故酌情加入杜仲、川断等补益肝肾之品，以加强补肝肾、祛风湿、止痹痛之功。

案四 刘某，女，67岁。

初诊：2021年6月27日。

患者双下肢水肿，腰背部麻木冷痛，神疲乏力，伴耳鸣，入睡困难，易醒，纳可，小便量少，大便难解，舌淡，苔白腻，边有齿痕，脉沉缓。诊为水肿；辨证为脾肾阳虚，水湿内停；治以运脾化湿，通阳利水。主方以五苓散加减。

猪苓20g	茯苓20g	白术15g	桂枝10g
泽泻12g	杏仁30g	川厚朴10g	法半夏12g
灵芝12g	肉桂6g	肉苁蓉15g	合欢皮15g
白蔻仁6g	芦根20g	佩兰叶12g	黄芪20g
莲子心5g			

5剂，水煎服，每日1剂，分2次服。

二诊：2021年7月2日。

患者耳鸣及入睡困难较前好转，仍有浮肿，大便不畅，一次不尽，舌质淡，苔薄白腻，边有齿痕，脉沉弦。证象同前，故守上方，加入补肾之品。

猪苓20g	茯苓20g	杏仁30g	川厚朴10g

法半夏12g	泽泻12g	灵芝12g	桂枝10g
肉桂6g	肉苁蓉15g	合欢皮15g	白术15g
白蔻仁6g	芦根20g	佩兰叶12g	黄芪20g
莲子心5g	怀山药20g	桑寄生15g	

5剂，水煎服，每日1剂，分2次服。

三诊：2021年7月8日。

患者下肢浮肿较前减退，午后明显，小便量少，伴耳鸣，脑鸣，腰酸怕冷，关节痛，舌淡苔白，舌下络脉稍粗，脉沉细。辨证为肾阳不足，水湿内停；治以温肾化气，利水消肿。改方予济生肾气丸加减。

黄芪30g	当归15g	杜仲15g	川牛膝10g
巴戟天15g	猪苓15g	茯苓皮20g	桑寄生15g
泽泻10g	车前子10g	肉桂6g	莲子心5g
柏子仁12g	山茱萸15g	怀山药30g	荷叶15g
川芎10g	肉苁蓉15g	白术15g	枳壳10g

7剂，水煎服，每日1剂，分2次服。

按：水肿是水液代谢失常的病证，其基本病理变化为肺失通调，脾失转输，肾失开阖，三焦气化不利。该患者双下肢肿甚，伴腰腹冷痛，尿少，有脾肾阳虚之表现，苔白腻，边有齿痕，又有湿盛之征象。《严氏济生方·水肿门》云："水肿为病，皆由真阳怯少，劳伤脾胃，脾胃既寒，积寒化水"，治疗上要"先实脾土……后温肾水"。水为至阴，其本在肾；水惟畏土，其制在脾，故当温阳实脾，恢复脾肾制水行水之功，故主方以五苓散加减。方中桂枝、肉桂温阳化气以助利水，加入黄芪补气升阳，肉苁蓉滋补肾阳，共增温阳利水之功；猪苓、白术、茯苓健脾以运化水湿；加入法半夏、厚朴运脾燥湿，白蔻仁燥湿行气；泽泻以其淡渗，增强利水渗湿之力；稍佐芦根生津泻火，防诸药温燥太过；加入杏仁润肠通便，厚朴宽肠降逆；莲子心清心火，与灵芝、合欢皮同用，解郁安神，共助睡眠；兼顾时令，加入佩兰叶清暑祛湿。二诊时，患者耳鸣、失眠等症状较前缓解，仍有大便难解，下肢浮肿之象，虑其肾阳亏虚，大肠失于温煦而传送无力，大便不通，水液潴留，故延用前方，加入怀山药、桑寄生补肾之品共增温阳利水之功效。三诊时浮肿较前好转，肾虚之象明显，故改方为济生肾气丸加减。方中肉桂补火助阳；牛膝苦泄下行，利尿，与巴戟天、杜仲、桑寄生同用，共增补肝肾、强腰膝之功效；山茱萸、肉苁蓉温补肝肾；山药甘补涩敛，善养阴益气，补脾肺肾；加大黄芪用量，补气助阳；茯苓皮利水消肿，泽泻擅泄热渗湿利尿，莲子心清心火，柏子仁清胃火，车前子清热利尿，以上五药同用，与前几味补益药相反相成，使补而不温燥，又助利水消肿；加入白术健脾燥湿，猪苓利水渗湿；病理状态下，水病与血瘀可互相影响，故加入当归、川芎、枳壳行气活血，化瘀利水。三诊之后，症状明显改善，嘱患者可继服1个疗程，平素宜饮食清淡，劳逸结合，适当参加体育锻炼，提高机体抗病能力。

案五 黄某，男，79岁。

初诊：2021年5月31日。

患者自述反复双下肢水肿3年余，累及颜面部，以眼睑部为甚，时常感到头晕目眩，头昏，如有水裹，视物模糊，胸闷不舒，咳嗽咳痰，少许黄稠痰，行走欠稳，纳一般，夜寐可，小便色黄，大便较干，舌苔腻，舌底脉络扩张，脉弦滑。诊为水肿；辨证为水湿内停；治以温阳化气，健脾利水。主方五苓散合半夏白术天麻汤加减。

天麻12g	法半夏12g	白术15g	枳壳10g
茯苓20g	丹参20g	佛手10g	鸡内金15g
山楂15g	桂枝6g	冬瓜皮20g	陈皮10g
芦根20g	川芎20g	薏苡仁20g	浙贝母10g
泽泻10g			

7剂，水煎服，每日1剂，分2次服用。

二诊：2021年6月7日。

患者述服药后双下肢水肿减轻，眼部水肿易反复出现，咳痰较之前减轻，小便短少，大便偏干，舌淡，苔白腻，舌底见脉络扩张，脉弦略滑。续服五苓散合半夏白术天麻汤加减，茯苓增至30g，加以猪苓增强健脾利水之功效，黄芪补气健脾利水，柏子仁润肠通便，三七活血化瘀。

守上方加猪苓15g，茯苓30g，北黄芪15g，柏子仁10g，三七3g。

14剂，水煎服，每日1剂，分2次服用。

三诊：2021年6月23日。

患者述服药后水肿减轻，二便常，头部昏沉感较之前减轻，纳可，寐可，舌淡，苔白稍腻，脉弦略滑。守上方续服14剂。

按： 水肿的基本病机是肺失宣降通调，脾失转输，肾失开阖，膀胱气化失常，导致体内水液潴留，泛滥肌肤，此外，瘀血阻滞，三焦水道不利，往往使水肿顽固难愈。初诊时，患者水肿累及颜面，头昏沉，胸闷咳痰，舌苔腻，脉弦滑，可知病机其为肺脾肾及三焦对水液输布失调，痰湿内停，水滞留于皮表肌肉则发为水肿，停于肺则生痰，停于脾胃则胸闷痞满，阻滞脾之清阳，清阳不升则头晕目眩，治以温阳化气、健脾利水为法，予以五苓散合半夏白术天麻汤加减。方中茯苓、泽泻、薏苡仁淡渗利水；白术健脾燥湿，促进运化，使津液四布；桂枝温通三焦阳气，内助膀胱气化，协渗利药物发挥输布津液的功效；半夏燥湿化痰，和胃降逆，天麻平息肝风，两药配合，一者治痰，一者治风，针对风痰上扰；枳壳、陈皮从脾论治，健脾利水；佛手从肝论治，疏通津液；鸡内金、山楂健脾消食；冬瓜皮甘淡利湿，尤以消皮肤之水见长；丹参、川芎活血化瘀行气；芦根、浙贝母清热化痰。二诊时，患者水肿减轻，大便干结，舌底脉络扩张，久病易生瘀，故加三七活血而不伤正，柏子仁润肠通便，黄芪、猪苓增强补气健脾利水之力。三诊时，患者症状皆已大为好转，续服14剂以巩固疗效。

第二节 淋 证

案一　俞某，女，55岁。

初诊：2005年4月6日。

患者述小便淋沥不已1年余。尿频，有时尿时疼痛难忍，劳累时感觉尤甚，平素易疲乏，气短，腰膝酸软，纳一般，夜卧可，舌质淡，苔薄白，有裂纹，脉弦细，稍数。诊为淋证，证属劳淋；治当补脾益肾，滋阴固摄。

北黄芪20g	党参12g	炒白术15g	五味子10g
桑椹子15g	制何首乌15g	怀山药15g	益智仁10g
补骨脂10g	女贞子12g	生地黄12g	熟地黄12g

7剂，水煎服，每日1剂，分2次服。

二诊：2005年4月12日。

患者述药后症状好转，无明显尿痛，阴雨天尿量多，疲乏见减，舌质淡，苔有裂痕，脉两寸弱，右弦。

北黄芪20g	党参12g	炒白术15g	五味子10g
桑椹子15g	制何首乌15g	怀山药15g	益智仁10g
补骨脂10g	女贞子12g	生地黄12g	熟地黄12g
杜仲15g			

7剂，水煎服，每日1剂，分2次服。

三诊：2005年4月19日。

患者述尿频、气短明显减轻，有时便稀，纳一般，舌苔裂痕见减，苔薄白润，脉右寸弦。

北黄芪20g	党参12g	炒白术15g	五味子10g
桑椹子15g	制何首乌15g	怀山药15g	益智仁10g
补骨脂10g	女贞子12g	生地黄12g	熟地黄12g
杜仲15g	白扁豆12g	炒谷芽15g	

7剂，水煎服，每日1剂，分2次服。

按：本案中患者小便淋漓不尽，前后发作时间1年有余，劳累时症状加重，当诊断为劳淋。湿热留恋，正气损伤，累及脾肾两脏，脾肾气虚，故见平素易疲乏，腰膝酸软，时有尿痛，劳累时感觉尤甚；膀胱气化无权，故见小便淋漓不尽；气虚则气短，尿频，量多；舌质淡，苔薄白，有裂纹，脉弦细稍数，可知阴伤。黄老认为，其病机当为脾肾两虚，兼有阴伤。治当补脾益肾，滋阴固摄。方中北黄芪、党参、白术、怀山药补气健脾；五味子、桑椹子、制何首乌、益智仁、补骨脂益肾固摄；女贞子、生地黄、熟地黄同用，益精填髓，滋阴清热。二诊时症状减轻，但阴雨天尿量多，脉两寸弱，右弦，考虑其肾阳不足，加杜仲以温肾。三诊时尿频、气短再减，舌苔裂痕亦见减，可知健脾之效显，但有时便稀，故守上方，加白扁豆、炒谷芽以健脾祛湿。

案二　周某，女，22岁。

初诊：2005年5月23日。

患者述半个月前行人流术。现症见尿频、尿急，排尿时右下腹疼痛1周，尿潜血阳性，纳差，心烦，偶有胁肋疼痛，夜寐一般，大便日1~2次，欠畅，细条状，舌苔薄黄，脉细弦，稍数。诊为淋证，证属血淋；治当滋阴清热，凉血止血。

知母10g	黄柏10g	生地黄15g	牡丹皮10g
大蓟15g	小蓟15g	车前子12g	白花蛇舌草15g
香附6g	郁金12g	川楝子10g	延胡索12g
赤芍10g	生甘草6g		

5剂，水煎服，每日1剂，分2次服。

二诊：2005年5月27日。

患者述药后症状明显减轻，大便稀软，日1~2次，尿频减，苔薄黄，脉细弦数。效不更方，守前方加薏苡仁以固疗效。

知母10g	黄柏10g	生地黄15g	牡丹皮10g
大蓟15g	小蓟15g	车前子12g	白花蛇舌草15g
香附6g	郁金12g	川楝子10g	延胡索12g
赤芍10g	生甘草6g	薏苡仁20g	

7剂，水煎服，每日1剂，分2次服。

三诊：2005年6月3日。

患者述药后症状基本消失，续服前方5剂巩固疗效。

按：淋证是指以小便频数短涩，淋沥刺痛，小腹拘急，或痛引腰腹为主症的病证。淋证的基本病机为湿热蕴结下焦，肾与膀胱气化不利，其病位主要在膀胱与肾，多以肾虚为本，膀胱湿热为标。本案中患者下焦有热，膀胱气化不利，故尿频尿急，小腹疼痛；其半个月前行人流术，正气耗损，伤及肾阴，致虚火上炎，出现心烦，夜寐不佳。结合舌、脉象，其病机为肾阴亏损，虚火扰动阴血，故而发为血淋。黄老强调血淋有虚实之分，其膀胱湿热，热盛化火，火伤血络，迫血妄行，致小便涩痛，尿血相伴，为血淋；而肾阴不足，虚火内扰，亦可为血淋。因此在治疗上，黄老指出此患者当以滋阴清热、凉血止血并重。其中知母、生地黄、黄柏、牡丹皮滋阴清热；佐以车前子、白花蛇舌草以增强清热通淋之功；大蓟、小蓟凉血止血；延胡索、川楝子以行气止痛；配以香附、郁金疏肝调气，赤芍以清热凉血，活血散瘀。二诊大便偏稀软，加薏苡仁以收肠道水湿。三诊症状基本消失，续服前方5剂巩固疗效。

第三节　癃　闭

案 裘某，男，91岁。

初诊：2007年9月25日。

患者述尿点滴不尽，腰膝酸软，双下肢不能履步，平素易神疲乏力，纳食欠佳，稍食即胀，夜间口干，夜卧可，大便欠畅，舌质淡，苔白腻，脉沉弦，寸弱。诊为癃闭，证属脾肾阳虚，水湿内停；治以温阳补肾，健脾燥湿，化气行水。

苍术12g	白术12g	薏苡仁12g	淫羊藿10g
桑椹子15g	女贞子15g	五味子10g	川厚朴10g
火麻仁12g	猪苓15g	茯苓15g	紫河车6g

5剂，水煎服，每日1剂，分2次服。

二诊：2007年10月1日。

患者述药后症减，小便点滴较前改善，夜间口干减轻，手关节活动不便，双下肢无力，尿频气短，背部有冷热交替感，苔薄腻，脉沉弦滑。

苍术12g	白术12g	薏苡仁12g	淫羊藿10g
桑椹子15g	女贞子15g	五味子10g	川厚朴10g
火麻仁12g	猪苓15g	茯苓15g	紫河车6g
桑枝15g	地骨皮10g		

5剂，水煎服，每日1剂，分2次服。

三诊：2007年10月8日。

患者述药后症减，小便能自下，现双下肢无力，口稍干，喜饮温水，苔薄白腻，脉沉弦滑。

苍术12g	白术12g	薏苡仁12g	淫羊藿10g
桑椹子15g	女贞子15g	五味子10g	川厚朴10g
火麻仁12g	猪苓15g	茯苓15g	紫河车6g
桑枝15g	地骨皮10g	川牛膝10g	木瓜10g

5剂，水煎服，每日1剂，分2次服。

四诊：2007年10月13日。

患者述药后症状明显好转，要求守前方5剂巩固疗效。

按：癃闭是由肾与膀胱功能失调，三焦气化不利导致的以排尿困难，小便量少，点滴而出，甚则闭塞不通为主症的疾病。本案中患者年事已高，阳气早衰，真阴下竭，中焦脾胃衰弱，故易为此病。肾阳虚衰，膀胱气化无权，故见小便点滴不尽，机体失于温煦，而有腰膝酸软、双下肢不能履步诸症；中焦脾胃衰弱，脾虚运化无力，故见小便点滴不尽，又见神疲乏力，纳食欠佳，稍食即胀。脉沉弦寸弱，舌质淡，苔白腻，当为脾肾阳虚，水湿内停之候。治疗时当温阳补肾，健脾燥湿，化气行水。膀胱气化有赖于阳气之蒸腾，故黄老主以淫羊藿、紫河车温肾通阳，补益精血；桑椹子、女贞子、五味子滋补肾阴，以解真阴下竭之厄；苍术为燥湿运脾要药，使湿去则脾运化有权，又能芳香醒脾，助脾运化水湿；厚朴辛温而散，能行气除满，与苍术相须为用；白术、茯苓健脾祛湿，与苍术同用，加强其健运脾气之效；薏苡仁健脾而能利三焦水气；猪苓利水渗湿；火麻仁润肠通便。二诊时舌脉较前均有所改善，诸症减轻，故仍守原方，加桑枝以除手关节活动不利，加地骨皮以清虚热。三四诊时症状明显好转，故守原方加川牛膝以补益肝肾，强筋骨，利尿通淋，加木瓜化湿利水。

第四节 阳 痿

案 何某，男，22岁。

初诊：2021年11月14日。

患者自述阳痿不举，早泄，精量少，平素腰膝酸软，神疲乏力，心悸，夜卧欠佳，多梦，盗汗，舌淡，苔薄白，边有齿痕，脉沉细略弦。诊为阳痿；辨证为心脾两虚，肾阴不足；治以健脾养心，滋补肾阴。主方以归脾汤合知柏地黄丸加减。

党参15g	白术15g	怀山药30g	当归12g
茯苓15g	菟丝子15g	酸枣仁15g	五味子12g
茯神10g	灵芝12g	怀山药15g	山茱萸15g
熟地黄15g	泽泻10g	知母12g	黄柏6g

7剂，水煎服，每日1剂，分2次服。

二诊：2021年11月23日。

患者阳痿好转，大便偏稀，日1~2次，寐欠佳，仍有多梦，口干，无口苦，时叹息，诉心理压力大，舌淡，苔薄白，边有齿痕，脉弦细。辨证为肝郁气滞，心脾两虚；治以疏肝解郁，益气养血；改方以柴胡疏肝散合归脾汤化裁。

柴胡15g	白芍15g	川芎10g	怀山药30g
茯神15g	白术15g	枳壳10g	杜仲15g
菟丝子15g	酸枣仁15g	五味子12g	郁金12g
泽泻10g	知母12g		

7剂，水煎服，每日1剂，分2次服。

三诊：2021年12月1日。

患者药后情绪及阳痿好转，纳寐欠佳，时有神疲，大便偏软，成形，舌淡，苔薄白，脉沉弦稍滑。守上方，加入健脾祛湿之品。

柴胡15g	白芍15g	川芎20g	怀山药30g
茯神15g	白术15g	枳壳10g	杜仲15g
菟丝子15g	酸枣仁15g	五味子12g	郁金12g
泽泻10g	猪苓15g	山楂15g	

7剂，水煎服，每日1剂，分2次服。

按： 阳痿的基本病机是脏腑受损，精血不足，或邪气郁滞，宗筋失养而不用，故治疗总以恢复宗筋气血正常运行为目的。宗筋作强有赖于肝、肾、脾精血之濡养。患者平素腰膝酸软，神疲乏力，易心慌多梦，属心脾两虚，肾阴不足之象，故选方以归脾汤合六味地黄汤化裁，诸药合用，共奏滋养肾阴、补益脾胃气血之功。二诊时，考虑患者心理压力较大，脉细弦，易叹息，有肝郁气滞之表现，情志失调，忧思郁怒，致肝失条达，疏泄不利，气机不畅，脉络不张，血液不充，宗筋弛纵，亦可致阳痿，故在前方基础上改用柴胡疏肝散，诸药相合，共奏疏肝行气活血之功效，与安神药及补益气血、肝肾药同用，使经气、精血得以运行，充养宗筋。三诊时患者症状明显好转，故延用前方，加入猪苓与其他健脾药同用以健脾祛湿，加入鸡内金健脾开胃，另嘱患者注重调养心神情志，阳痿病因非独肾虚可致痿，其中心理、情志因素也是重要原因，应正确对待疾病，保持健康生活习惯。

第十六章　气血津液病证

第一节　便　血

 刘某，男，45岁。

初诊：2008年1月13日。

患者述既往胃炎伴糜烂、胃穿孔病史，幽门螺旋杆菌（＋），结肠多发息肉。近日来常见大便中夹有少许暗红色血，无明显黏液及脓血，大便软，每日次数多（2~3次/日），便前少腹疼痛不适，便后常感肛门灼热，平素易吐酸水，胃胀，食纳较差，喜凉饮，尿一般，舌苔薄白，质薄白润，脉沉弦稍数，寸弱。诊为便秘，证属肝胃不和，湿热下注；治以疏肝和胃，清肠止血。主方柴胡疏肝散合地榆散加减。

生地黄15g	山楂炭15g	地榆炭15g	侧柏叶炭10g
爵床10g	白花蛇舌草15g	白芍15g	生甘草6g
青皮6g	陈皮6g	柴胡6g	鸡内金15g
炮甲珠6g	法半夏10g	川黄连6g	凌霄花5g

7剂，水煎服，每日1剂，分2次服。

二诊：2008年1月19日。

患者述药后症减，灼烧感大减，大便2~3次，较畅，未见明显血丝，苔薄白黄腻，脉弦滑数。

生地黄15g	生山楂炭15g	地榆炭15g	侧柏叶炭10g
爵床10g	白花蛇舌草30g	白芍15g	生甘草6g
青皮6g	陈皮6g	柴胡6g	鸡内金15g
炮甲珠6g	法半夏10g	川黄连6g	凌霄花5g
土茯苓15g	薏苡仁20g	白及12g	

11剂，水煎服，每日1剂，分2次服。

三诊：患者灼烧感大减，大便1~2次，成形，欲吐酸，舌质淡，苔薄白润，脉稍滑数。

生地黄15g	生山楂炭15g	地榆炭15g	侧柏叶炭10g
爵床10g	白花蛇舌草30g	白芍15g	生甘草6g
青皮6g	陈皮6g	柴胡6g	鸡内金15g
炮甲珠6g	法半夏10g	川黄连6g	凌霄花5g
土茯苓15g	薏苡仁20g	白及12g	旋覆花12g
代赭石15g	瓦楞子10g		

7剂，水煎服，每日1剂，分2次服。

按：便血在古时又称为结阴、下血、肠风等，常见为血从大便而下。本案患者当为肝胃不和，湿热下注所致便血。肝气不疏，横逆犯胃，故见胃胀，食纳不佳；肝胃不和，肝胆湿热内盛，故见易吐酸水，喜凉饮；湿热壅滞，气血失和，肠络受损，传导失司，故见血从大便而下，大便次数多，便前腹痛；湿热下注，下迫肛门，故见肛门灼热难忍。在治疗时，当疏肝和胃，清肠止血。方用柴胡疏肝散合地榆散加减。方中柴胡疏肝利胆，条达肝气；白芍柔肝和营养血；青皮、陈皮理气消胃胀，止痛；法半夏、鸡内金健脾理中；爵床、白花蛇舌草、川黄连清利湿热解毒；山楂炭、地榆炭、侧柏叶炭三者取炭存性，加强止血之功；炮甲珠活血通经，又能搜风通络，尤治肠风便血；生地黄滋阴清热养血；凌霄花活血凉血；生甘草清热解毒。二诊时，重用白花蛇舌草以清热解毒，加强清利湿热之功，并入白及以止血，修复损伤黏膜。三诊时，加旋覆花、代赭石以降逆止呕，瓦楞子制酸抑酸。由此可见，诸药合用，气血调和，热毒得下，便血乃止。

第二节 消 渴

 荆某，女，64岁。

初诊：2007年4月27日。

患者述糖尿病10余年，近期查尿常规示尿糖（++~+++）。现症见夜间出汗，有恶寒发热感，口干，经常思饮，渐消瘦，易乏力，易饥，大便干结如羊屎，夜卧欠佳，小便一般，舌边红，苔薄少津，脉左弦稍数，右细。诊为消渴，证属阴虚燥热；治以养阴生津，益气清火为要。主方以生脉饮加减。

北沙参20g	麦冬10g	五味子10g	怀山药15g
乌梅10g	芡实10g	灵芝菇12g	玉竹12g
柏子仁12g	芦根15g	地骨皮10g	白术10g

8剂，水煎服，每日1剂，分2次服。

二诊：2007年5月8日。

患者述药后夜卧一般，现大便仍干结如羊屎，醒后易发热汗出，纳可，口干不思多饮，小便正常，苔薄白腻，脉沉弦。

北沙参20g	麦冬12g	五味子10g	怀山药15g
桑白皮12g	薏苡仁20g	白豆蔻10g	芦根20g
地骨皮10g	野赤芝5g	柏子仁12g	白术15g
火麻仁10g	生地黄10g	熟地黄10g	桑椹子12g

7剂，水煎服，每日1剂，分2次服。

三诊：2007年5月18日。

患者述药后夜卧好转，大便干结明显缓解，现仍夜间身热出汗，苔薄白腻，脉沉弦。

太子参15g	北沙参12g	五味子10g	地骨皮12g
青蒿10g	银柴胡10g	莲子心6g	柏子仁12g
制何首乌12g	桑椹子12g		

5剂，水煎服，每日1剂，分2次服。

按：消渴的基本病机多为阴虚燥热。燥热在肺，则口渴多饮；在胃，则多食善饥；在肾，则尿多而渴。本案患者消渴已经10余年，病变脏腑累及肺、胃、肾，而以肺、胃为主。患者现症见口干思饮，夜间盗汗，易乏力，是为气阴两伤；易饥，大便干结如羊屎，是为阳明胃火，消灼水谷，耗伤津液；身体渐消，是为燥热炽盛，耗损津血，不能滋养肌肉也。因此，在治疗上，黄老强调当以养阴生津、益气清火为要，故方用生脉饮加减。其中北沙参益气养阴；麦冬、五味子、玉竹、乌梅养阴生津益胃；怀山药、芡实补脾益肾；地骨皮退虚热；灵芝菇健脾祛湿；《本草经集注》谓芦根味甘寒，主治消渴，起清热生津止咳之效；大便干结加用柏子仁，其味甘平，有润肠通便之功。二诊见夜卧一般，其余症状未见明显好转，改方加大芦根剂量为20g，加用桑白皮清泻肺热；白豆蔻行气宽中，畅中焦之脾气；薏苡仁甘寒，健脾利水，使热邪从下焦而去；地骨皮善清虚热，与养阴生津之地黄配伍，增强泻热而止烦渴之效；火麻仁增强润肠通便之功；加桑椹子生津利水，野赤芝补中益气。三诊大便干结显著缓解，但仍有夜间盗汗，故治疗还当以益气养阴清热为主。

案二 罗某，男，40岁。

初诊：2015年11月16日。

患者自述口干口渴，易饥饿，偏瘦，易疲惫，平日喜凉饮，夜寐一般，小便一般，大便隔日一解，质稀，舌质暗，有裂纹，苔白，脉细弦数。高血糖2年病史，每日口服二甲双胍1片/次，3次/日，阿卡波糖1片/次，3次/日；近半个月空腹血糖最高9.0mmol/L，最低3.6mmol/L；餐后2小时血糖最高14.4mmol/L，最低7.8mmol/L。诊为消渴；辨证为气阴两虚证；治以益气健脾，养阴生津。主方生脉散加减。

北沙参20g	麦冬10g	五味子12g	怀山药15g
佛手10g	玉竹10g	生地黄15g	白术15g
枳壳6g	芦根15g		

7剂，水煎服，每日1剂，分2次服。

二诊：2015年11月26日。

患者自述诸症平稳，药后血糖下降，昨日空腹血糖7.0mmol/L，三餐后2小时血糖7.4~10.2mmol/L，今晨空腹血糖7.2mmol/L。

守上方，10剂，水煎服，每日1剂，分2次服。

三诊：2015年12月7日。

患者自述精神好转，血糖趋于正常，血糖较前平稳，口渴、易饥等症状明显减轻。近3天空腹血糖在6.0mmol/L左右波动，餐后2小时血糖6.2~8.6mmol/L。

上方改北沙参15g，生地黄10g。

7剂，水煎服，每日1剂，分2次服。

按： 本案患者有"二多一少"典型表现，虽然暂无"多尿"，结合患者糖尿病史，可明确诊断为消渴病。中医将"消渴"分为上消、中消、下消，本案诊为中消，所谓中消，以多食易饥为特征。《素问·脏气法时论篇》曰："脾病者，身重，善饥，肉萎。"患者消渴日久，耗气伤阴，阴津亏虚，气随阴伤，气阴两虚，津液外泄，故口干乏力，舌暗，有裂纹。患者近半个月血糖较高，且波动较大，其根源在于脾胃运化三餐水谷失调，临证应用益气健脾、养阴生津之法，选用生脉散加减治疗。方中用北沙参，甘寒多汁，养阴，益胃，生津，清热；五味子滋补肝肾，加麦冬生津止渴；生地黄质润甘滋，入肾经，养阴生津，助先天之本；芦根质轻，玉竹柔润甘补，皆入胃经，养胃阴生津，补阴而不恋邪，助白术、怀山药补气健脾而不伤阴，扶后天之本；佛手疏理肝气，枳壳调理脾胃，升降气机。全方特点静中有动，升中有降，先、后天同治。7剂药后患者血糖较前平稳，但仍然偏高，无诉其他不适，守上方继续服用，嘱患者在服药同时饮食有节，起居有常，适当运动，调畅情志，保持良好生活习惯。三诊时患者已用药半个月，口渴、易饥均有所改善，血糖趋于正常，且较前平稳，拟上方减滋阴药以善后。

第三节 汗 证

案一 朱某，男，31岁，司机。

初诊：2017年3月30日。

患者自述盗汗多年，服用过六味地黄丸，时有好转，近日加重，睡时汗出较多，手足凉，怕冷，平素熬夜多，夜卧欠安，精神较差，纳一般，大便成形，1~2次/日，苔薄白，边有齿痕，脉沉弦。诊为盗汗，辨证为肺脾两虚，阳气不足；治以益气固表敛汗，温阳补肾。主方玉屏风散加味。

北黄芪20g	炒白术15g	防风6g	五味子10g
巴戟天12g	菟丝子12g	黄精12g	川续断12g

7剂，水煎服，每日1剂，分2次服。

二诊：2017年4月6日。

患者服药后手足凉、怕冷症状消失，但睡时全身出汗多，心烦，睡眠差，神疲乏力，苔薄白，脉沉弦，稍数。予以益气养阴，生津敛汗。改方以生脉饮合六味地黄丸化裁。

北沙参30g	麦冬12g	五味子12g	怀山药15g
生地黄20g	知母10g	山茱萸12g	泽泻10g

7剂，水煎服，每日1剂，分2次服。

三诊：2017年4月13日。

患者述药后汗减，大便偏稀，1~2次/日，舌边有齿痕，脉沉弦，稍数。继服生脉饮合六味地黄丸化裁，因患者大便稀，舌边有齿痕，予加祛湿健脾药物。

北沙参30g	麦冬15g	五味子12g	怀山药15g
生地黄20g	知母10g	山茱萸12g	泽泻10g
茯苓25g	陈皮6g	薏苡仁15g	

7剂，水煎服，每日1剂，分2次服。

四诊：2017年4月20日。

患者述盗汗减，大便成形，1次/日，纳一般，夜卧一般，苔薄白，脉沉弦稍数。患者症状改善，以生脉饮益气养阴为主。

北沙参30g	麦冬12g	五味子12g	百合15g
知母12g	怀山药15g	薏苡仁15g	女贞子15g
山茱萸12g			

7剂，水煎服，每日1剂，分2次服。

五诊：2017年4月27日。

患者述药后汗减，苔白，脉弦略数。继服生脉饮加减，并加牡蛎加强敛汗之功。

北沙参30g	麦冬12g	五味子12g	百合15g
知母12g	怀山药15g	薏苡仁15g	女贞子15g
山茱萸12g	牡蛎20g		

7剂，水煎服，每日1剂，分2次服。

按：盗汗多属阴虚，然盗汗久则亦伤阳（气）。初诊时，患者诉盗汗多年，平素多有熬夜，最易伤阴，又见手足凉、怕冷等症，舌苔薄白，有齿痕，虑其阳气亦虚，由此可见，其病机为阳气不足，卫外不固，治当益气温阳固表，予以玉屏风加味。方中重用北黄芪为君药，补气升阳，益卫固表；白术补气健脾；防风为风中润药，善散风，亦能升脾胃清气；五味子敛肺滋肾，收汗同时又能益气生津，得黄精助，益气固摄，其效更佳；巴戟天、菟丝子、川续断三者补阳又不伤阴，于盗汗兼有阳虚者最为得宜。二诊时，未见明显怕冷、手足凉等症，由此得知，阳虚一证已减；患者盗汗甚，脉沉弦，稍数，可见虚火由生，故以生脉饮合六味地黄汤化裁。生脉饮内有北沙参、麦冬、五味子，三者相合，益气养阴；六味地黄汤去丹参、茯苓，取怀山药、生地、山茱萸，三者并用以滋阴；泽泻有退阴汗之功，用于此，又可防滋腻太过，兼以知母去其虚热。三诊时药后汗减，但大便易稀，舌边有齿痕，当虑其脾虚，故守上方，加茯苓、薏苡仁以健脾祛湿；稍佐陈皮以燥湿调中；麦冬加量，由12g增至15g，以其味甘益脾，亦能养阴生津，又防陈皮燥而伤阴。四诊时，盗汗再减，大便已成形，脉沉弦稍数，苔薄白，已不见齿痕，余无不适，仍以前方为主，稍佐百合以清虚热，养阴生津，女贞子补益肝肾，两药相合，补而不腻。五诊药后汗减，脉已不沉，苔白不腻，故仍守上方，加牡蛎增强敛汗之效以收功。前后服药1月余，盗汗得解。

案二 李某，女，63岁。

初诊：2007年4月16日。

患者述自汗数年，平素易感冒，汗出恶风，动则神疲，口苦，食纳不佳，稍进食则易饱胀，夜卧欠安，小便黄，夜间一次，舌苔薄白润，边有齿痕，脉沉弦稍数。诊为自汗，证属肺脾两虚，肺卫不固；治当益气固表，补益肺脾。治以牡蛎散合玉屏风散加味。

北黄芪60g	牡蛎30g	白术15g	麻黄根10g
浮小麦15g	薏苡仁30g	丹参15g	五味子10g
怀山药15g	芡实15g	生山楂6g	鸡内金15g

7剂，水煎服，每日1剂，分2次服。

二诊：2007年4月23日。

患者述药后症减，口干，小便较黄，大便偏稀，苔薄白，脉沉弦稍数。

北黄芪60g	牡蛎30g	白术15g	麻黄根10g
浮小麦15g	薏苡仁30g	丹参15g	五味子10g
怀山药20g	芡实15g	生山楂6g	鸡内金15g
白果10g	泽泻10g		

7剂，水煎服，每日1剂，分2次服。

按：肺气不足，表虚不固，营卫失和，汗液外泄，故见自汗；脾胃气虚，运化失司，水谷精微不得转化，故见食纳欠佳，稍进食则饱胀；中气虚馁，故见动则神疲，夜卧欠安。治疗当益气固表，补益肺脾。治以牡蛎散合玉屏风散加味。方中重用北黄芪60g，补中气，固表气，肺脾双补；白术、薏苡仁、怀山药、芡实、生山楂、鸡内金补气健脾，助脾运化，以资气血生化之源；牡蛎、麻黄根、浮小麦、五味子固摄敛汗；汗为心液，失多易伤心阴，故加丹参以养心安神定志，改善睡眠。二诊时，诸症减轻，大便偏稀，故加泽泻，并加大怀山药剂量以健脾实大便，入白果以增强收摄之功。

案三 张某，男，65岁。

初诊：2019年12月5日。

患者自述甲状腺癌术后应用左甲状腺素钠片治疗，现病情稳定。夜间盗汗，服用知柏地黄丸后汗减。2017年发现疾病至今，盗汗冬季好发，出汗明显。近期20天无低热，神疲，纳可，夜卧早醒，口唇干，好饮水，苔白腻，脉沉弦滑数。诊为盗汗；辨证为阴虚火旺，兼有气虚；治以滋阴降火，兼以补气。

北黄芪20g	炒白术15g	猪苓15g	茯苓15g
炒薏苡仁15g	北沙参30g	五味子10g	知母15g
石斛15g	生地黄15g	山茱萸15g	怀山药15g
煅龙骨30g（先煎）	煅牡蛎30g（先煎）	凤凰衣6g	

7剂，水煎服，日1剂，早、晚分服。

二诊：2019年12月11日。

患者自述盗汗止，睡眠中途易醒，口干，神志可，舌苔薄腻，脉弦滑数沉。予以养阴润肺，益胃生津，清心除烦。

守上方，加麦冬12g，7剂，水煎服，日1剂，早、晚分服。

按：自汗、盗汗是指由于阴阳失调，腠理不固，而致汗液外泄失常的病证。寐中汗出，醒来自止者，称为盗汗，亦称为寝汗。一般情况下，自汗多属气虚，盗汗多属阴虚，当根据证候的不同而治以益气、养阴、补血、调和营卫。患者为甲状腺癌术后，曾自用知柏地黄丸后汗减，冬季好发，出汗明显，夜卧早醒，口唇干，知为阴虚。又患者神疲，兼有气虚之机，故用北黄芪、炒白术益气，北沙参、五味子、知母、石斛、生地黄、山茱萸、凤凰衣养阴生津；煅龙骨、煅牡蛎潜阳补阴，重镇安神；猪苓、茯苓、薏苡仁养阴利水。诸药合用，共奏益气养阴之功。二诊患者盗汗止，夜卧改善，口干，舌苔薄腻，脉弦滑数，守方继服，加养阴润肺、益胃生津、清心除烦之麦冬以收功。

案四 武某，女，96岁。

初诊：2021年8月23日。

患者自述近2年易出汗，尤以夜间三四点明显，曾自服玉屏风散，效果不佳，现神疲乏力，眼睛干涩，口干不苦，四肢麻木不仁，乏力，腰膝酸软，纳可，夜间多尿，2~3次/夜，大便干，呈米粒样，舌质红，脉细弦数。诊为汗证；辨证为气阴两虚，肝肾亏虚；治以益气养阴，补肝益肾。主方生脉散合六味地黄丸加减。

西洋参10g	麦冬15g	五味子12g	石斛15g
浮小麦20g	牡蛎30g	怀山药30g	芡实15g
茯苓15g	猪苓15g	生地黄15g	山茱萸15g
泽泻10g	桑椹子15g	芦根15g	

7剂，水煎服，每日1剂，分2次服用。

二诊：2021年8月30日。

患者述服药后汗出症状减轻，夜间小便频，腰膝酸软仍见，大便偏干，平日易上火，舌质红，脉弦数。续服生脉散合六味地黄丸加减，加柏子仁、火麻仁润肠通便。

守上方加柏子仁10g，火麻仁10g，浮小麦增至30g。

7剂，水煎服，每日1剂，分2次服用。

三诊：2021年9月10日。

患者述服药后出汗基本缓解，大便通畅，小便频、腰膝酸软较之前稍有缓解，夜间口干，肩颈酸软，时而心烦，夜寐一般，舌质偏红，脉弦数。续服生脉散合六味地黄丸加减，加以肉苁蓉、肉桂，在润肠通便的同时兼以补肾阳，同时加知母滋阴润燥，莲子心清心除烦。

守上方加肉桂3g，肉苁蓉12g，莲子心3g，知母12g。

7剂，水煎服，每日1剂，分2次服用。

四诊：2021年9月18日。

患者述小便夜间频数、腰膝酸软症状明显缓解，夜寐可，舌质红，脉弦。守上方续服14剂。

按：汗证的病机主要是营卫不和。卫气有固护体表、使津液不致妄泄的作用，由于体内阴阳的偏盛、偏衰，或表虚之人感受风邪，均可导致营卫不和，卫外失司，而致汗液外泄失常。本案例中，初诊时患者夜间出汗明显，神疲乏力，眼睛干涩，舌质红，脉细弦数，其病机为阴虚，阳气偏盛，逼迫阴液外泄；而下焦腰膝酸软，夜尿频多，病机为肾虚，肾气不固，腰为肾府，肾虚在表则体现为腰痛，腰膝酸软，肾气不能固摄津液则尿多，故治以益气养阴，补肝益肾；予以生脉散合六味地黄丸加减。方中西洋参清热生津，气阴双补；麦冬、石斛、芦根养阴清热，与西洋参合用共奏益气养阴之功；五味子酸温，生津止汗，几味药合用，益气养阴，敛阴止汗，使气复津生，汗止阴存；怀山药、生地黄、山萸黄补益肝肾；猪苓、茯苓渗湿利水，配以泽泻共泄肾浊，同时又防补药之滋腻，正如古人所说，用补药，必兼泻邪，邪去则补药得力；浮小麦养心退热，固护心液；牡蛎收敛固涩，与浮小麦相互促进，奏固表收敛止汗之效；芡实益肾固精；桑椹子补益肝肾，明目润肠。二诊时患者汗出症状减轻，大便偏干，加柏子仁、火麻仁润肠通便，并加大浮小麦的量，增强固汗之力。三诊时，患者大便通畅，心烦不得眠，舌质红，脉数。虚热内扰心神则寐不安，佐以知母清热滋阴，莲子心清心除烦；肾为阴阳之根本，善补阴者，必于阳中求阴，则阴得阳升而泉源不竭，故加肉桂温肾助阳，肉苁蓉通便的同时兼以补阳。四诊时患者症状基本缓解，达到目的，续服14剂以巩固疗效。

案五 黎某，男，29岁。

初诊：2015年1月5日。

患者自述自汗多年，手足心出汗明显，严重时身上出汗斑，汗有异味，平素乏力，腰酸，易心烦，口干口苦，无头晕，无气短，胃纳可，睡眠欠佳，易早醒，大便正常，小便偏黄，舌尖红，边有齿痕，舌苔白腻，脉弦数。诊为自汗；辨证为心肾不交，虚阳外越；治以调和阴阳，交通心肾，主方桂枝加龙骨牡蛎汤加减。

桂枝 15g	白芍 15g	生龙骨 20g	生牡蛎 20g
栀子 10g	淡豆豉 15g	炙甘草 6g	浮小麦 30g
桑叶 15g	百合 15g	凤凰衣 10g	生姜 5g
大枣 6 枚			

7 剂，水煎服，每日 1 剂，分 2 次服。

二诊：2015 年 1 月 12 日。

服药后，患者自觉自汗改善，但仍有汗出，心烦、早醒、尿黄等症状较前缓解，但右脚底出现数处溃烂，精神欠佳，早上易犯困，大便成形，舌淡红，舌尖稍红，边有齿痕，苔黄厚腻，脉弦稍数。治以清热燥湿之法，于前方基础上增用大黄、黄芩、黄连。

桂枝 15g	白芍 15g	生龙骨 20g	生牡蛎 20g
栀子 10g	淡豆豉 15g	炙甘草 6g	浮小麦 30g
桑叶 15g	百合 15g	凤凰衣 10g	生姜 5g
大枣 6 枚	大黄 5g	黄芩 5g	黄连 5g

14 剂，水煎服，每日 1 剂，分 2 次服。

三诊：2015 年 1 月 30 日。

患者述服药后脚底溃疡消失，汗减，汗斑明显好转，手足心汗改善，但身上汗出明显，阴痒，易生气，纳食可，睡眠可，二便正常，舌质暗红，边有齿痕，苔白稍腻，脉沉弦稍数。根据症状及舌、脉象提示为气郁之象，致少阳气化不行，同时气机不畅导致痰瘀阻滞，治当透邪解郁，助阳化气，化痰祛瘀，予四逆散加减。

柴胡 10g	枳壳 10g	白芍 15g	赤芍 15g
炙甘草 10g	浮小麦 30g	桑叶 40g	茵陈 15g
地骨皮 20g	半夏 15g	秫米 30g	肉桂 3g
荷叶 10g			

7 剂，水煎服，每日 1 剂，分 2 次服。

四诊：2015 年 2 月 7 日。

患者述自汗明显改善，精神较好，纳寐可，大便成形，1 次 / 日，舌质淡红，边少许齿痕，苔薄白，脉弦。患者症状均改善，故药与证符，仍以四逆散疏肝理气，透邪解郁为主。

柴胡10g	枳壳10g	白芍15g	炙甘草10g
浮小麦30g	桑叶40g	茵陈15g	地骨皮20g
半夏15g	秫米30g	肉桂3g	荷叶10g

7剂，水煎服，每日1剂，分2次服。

按：《医宗必读·汗》云："心之所藏，在内者为血，发于外者为汗，汗者，心之液也。"而肾主五液，故汗证未有不由于心肾而得者。初诊时，患者诉自汗多年，平素乏力，腰酸，此乃肾虚之象；心烦，口干口苦，且小便偏黄，又为心火之象，此乃心肾不交，肾水不能上滋于心，致心阴失于滋养，心火旺盛，蒸津为汗。治以调和阴阳，交通心肾，主方予桂枝加龙骨牡蛎汤加减。方中桂枝以温经解肌，白芍和营敛阴，二药合用，一散一收，调和营卫；配以大枣、生姜、甘草益阳和阴；龙骨、牡蛎固涩敛汗，收敛真阴；栀子导火下行，淡豆豉入肾经，引肾水上滋心火，沟通心肾；浮小麦、凤凰衣益气滋阴敛汗；百合清心除烦；桑叶清降肺气。二诊时患者自觉汗减，诸症均有所改善，证对效佳，但仍有汗出，精神欠佳，且脚底出现溃烂，此乃心阳不潜，心阴不足，肝经郁热，湿热下注，故在前方基础上加大黄、黄芩、黄连以清热燥湿解毒，清利肝经湿热。三诊时患者诉服药后脚底溃疡消失，汗减，汗斑明显好转，但身上汗出仍明显，阴痒，易生气，脉弦，舌质暗红，舌边有齿痕。此时为气郁之象，少阳气化不行，同时气机不畅导致痰瘀阻滞，故治当透邪解郁，助阳化气，化痰祛瘀，予四逆散加减。方中柴胡疏肝解郁，透邪外出；白芍敛阴养血柔肝；佐枳壳理气解郁；甘草调和逆气；赤芍活血化瘀，茵陈泄少阳肝胆湿热，两药合用起化痰祛瘀之效；半夏、秫米引阳入阴；浮小麦柔肝补体；桑叶从气分降肺气，地骨皮从血分泻肺；荷叶清化阳明湿热；肉桂引火起点睛之效。四诊患者自汗明显好转，诸症均有所改善，故仍守上方巩固疗效。前后服药1个月余，自汗得解。

 刘某，男，38岁。

初诊：2008年2月25日。

患者述夜间盗汗已有多年，醒后常湿透衣物，需更换衣被，现全身怕冷，神疲乏力，头昏沉，偶有耳鸣，性欲下降，记忆力差，纳食尚可，夜寐欠佳，小便偏黄，大便正常，舌苔白，脉沉略弦。诊为盗汗；辨证为肺肾两虚；治以益气固表，补肾温阳。主方以牡蛎散加减。

| 炙黄芪30g | 当归12g | 夜交藤15g | 炙远志10g |
| 煅龙骨20g | 煅牡蛎20g | 浮小麦20g | 白术15g |

| 巴戟天 10g | 灵芝 15g | 紫河车 10g | 炒谷芽 5g |
| 炒麦芽 5g | 桑椹子 15g | 莲子心 6g | 大枣 6 个 |

7剂，水煎服，每日1剂，分2次服。

二诊：2008年3月3日。

患者述盗汗较明显，夜卧可，舌少津，脉弦。

守上方，炙黄芪30g改为北黄芪60g，加入五味子10g，生地黄20g，熟地黄20g。

7剂，水煎服，每日1剂，分2次服。

三诊：2008年3月13日。

患者述盗汗减轻，手心易出汗，自觉发热，口干，肢酸，记忆力差，性功能低下，早泄，夜卧差，纳食尚可，苔少津，脉弦。

西洋参 50g	北沙参 15g	五味子 10g	菟丝子 12g
桑椹子 12g	紫河车 6g	杜仲 15g	淫羊藿 10g
肉桂 5g	黄连 5g		

7剂，水煎服，每日1剂，分2次服。

后随访，症减。

按： 盗汗为阴阳失调，腠理不固而致汗液外泄失常之症。盗汗的病机有阴虚、血虚、阳虚、阴阳两虚等虚证，也有湿、热、瘀等实证。此案患者盗汗多年，且醒后常需更换衣被，可见其腠理不固，气失固摄，故首以牡蛎散为底方止汗固表，防津液过泄、伤精耗气。而患者一诊时已出现全身怕冷、神疲乏力、头昏沉等症，可见其发病日久，已伤阳气，故方中重用黄芪，既可补气益卫固表，又可升阳。同时患者自觉性欲下降，记忆力减退，耳鸣，苔白，脉沉，虑其津液外泄日久，耗伤精血，遂加用巴戟天、紫河车、桑椹子补肾助阳，补益精血；煅龙骨、煅牡蛎、浮小麦敛汗涩精；黄芪合当归、白术等甘温之品，气血同补，重在以气生血，气旺则血自生；佐以远志、莲子心、大枣、灵芝、夜交藤宁心安神，兼补养心血；于众多补药之中加入谷芽、麦芽防止滋腻太过，使补而不滞。二诊时，患者仍诉盗汗明显，故在前方的基础上倍用黄芪，以增强补气升阳固表之功，加五味子敛肺滋肾，收汗同时又能益气生津；患者舌少津，脉弦，虑其夹有虚火，予生地黄、熟地黄相配，滋阴清热，补中有清，滋而不腻。三诊时，药后症减，但自觉发热，手心汗出，口干，苔少津，脉弦，可见其仍有虚火，故改用西洋参补气，兼清虚热，黄连泻肌肤之热，北沙参养阴生津；菟丝子健脾利湿；患者仍感性功能低下，易早泄，虑其肾阳不足，故加杜仲、淫羊藿、肉桂以补肾助阳。前后服药3周，盗汗得解。

第四节　内伤发热

案 张某，男，72岁。

初诊：2006年7月4日。

患者述发热汗出已多年，每年春末夏初多发。现症见夜间发烧，出汗，怕冷，颈背部尤其怕冷，怕风，平日精神不振，口干，纳可，夜卧一般，尿尚畅通，大便正常，舌质淡，边有瘀暗，苔薄白润，脉沉弦滑，两寸弱。诊为内伤发热，证属气阴两虚，兼有血瘀；治当滋阴清热，益气活血。

北沙参20g	生地黄12g	熟地黄12g	麦冬10g
五味子10g	灵芝菇15g	银柴胡10g	白术12g
陈皮10g	生龙骨20g	生牡蛎20g	北黄芪15g
地骨皮10g	丹参15g	猪苓12g	茯苓12g
巴戟天12g	薏苡仁20g		

7剂，水煎服，每日1剂，分2次服。

二诊：2006年7月14日。

患者通过电话述，症状好转，现轻度怕风，背部怕冷，口干，嘱守上方再进7剂。

北沙参20g	生地黄12g	熟地黄12g	麦冬10g
五味子10g	灵芝菇15g	银柴胡10g	白术12g
陈皮10g	生龙骨20g	生牡蛎20g	北黄芪15g
地骨皮10g	丹参15g	猪苓12g	茯苓12g
巴戟天12g	薏苡仁20g		

7剂，水煎服，每日1剂，分2次服。

三诊：2006年7月25日。

患者通过电话述，药后症状明显好转。守方7剂以固疗效。

按：发热首先当辨虚实，本案患者反复发热多年，脉见沉弦滑，故属内伤发热的范畴。阴精虚耗，阳气偏亢，致虚火内生，则见夜间发热；内热逼津液外泄则盗汗；阴虚火旺，津液亏虚，则口干。患者除有阴虚的症状表现，还见阳气损耗之象，当考虑阴虚发热日久，累及阳气，故见怕冷畏风，精神不振。患者年老，既往病史较复杂，其舌边有瘀暗，是为体内气血运行不畅，内有瘀血阻滞。综合分析，本案患者病机为气阴两虚兼血瘀之发热。黄老认为针对内伤发热的治疗，实证以清热泻实为主，虚证当补益清虚热之品为要。因此，本案治疗原则是滋阴清热，益气活血。方中北沙参、生地黄、熟地黄、麦冬滋养阴精，生津清热；银柴胡、地骨皮专攻虚热，具有清退虚热之力；五味子敛肺滋肾，益气生津；北黄芪补中益气要药，既能补气益卫固表，亦有生津养血之功；丹参为活血化瘀之良药，佐以理气之陈皮，气行则血行，共起事半功倍之效。白术、薏苡仁、猪苓苓可祛脾胃水湿，以改善舌苔白润、脉滑之象；生龙骨、生牡蛎蛎潜阳益阴，敛汗固涩；灵芝菇、巴戟天共奏阴阳双补。二诊症见好转，滋阴之法有效，故守上方继服7剂。三诊，守方巩固疗效。

第五节　癌　病

案　肖某，女，65岁。

初诊：2006年5月26日。

患者述鼻咽癌放疗1年。现症见口腔易生溃疡，咽干、口干、口咸，听力下降，耳鸣，双下颌疼痛，夜卧较差，易疲乏，头昏，纳食欠佳，小便一般，大便干结，2~3天一次，舌质偏红，少苔，脉沉细弱。诊为癌症术后，证属气阴亏虚；治当益气养阴。主方西洋参加生脉饮。

处方一：西洋参50g（代茶饮）。

处方二：

北沙参30g	麦冬10g	五味子10g	人参叶12g
北黄芪15g	乌梅10g	川黄连6g	郁李仁12g
桑椹子12g	女贞子12g	夜交藤15g	生地黄12g
熟地黄12g	紫河车5g	制黄精12g	

7剂，水煎服，每日1剂，分2次服。

二诊：2006年6月2日。

患者述服药后精神好转，但情绪欠佳，纳一般，时有胃胀，舌质红，脉弦细数。守方加炒谷芽、山楂、合欢皮以观疗效。

北沙参30g	麦冬10g	五味子10g	人参叶12g
北黄芪15g	乌梅10g	川黄连6g	郁李仁12g
桑椹子12g	女贞子12g	夜交藤15g	生地黄12g

| 熟地黄12g | 紫河车5g | 制黄精12g | 炒谷芽12g |
| 山楂10g | 合欢皮10g | | |

7剂，水煎服，每日1剂，分2次服。

三诊：2006年6月9日。

患者述诸症减轻，仍有咽干，口腔溃疡偶有复发，纳可，大便偏干，舌质淡红，脉略弦。药证相符，守前方以固疗效。

北沙参30g	麦冬10g	五味子10g	人参叶12g
北黄芪15g	乌梅10g	川黄连6g	郁李仁12g
桑椹子12g	女贞子12g	夜交藤15g	熟地黄12g
紫河车5g	制黄精12g	玄参12g	生地黄15g

7剂，水煎服，每日1剂，分2次服。

按：放疗在抑制癌细胞的同时，对患者自身的正气也有所损耗，使得自身抵抗力以及组织的修复能力较差。本案患者行鼻咽癌放疗术1年，其易发口腔溃疡，口干咸，听力下降，疲劳等，与放疗后正气亏损有关。黄老根据中医辨证指出，气阴耗伤乃是此案的基本病机，总体治疗当以养阴益气为主。一诊，黄老处方以生脉饮为基本方，加北沙参、北黄芪、紫河车、生地黄、熟地黄等大队滋腻药，重在养阴益气生津；桑椹子、女贞子、制黄精则滋补肝肾之阴；乌梅增强生津之效，口腔溃疡加黄连以清心火；大便干结加以郁李仁润肠通便；夜交藤可养心安神以助眠。此外，因患者气阴耗伤日久，养阴益气不能急于一时，当以循序渐进为宜，故黄老予以一味西洋参，嘱患者代茶饮，以增强滋阴补气之效。二诊，患者精神好转，但情志不疏，偶有胃胀，则加合欢皮疏肝理气，调畅情志；山楂、炒谷芽以健脾消胀。三诊，患者情况好转，加玄参12g、生地黄15g取增液润燥之意，以解决大便干结之症，其余继续守上方，仍以养阴益气为主，巩固疗效。治疗时，黄老循序渐进，步步为营，可师可范。

第六节　郁　证

 刘某，女，32岁。

初诊：2016年4月21日。

患者自述烦躁，气上冲，胸闷，记忆力差，易疲乏，头痛，纳可，夜寐欠佳，小便可，大便稀，经准，色淡，量少，7日净，舌体胖，舌质淡，边有齿痕，苔薄白，脉弦稍数。诊为郁证；辨证为肝郁脾虚证；治以调和肝脾，疏肝解郁，养血健脾。主方逍遥散加减。

柴胡6g	白芍15g	当归12g	茯神15g
青皮6g	陈皮6g	怀山药15g	白芷12g
佛手10g	白术15g	枳壳10g	猪苓12g
合欢皮15g			

14剂，水煎服，每日1剂，分2次服。

二诊：2016年5月5日。

患者自述药后症减，夜卧中易醒，清早易口干，头痛，舌体胖大，舌质淡，苔薄白，边有齿痕，脉弦略数。

守上方加百合10g，酸枣仁12g。

14剂，水煎服，每日1剂，分2次服。

三诊：2016年11月10日。

患者自述气上冲，经前烦，口干口苦，纳一般，睡眠欠佳，易醒，小便黄，大便正常，舌质稍红，边有齿痕，苔薄白，脉弦数。辨证为气郁化火证；治以疏肝解郁，清肝泻火。主方丹栀逍遥散加减。

栀子10g	牡丹皮12g	柴胡6g	白芍15g
茯神15g	百合15g	莲子心6g	合欢皮15g
猪苓12g	灵芝6g		

14剂（颗粒剂），温水冲服，每日2次，1次1袋。

四诊：2016年11月24日。

患者自述心烦缓解，睡眠好转，转醒次数少，晨起有口干，无口苦，大、小便正常，舌质淡红，边有齿痕，苔薄白，脉弦略数。

守上方减莲子心。

14剂（颗粒剂），温水冲服，每日2次，1次1袋。

按：郁证，相当于西医"抑郁症""焦虑症"，多属情志内伤，核心病位在肝，但与心、脾两脏密切相关，气郁、气虚为其基本病机，以虚实夹杂证多见。对于郁病患者，在诊病过程中须重视中医四诊。本案患者为成年女性，烦躁，气上冲，胸闷，呈现肝失疏泄征象；体型偏瘦，面色少华，经量少，色淡，呈现血虚征象；神疲，便稀，舌体胖大，舌质淡，有齿痕，呈现脾气虚征象，肝郁、血虚、脾虚三者互见，为典型肝郁脾虚证，是逍遥散方证的三组最基本症状。逍遥散为肝脾同治之方，以理气、补血、健脾药为主。柴胡为疏肝解郁之要药；白芍为肝脾两经血分药，柔肝泻木，补脾和营，敛阴缓痛，发挥疏肝解郁、养血柔肝的作用；佛手疏肝理气；枳壳调节肝气下行；青皮增强陈皮行气之力，白术健脾益气，燥湿利水，为补气药，两者相配，理气兼以健脾补气；怀山药、猪苓健脾，土厚则木荣；当归补血升肝气。以上治病求本，又以白芷善治头痛，合欢皮、茯神安神解郁，标本兼治。二诊时患者自诉用药后症状减轻，但仍然睡眠较差，加入百合、酸枣仁，两者皆入心经，宁心安神，继服半个月。患者服用上药后症状好转，时隔数月未来复诊，半年后因情绪反复，心情烦躁来三诊，四诊合参，郁而化火征象明显，久病及子，肝郁引发心火，遂将主方调整为丹栀逍遥散加减，《本草新编》云："牡丹皮，味辛、苦，气微寒……除癥坚，定神志，更善调经。"《证类本草》言栀子可"主五内邪气，胃中热气"，且能疗目热赤痛，胸心大小肠大热，心中烦闷。此外，在主方基础上着重添加入心经药，以理肝气、清心火、宁心神为主。百合、莲子心清心火，合欢皮、茯神宁心安神，灵芝补气安神。四诊时患者心烦、口苦、小便黄皆有好转，说明郁火将灭，莲子心苦寒，久服易伤脾胃，故将莲子心剔除，继续以余方药尽其功。

案二 晏某，女，22岁。

初诊：2015年9月10日。

患者自述头昏，乏力，皮肤灼热，胸闷，心悸，纳差，寐一般，小便常，大便偏稀。月经准，5日净，量中等，有块。舌淡红，苔厚，脉弦数。诊为眩晕；辨证为痰湿阻滞，内有蕴热证；治以健脾化痰，清热化湿。主方二陈汤加减。

陈皮10g	法半夏10g	佛手10g	猪苓12g
茯苓12g	黄芩10g	炒谷芽15g	炒麦芽15g
牡丹皮12g	当归12g	赤芍15g	白芍15g
炙甘草6g			

二诊：2015年10月8日。

患者自述咽中异物感，咽干，早起口干口苦，头昏，神疲，心悸，胸闷，小便常，大便偏稀，月经准，有块，量少。舌质淡红，苔薄黄，脉弦数。诊为郁证；辨证为痰气郁结兼气虚证；治以行气开郁，化痰散结，健脾益气。主方柴胡疏肝散加减。

柴胡6g	黄芩10g	党参15g	白术15g
白芍15g	枳壳10g	炙甘草10g	当归12g
川芎10g	佛手6g		

7剂，水煎服，每日1剂，分2次服。

三诊：2015年10月19日。

患者述肩、肘关节酸痛无力，全身疲劳，活动少，怕风，感觉身体发冷，心悸、胸闷，早上口干，无口苦，纳可，易饥饿，夜寐欠佳，梦多，大、小便一般。月经准，5天净，量较少。舌质稍红，苔薄黄腻，脉弦数。辨证为气阴两虚夹湿热证；治以益气养阴，清热利湿。

玄参10g	北沙参12g	麦冬10g	制何首乌15g
白芍15g	炙甘草10g	猪苓12g	茯苓12g
怀山药15g	鸡血藤15g	桂枝6g	当归12g
佛手6g			

7剂，水煎服，每日1剂，分2次服。

四诊：2015年10月29日。

患者身体较前轻松，肢体酸痛及易饥饿情况明显改善，咽中偶有异物感，生气时咽痛、胸闷，纳、寐一般，大、小便调，舌质淡红，苔薄腻，脉弦。辨证为肝气郁滞证；治以疏肝解郁，理气畅中。主方柴胡疏肝散加减。

柴胡6g	玄参10g	白术15g	白芍15g
枳壳10g	炙甘草10g	当归12g	川芎10g
佛手6g			

7剂，水煎服，每日1剂，分2次服。

按： 本案初诊时患者主症为头昏，结合次要症状及舌脉，辨为痰湿阻滞型眩晕，痰浊阻滞脾胃运化，故食欲差，痰浊内蕴，郁而化热则出现皮肤灼热感，故以二陈汤燥湿化痰。法半夏燥湿化痰，陈皮、甘草补脾益气；加佛手化痰宽胸。脾为生痰之源，猪苓、茯苓健脾化湿，麦芽、谷芽健脾开胃，黄芩擅清中焦之热；痰浊阻滞气机运行，气滞则血瘀，牡丹皮、赤芍、白芍行气活血，当归养血活血，可缓解患者月经有血块的症状。需要了解的是，郁证是指以情绪抑郁、胸部满闷、胁肋胀痛，或善悲欲哭，或咽中如有异物梗阻等症为主要临床表现的一类病症，与西医学中的抑郁症、焦虑症、癔症等相似。中医将郁症分为六种，称为"六郁"，所谓六郁者，气、血、湿、痰、食、火是也。二诊时患者咽中有异物感，为痰气交阻于咽喉，《医略存真·咽喉篇》："会厌梗硬，咽中似有物塞，言语咽唾妨碍，饮食则如常者梅核甸气。多得之忧思郁结或怒动肝火，痰气阻结咽喉，甚则肺胃之气不展，胸肺闷塞不畅，治宜为疏肝顺气化痰。"追问病史，患者表示心情不畅已有1年余，经常情绪低落或心情烦躁，此时如梦初醒，气结则生痰，初诊时的痰由郁生，慢性隐匿，首诊时往往难以完全确诊。六郁之中气郁为首，故"郁病虽多，皆因气不周流，法当顺气为先"，治法应当以疏肝理气为主，再根据兼夹病机辅以他法。柴胡疏肝散中含柴胡、白芍、川芎、枳壳、炙甘草，主要取用辛燥疏散的药物以疏肝解郁；气郁日久生热，则口干口苦，黄芩性苦寒，清郁热；痰浊阻碍脾胃健运，气血生化不及，故出现头昏、神疲、大便稀脾气亏虚等症，同时痰气阻滞经脉，心脉痹阻不通，用党参、白术健脾益气，当归、佛手理气调经，补血活血。如此，心、肝、脾皆治，散法及消法并用，气机升降得宜。郁证表现因人而异，既可表现为心理症状，也可表现为躯体症状，若患者出现难寐多梦、肌肉疼痛、手足发冷等躯体症状而无器质性病变，无论是否伴有焦虑或抑郁情绪，皆可以郁证论治。三诊时，患者梅核气、口苦有所缓解，但出现肢体关节疼痛，疲惫，怕冷，胸闷，心悸，寐差，看似症状杂而互不相干，实则皆由肝郁而生。脾主运化，在体合肉，主四肢，而脾胃运化功能有赖于肝主疏泄，若肝气郁结，疏泄失司，气机升降失常，导致中阳不运，郁于中焦，日久化热，热扰心神，则难寐多梦；脾失健运，湿浊内生，湿热互结，进一步阻滞气机，不通则痛，则胸闷，心悸，肢节疼痛；阳气不能借助肝气疏泄输布四肢，故手足发冷；肝气郁热日久，易耗气伤阴，出现神疲、口干，胃阴耗伤则易饥，结合患者舌、脉象，病性虚实夹杂，当虚则补之，实则泻之。玄参、北沙参、麦冬合而养阴，兼润燥、清热之效；猪苓、茯苓、怀山药健脾利湿；制何首乌、白芍、当归、佛手疏肝，柔肝，养肝血，肝气调达，各症得缓；鸡血藤、桂枝补血活血，通经活络，可解肢体关节酸痛。四诊时，患者全身气机畅达，身体轻松，但七情太过是郁证的主要病因，情绪反复则病情也易反复，不仅需要药物治疗，心理干预也极其重要，嘱患者在服药同时，避免忧思郁怒，保持情绪舒畅。

第十七章　肢体经络病证

痹 证

 熊某，女，41岁。

初诊：2005年12月27日。

患者述周身关节疼痛不适半年余。以足踝关节疼痛肿大为甚，局部可见肌肤呈紫暗色，刺痛，夜间尤甚，行走时疼痛加重，纳寐一般，二便平，舌质紫暗，舌下脉络青瘀明显，苔薄黄腻，脉弦左沉。诊为痹证，证属痰瘀湿痹阻；治当化湿行瘀，蠲痹通络，补益肝肾。

丹参15g	红花6g	桃仁10g	当归12g
牛膝10g	川续断12g	薏苡仁20g	猪苓15g
茯苓15g	大血藤12g	赤芍10g	北黄芪15g
桑寄生15g	千年健15g	肿节风15g	防己10g
淫羊藿10g	乳香10g	没药10g	延胡索12g

7剂，水煎服，每日1剂，分2次服。

二诊：2006年1月10日。

患者述症状较前好转，足踝、关节疼痛较前减轻，肿胀感减轻，可下地行走，但不可久行，纳寐一般，二便正常，舌质稍紫暗，舌下脉络青瘀较前减少，舌苔薄黄，脉左沉。守方以观疗效。

丹参15g	红花6g	桃仁10g	当归12g
牛膝10g	川续断12g	薏苡仁20g	猪苓15g
茯苓15g	大血藤12g	赤芍10g	北黄芪15g
桑寄生15g	千年健15g	肿节风15g	防己10g

淫羊藿10g　　　　乳香10g　　　　没药10g　　　　延胡索12g

7剂，水煎服，每日1剂，分2次服。

三诊：2006年1月18日。

患者述腰髋关节、踝关节时有疼痛不适，但行走时较前耐力足，纳寐一般，二便平，舌质稍暗，舌苔薄黄腻，脉左沉弦。守方加威灵仙以观疗效。

丹参15g　　　　红花6g　　　　桃仁10g　　　　当归12g
牛膝10g　　　　川续断12g　　　薏苡仁20g　　　猪苓15g
茯苓15g　　　　大血藤12g　　　赤芍10g　　　　北黄芪15g
桑寄生15g　　　千年健15g　　　肿节风15g　　　防己10g
淫羊藿10g　　　乳香10g　　　　没药10g　　　　延胡索12g
威灵仙12g　　　薏苡仁30g　　　千斤拔10g

7剂，水煎服，每日1剂，分2次服。

四诊：2006年1月24日。

患者述药后症减，行动走步时较前明显好转，舌苔薄腻，脉略沉弦。

丹参15g　　　　红花6g　　　　桃仁10g　　　　当归12g
牛膝10g　　　　川续断12g　　　薏苡仁20g　　　猪苓15g
茯苓15g　　　　大血藤12g　　　赤芍10g　　　　北黄芪15g
桑寄生15g　　　千年健15g　　　肿节风15g　　　防己10g
淫羊藿10g　　　乳香10g　　　　没药10g　　　　延胡索12g
威灵仙12g　　　薏苡仁30g　　　千斤拔10g

10剂，水煎服，每日1剂，分2次服。

按： 痹证本为风、寒、湿、热等邪气痹阻经络，导致肢体筋骨、关节、肌肉等处发生疼痛、关节屈伸不利、肿大等症状的一种疾病。治疗痹证时，黄老强调当分清虚实与病邪性质。本案患者以足踝部关节肿痛尤甚，兼见肌肤紫暗，刺痛，夜间尤甚，结合舌脉不难得出，病机当为痰瘀湿痹阻。痰瘀互结，留滞肌肤，痹阻经脉，故关节肿胀刺痛，夜间尤甚；痰瘀伤于肌肤，可见皮肤紫暗。在治疗时当化湿行瘀，蠲痹通络，补益肝肾。方中丹参、红花、桃仁、大血藤、赤芍、乳香、没药等药相合，活血化瘀，通络止痛。配伍当归、北黄芪则加强益气养血之力。其中当归、丹参、乳香、没药四药相合，取活络效灵丹之效，增强活血散瘀之功，对于局部肿痛、刺痛有奇效。延胡索、牛膝活血通络；千年健、肿节风、防己祛风除湿；薏苡仁、猪苓、茯苓三者相合，利湿除痹；川续断、桑寄生、淫羊藿三者补益肝肾。诸药相投，配伍严谨合理，祛除痰瘀湿等邪同时，又能补益肝肾，故药后症减。二诊时，患者诸症明显减轻，药证相符，故效力显。三诊时，考虑患者诸症虽减，治仍重祛除病邪，故于原方基础上加威灵仙以加强祛风除湿通络之功。方中薏苡仁、千斤拔的应用尤有特色，《神农本草经》记载薏苡仁"主筋急，拘挛不可屈伸，风湿痹"，故重用薏苡仁30g，以其健脾祛湿的同时亦能除痹；《岭南采药录》记载，千斤拔能祛风除湿，治手足痹痛，腰部风湿作痛尤佳，黄老于此运用此药，可获良效。四诊后，诸痛减轻，行动自如，前后1个月，效如桴鼓。

案二　谋某，女，80岁。

初诊：2007年1月16日。

患者既往有肾炎病史，诉近2年全身关节疼痛，手指关节变形，阴雨天常复发加剧。现症见手指关节活动度受限，弯曲较难，疼痛，全身轻度浮肿，小便急胀，大便正常，纳一般，苔白，脉弦数。诊为痹证，证属风寒湿痹；治当除湿通络，祛风散寒。方用独活寄生汤加减。

羌活10g	独活10g	桑寄生15g	细辛3g
秦艽12g	威灵仙15g	地龙10g	肿节风15g
川乌3g	延胡索15g	陈皮10g	青木香6g
千斤拔16g	炙北黄芪15g	伸筋藤15g	络石藤15g
制乌梢蛇6g	红枣6个		

5剂，水煎服，每日1剂，分2次服。

二诊：2007年1月23日。

患者药后症减，手指活动度较前好转，浮肿见消，小便较前通畅，舌根白腻，脉弦稍数。续服前方加减以观后效。

羌活10g	独活10g	桑寄生15g	细辛3g
秦艽12g	威灵仙15g	地龙10g	肿节风15g
川乌3g	延胡索15g	陈皮10g	千斤拔16g
炙北黄芪15g	伸筋藤15g	络石藤15g	制乌梢蛇6g
川芎10g	薏苡仁20g	红枣6个	

14剂，水煎服，每日1剂，分2次服。

三诊：患者药后症状明显减轻，指关节活动可，浮肿已消，小便正常，舌质淡，苔薄白腻，脉弦稍数，续服前方7剂巩固疗效。

按：风、寒、湿邪杂而为病，侵袭人体，痹阻关节则为痹证。患者平素全身关节疼痛，手指关节变形，此为邪在经络，经脉痹阻，不通则痛；以阴雨天为甚，感受湿气而发，当虑寒湿为患，且为湿邪偏重之痹证；既往有肾炎病史，现又兼见浮肿、小便急胀等水肿证候，考虑水湿为患，治当除湿通络，祛风散寒，方用独活寄生汤加减。方中羌活性辛散，善治在上之风寒湿邪，独活长于祛在下之风寒湿邪，二药相合，善治伏风，且上下肢患处无处不到；细辛、川乌辛温大热之品，发散阴经风寒，配伍地龙、制乌梢蛇，能搜剔筋骨风湿；威灵仙、肿节风、千斤拔、伸筋藤、络石藤、秦艽祛风胜湿，活络舒筋；延胡索、青木香行气止痛；桑寄生补益肝肾，强筋骨；再佐以陈皮、红枣、炙北黄芪，三者健脾，以助水湿健运。二诊时，诸症减轻，去行气之木香，佐川芎以增强活血止痛之效，加薏苡仁以健脾除湿。诸药相合，攻补兼施，方证相宜，故能取效。

 熊某，男，72岁。

初诊：2006年6月2日。

患者述双侧髋关节粗大，屈伸不利多年，伴有肿痛感，以右侧为甚，阴雨天疼痛感明显，局部皮肤可触及明显肿大，无明显皮热，行走时右侧髋关节活动性弱，不耐久行，平素易劳累，纳差，寐一般，二便平，苔薄白，脉沉弦，稍数。诊为痹证；证属风寒湿痹，兼有气虚血瘀；治当益气养血，祛风除湿，活血通络。

北黄芪30g	当归12g	丹参15g	羌活10g
独活10g	桑枝15g	桑寄生15g	川牛膝12g
炮甲珠20g	威灵仙15g	千年健15g	千斤拔15g
鸡内金15g	山慈菇12g	络石藤15g	伸筋草15g
赤芍12g			

7剂，水煎服，每日1剂，分2次服。

二诊：2006年6月9日。

患者述药后肿痛消减，关节屈伸度好转，舌苔薄白润，脉沉弦稍数，原方加薏苡仁15g。

北黄芪30g	当归12g	丹参15g	羌活10g
独活10g	桑枝15g	桑寄生15g	川牛膝12g
甲珠20g	威灵仙15g	千年健15g	千斤拔15g
鸡内金15g	山慈菇12g	络石藤15g	伸筋草15g
赤芍12g	薏苡仁15g		

7剂，水煎服，每日1剂，分2次服。

三诊：2006年6月16日。

患者述右侧髋关节时有麻木，关节肿痛消，舌苔薄白润，脉弦稍数。原方加五加皮12g。

北黄芪30g	当归12g	丹参15g	羌活10g
独活10g	桑枝15g	桑寄生15g	川牛膝12g
甲珠20g	威灵仙15g	千年健15g	千斤拔15g
鸡内金15g	山慈菇12g	络石藤15g	伸筋草15g
赤芍12g	薏苡仁15g	五加皮12g	

7剂，水煎服，每日1剂，分2次服。

四诊：患者病情稳定，关节见活，麻木好转，活动性欠佳，苔白润，脉沉弦，稍数。原方加鸡血藤15g，安痛藤12g，杜仲12g。

北黄芪30g	当归12g	丹参15g	羌活10g
独活10g	桑枝15g	桑寄生15g	川牛膝12g
甲珠20g	威灵仙15g	千年健15g	千斤拔15g
鸡内金15g	山慈菇12g	络石藤15g	伸筋草15g
赤芍12g	薏苡仁15g	五加皮12g	鸡血藤15g
安痛藤12g	杜仲12g		

7剂，水煎服，每日1剂，分2次服。

按：本案患者患病多年，气血早伤，风、寒、湿邪杂至，合而为痹。髋关节屈伸不利，肿痛感明显，此为邪在经络，经脉痹阻所致。阴雨天疼痛感更明显，说明当有寒邪为患。平素易劳累，不耐久行，当虑其气血不足，正气亏损。久病入络，兼见髋关节肿大变形，考虑有瘀血内阻为患。治疗时当益气养血，祛风除湿，活血通络。方中北黄芪、当归益气养血；丹参、赤芍活血养血；鸡内金健脾胃，振奋中焦脾胃之气；威灵仙、千年健、千斤拔、络石藤、伸筋草祛风除湿通络；炮甲珠性专行散，能通经络而达病所，以增强通经活络之效；羌活、桑枝祛风除湿，疏利关节，并能引药上行；独活、牛膝祛风除湿，引药下行；桑寄生能祛风湿，舒筋络，配伍牛膝引药下行，直达病所，加强其补肝肾、祛风湿、强筋骨之效；考虑脉数有热，稍入山慈菇以清热散结。药证相符，故二诊时症状改善，守方加薏苡仁以增强益气健脾除湿之功。三诊时，髋关节肿痛减轻，肿势见消，继服上方加五加皮以祛风湿，强筋骨。四诊时，诸症减轻，故加鸡血藤、安痛藤以活血祛风，除湿通络，加杜仲以补益肝肾，强筋骨。由上可见，黄老治疗痹证，前期注重祛邪，后期邪去又当补益肝肾，强筋骨以安正。

案四 万某，女，78岁。

初诊：2015年4月20日。

患者自述反复全身大关节疼痛1年余，四肢关节尤甚，或酸，或胀，或冷，甚刺痛，疼痛与天气有关，时感头晕，神疲乏力，不耐劳累，纳可，夜寐眠浅，夜尿3~4次，大便不成形，1次/日，平素怕冷，手足不温，舌质淡胖，边暗，有齿痕，苔白腻，脉细弦略数，寸弱。诊为痹证；辨证为气血亏虚，风寒湿痹阻证；治以益气温阳养血，祛风除湿散寒。主方以独活寄生汤化裁。

独活6g	羌活6g	桑寄生15g	秦艽12g
丹参15g	当归12g	川芎10g	威灵仙12g
仙茅10g	淫羊藿10g	生黄芪15g	赤芍15g
川牛膝15g	川续断15g		

7剂，水煎服，每日1剂，分2次服。

二诊：2015年4月28日。

患者述服药后关节疼痛稍感好转，但时感冷痛，关节处怕冷怕风，精神较前改善，纳可，大便较前成形，舌质淡红胖，边暗，苔白腻，脉细弦略涩，寸稍弱。继以温阳益气和血之法，在前方基础上加大温阳益气力度，佐加散里寒通络药。

独活6g	羌活6g	桑寄生15g	秦艽12g
丹参15g	当归12g	川芎10g	威灵仙12g
仙茅15g	淫羊藿15g	生黄芪30g	赤芍15g
川牛膝15g	川续断15g	吴茱萸6g	蕲蛇6g
油松节30g			

7剂，水煎服，每日1剂，分2次服。

三诊：2015年5月6日。

患者述药后关节疼痛减半，冷痛感明显好转，精神可，纳可，服药后大便偏稀，舌质淡红胖，边暗，苔白腻，脉细弦。继予温阳益气和血之法，因疗效可，守上方加一味砂仁，续服。

独活6g	羌活6g	桑寄生15g	秦艽12g
丹参15g	当归12g	川芎10g	威灵仙12g
仙茅15g	淫羊藿15g	生黄芪30g	赤芍15g
川牛膝15g	川续断15g	吴茱萸6g	蕲蛇6g
油松节30g	砂仁（后下）6g		

14剂，水煎服，每日1剂，分2次服。

四诊：2015年5月23日。

患者喜述关节疼痛明显改善，精神可，纳香，大便成形，1~2次/日，舌淡红略胖，苔白润，脉弦细。患者症状大有改善，故药与证符，续予前方巩固疗效。

独活6g	羌活6g	桑寄生15g	秦艽12g
丹参15g	当归12g	川芎10g	威灵仙12g
仙茅15g	淫羊藿15g	生黄芪30g	赤芍15g
川牛膝15g	川续断15g	吴茱萸6g	蕲蛇6g
油松节30g	砂仁（后下）6g		

14剂，水煎服，每日1剂，分2次服。

按：痹乃闭阻不通之意，痹证多因人体正气不足，而风、寒、湿等外邪乘机袭入，闭阻经络，致气血不畅，久则生痰成瘀，留滞于筋骨与关节，表现出肢体疼痛，屈伸不利或关节肿大、僵直等不适的一类疾病的总称。本案患者本以气血亏虚，标以风、寒、湿痹阻所致反复全身大关节疼痛，虽患者发病仅为1年，但不可忽略其起病之前未表现出症状的量变过程及其年龄，这是痹证治疗的关键之一。患者年老，素体阴阳皆衰败，如《灵枢》云："老者之气血衰，其肌肉枯，气道涩。"阴阳失衡，营卫不和不仅是失眠的重要病机，其亦在年老患有痹证者身上体现得淋漓尽致，因此黄老治疗痹证从"气阳、阴血及其内生之痰瘀之间的动态变化"出发，以独活寄生汤化裁为主方。方中以淫羊藿、仙茅、威灵仙、黄芪四药为固本引经之主药，仙茅、淫羊藿、黄芪益气温阳，补充激发人体阳气，威灵仙通"形十二经脉"，四物之熟地换丹参以加强活血之功，白芍换赤芍助其活血散瘀以达"治风先治血，血行风自灭"之效，这亦是对此理论的扩展应用；少量独活、羌活联用以达四肢，为引经之药；桑寄生、秦艽为风药中性较平和者，合用有补肝肾、清湿热之效，两者相互辅助；川牛膝、川续断补肝肾，强筋骨，止痹痛，实为标本皆治之良药。诸药合用，外风祛而瘀血化，气阳补而阴血生。二诊患者精神较前改善，疼痛稍减，此乃沉寒，病邪至骨，须搜风刮骨之虫类药，遂加入蕲蛇、吴茱萸起肝阳伸筋脉，油松节取节之意。三诊收效甚佳，疼痛减半，实为药证相契，故守方加入砂仁，通行三焦气机，又健脾化湿，轻升脾阳。四诊患者疼痛明显好转，诸症均有改善，故仍守上方巩固疗效。前后服药1月余，痹证得解。

第十八章 其他病证

第一节 带下病

华某，女，83岁。

初诊：2021年6月7日。

患者自述近1个月白带多，色白质稀，口中带甜味，多涎，胃胀，不欲纳食，矢气少，神疲，四肢乏力，时有耳鸣，背部有瘀斑，夜寐欠佳（现服安眠药），大便不成形，夹不化物，舌质紫暗，舌苔白腻，脉弦滑。诊为带下病；辨证为脾虚湿盛；治以健脾祛湿。主方自拟健脾祛湿汤加减。

薏苡仁30g	白蔻仁6g	怀山药30g	猪苓15g
茯苓20g	川朴10g	芡实20g	白果15g
鸡内金15g	白花蛇舌草15g	丹参15g	白术15g
枳壳10g	陈皮10g	法半夏12g	北沙参30g
炒谷芽15g	土茯苓20g		

14剂，水煎服，每日1剂，分2次服。

二诊：2021年6月21日。

患者述服药后白带减，瘀斑渐消，口转淡，但口干饮少，咳嗽，痰色白，咽喉不适，恶心欲吐，大便稀，夹不化物，舌质紫暗，舌苔白腻，脉弦滑。

守上方法半夏改为姜半夏12g，加焦山楂15g，白茅根20g，金樱子15g。

7剂，水煎服，每日1剂，分2次服。

三诊：2021年6月28日。

患者述服药后上述症状皆好转，腰背无力，舌质暗，舌苔白稍腻，脉弦滑。守上方加菟丝子12g，续服7剂以巩固疗效。

按： 带下病主要由于湿邪影响任、带二脉，以致带脉失约，任脉不固所形成，正如《傅青主女科》云："夫带下俱是湿证。"初诊时，患者白带多，质稀，口甜，纳差，痞满，大便有不化物，苔白腻，脉滑，可辨证为脾虚湿盛，脾失健运则气血生化无源，表现为神疲乏力，耳鸣，治以健脾祛湿，予以自拟健脾祛湿汤加减。方中薏苡仁、茯苓、白术健脾渗湿，佐以猪苓加强利水渗湿之效；"病痰饮者，当以温药和之"，白蔻仁、川朴、法半夏为辛温之品，温能化湿，辛能发散行气；芡实、白果收涩止带；枳壳、陈皮、炒谷芽、鸡内金和胃消食；怀山药、北沙参益胃生津，且山药补肾固涩；土茯苓除湿；白花蛇舌草清热除湿，性凉而不至寒，药性虽不及黄连、黄芩，此却也恰到好处；丹参祛瘀生新而不伤正。二诊时，患者白带、瘀斑减，兼见口干，恶心，咳嗽，白茅根入血分，祛瘀的同时兼以生津养胃；焦山楂行气化瘀的同时兼顾消食；改法半夏为姜半夏，加强止呕下气的功效；金樱子涩肠止带。三诊时，患者主要症状已解除，伴腰背无力，加菟丝子止泻止带，补益肝肾，续服7剂。

第二节　经期延长

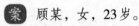 顾某，女，23岁。

一诊： 2008年1月30日。

患者述月经经期延长，末次月经为1月8日，1月26日方结束，经量少，色暗红，有血块，现感易神疲，腰酸，纳食尚可，夜卧一般，苔薄白润，脉沉弦。诊为经期延长；辨证为气虚血瘀证；治以益气活血，补肾固本。拟方桃红四物汤合当归补血汤加减。

桃仁10g	红花6g	当归12g	白芍12g
山茱萸12g	鸡血藤15g	凌霄花6g	川芎10g
熟地黄12g	红枣6个	肉桂6g	杜仲15g
菟丝子15g	黄芪30g		

10剂，水煎服，每日1剂，分2次服。

二诊： 2008年2月27日。

患者述月经药后如期而至，但经量仍较少，8日净，色暗红，有血块，仍稍感神疲，纳寐可，二便常，苔薄白润，脉弦稍数。

炙黄芪30g	当归12g	川芎10g	熟地黄12g
阿胶（烊化）10g	白术15g	党参15g	红花6g
白芍15g	鸡血藤15g	肉桂6g	陈皮10g
鸡内金15g	生山楂15g		

7剂，水煎服，每日1剂，分2次服。

三诊：2008年3月19日。

患者末次月经量可，时间准，1周净，苔薄白润，脉弦数。

守上方。

5剂，水煎服，每日1剂，分2次服。

按：经期延长为月经周期基本正常，而月经持续时间超过7天，甚或淋漓半个月方净止。本病最早见于《诸病源候论》，称之为"月水不断"，并指出劳伤冲任的病理基础，后世医家逐渐加强对本病的认识，认为寒热虚瘀均与之密切相关。本案患者为年轻女性，月经淋漓不尽，经量少，质暗，伴有血块，提示其为瘀血阻滞胞宫，使新血不得归经，当以通为用，故以桃红四物汤加减活血化瘀，熟地黄、当归养血活血，川芎活血行滞，白芍敛阴养血，红花、桃仁破血行瘀，祛瘀生新，鸡血藤、凌霄花活血调经。而月经淋漓不尽，伤精耗气，故见神疲腰酸，加当归补血汤补气生血，以大量黄芪补气固中，合当归以气生血，佐大枣补气养血。患者一诊时月经已止，此时血海空虚，而胞宫宜藏不宜泻，当补肾益精固本，故方中佐山茱萸、杜仲、菟丝子补益肝肾，肉桂温补肾阳。二诊时，患者诉服药后月经如期而至，8天净，经期较前缩短，可见药证相符，然经量仍较少，故加党参以增强补气之功，患者脉稍数，责之血瘀日久，夹有虚热，加用阿胶补血养阴，为防滋腻碍气，故于众多补益药之中加陈皮、鸡内金、生山楂行气消积。三诊时，患者月经已正常，经量可，无明显血块，继服5剂以巩固疗效。

第三节　产后缺乳

案　毛某，女，25岁。

初诊：2015年11月12日。

患者自述哺乳期20天，乳汁不足，质稀，无乳房胀痛，神疲，胃纳、睡眠一般，小便常，大便平，舌质淡，边有齿痕，苔薄白润，脉细弦。诊为产后缺乳；

辨证为气血亏虚证；治以补气养血，通络下乳。主方八珍汤加减。

党参15g	炒白术15g	怀山药15g	猪苓15g
茯苓15g	当归12g	川芎10g	山茱萸12g
生地黄12g	熟地黄12g		

7剂，水煎服，每日1剂，分2次服。

猪脚加通草煲汤服。

二诊：2015年11月19日。

患者自述精神一般，乳汁分泌量较前增多，质地较稀，胃纳、睡眠尚可，大、小便平，舌质淡，边有齿痕，苔薄白润，脉细弦。

守上方。

7剂，水煎服，每日1剂，分2次服。

按：产后缺乳指的是产妇于哺乳期内，乳汁较少甚或全无，中医归属于"产后缺乳""产后乳汁不足"等范畴。多发生在产后第2~3天至第7天，严重者整个哺乳期乳汁均不足，婴儿的哺育需求不能得到充分保障。由于产后百脉空虚，气血俱虚，气随血脱，则机体正气不足；又产后体虚，汗出较多，津液进一步损耗，津血同源，所以产妇产后多虚，尤以气血虚弱为著，气血虚弱则无以化生乳汁，则缺乳。正如隋代巢元方在《诸病源候论·产后乳无汁候》中道："既产则血水俱下，津液暴竭，经血不足，故无乳汁也。"清代傅青主在《傅青主女科》论有："新产之妇，血已大亏……乳全赖气之力，以行血而化之也。今产后数日，而乳不下点滴之汁，其血少气衰可知。气旺则乳汁旺，气衰则乳汁衰，气涸则乳汁亦涸，必然之势也。"说明该病病机关键为气血虚弱，治宜补气养血生乳。本案患者产后3周，乳汁稀而不足，神疲，舌淡有齿痕，属于产后气血亏虚型缺乳。产后缺乳病机其根在肾，其源在脾，其行在肝，虚者补而通之，以八珍汤调补冲任气血，健脾胃以滋化生之源。八珍汤方中的当归、川芎能补血行血，强健体质；生地黄、熟地黄可补血滋阴；党参可大补中气；茯苓、猪苓和白术、怀山药能够补脾益气；山茱萸调补肝肾以壮其源。原方中白芍性寒味苦，产后妇人本身血虚阳衰，避免服用寒凉药物，故此处不用白芍。另膳食方面可佐以通气下乳的通草炖猪蹄，以助药性，增加乳汁分泌。7剂后患者二诊诉乳汁分泌量增加，乳汁较稀，无其余不适，继续服用八珍汤补气益血、通络活血，达到下乳的功效。同时可进行物理疏通按摩，来弥补药物治疗的局限，提高整体治疗效果。

第四节 鼻 渊

案 戴某，女，21岁。

初诊：2016年9月28日。

患者自述素有鼻窦炎病史，鼻塞不通，流涕，口干，大便隔日一解，小便正常，纳可，寐欠佳，舌苔薄白，脉细弦数。诊为鼻渊；辨证为风邪闭肺；治以疏风散邪，宣通鼻窍。主方辛夷散加减。

辛夷花6g	防风6g	细辛3g	白芷10g
虎杖12g	川芎10g	白术12g	炙远志6g
茯苓12g	炙甘草6g	陈皮6g	

7剂，水煎服，日1剂，分2次温服。

二诊：2016年10月5日。

患者述服药后症状平稳，鼻塞已通，偶有流涕，恶风，口不苦，但口干，二便可，苔白，脉细弦。续服辛夷散加减，予以北黄芪、北沙参、黄精益肺气，天麻祛风解表。

北黄芪10g	北沙参15g	黄精15g	辛夷花6g
防风6g	细辛3g	白芷10g	天麻12g
荆芥6g	法半夏12g	黄芩6g	炙甘草6g

7剂，水煎服，日1剂，分2次温服。

三诊：2016年10月15日。

患者述再次鼻塞不通，分泌物色黄，苔薄黄，脉细弦。加川贝母以清热化痰。

守上方去细辛、法半夏，加川贝母15g。

7剂，水煎服，日1剂，分2次温服。

四诊：2016年10月23日。

患者述服药后症状好转，偶有鼻塞，黄色分泌物减少，头部不适，纳可，寐可，二便常，舌边暗红，脉弦数。

北沙参20g	辛夷花10g	白芷12g	防风6g
荆芥6g	炙远志5g	黄芩12g	桔梗10g
生甘叶6g	僵蚕10g	菊花12g	

7剂，水煎服，日1剂，分2次温服。

五诊：2016年11月2日。

患者述服药后症状皆有所好转，苔薄白，脉弦滑。加茯苓健脾祛湿化痰。

守上方加茯苓12g。

7剂，水煎服，日1剂，分2次温服。

按：鼻渊，是因邪犯鼻窦，窦内湿热蕴积，酿成痰浊所致，以鼻流浊涕、量多、时间久为特征的鼻病。"渊"即渊深之意。如《素问·气厥论篇》说："鼻渊者，浊涕下不止也。"《难经》云："肺气通于鼻，肺和则能知香臭矣。夫阳气宗气者，皆胃中生发之气也，其名虽异，其理则一。若因饥饱劳役，损脾胃生发之气，既弱其营运之气，不能上升，邪塞孔窍，故鼻不利而不闻香臭也。宜养胃气，实营气，阳气宗气上升，鼻管则通矣。"故治以宣肺通窍的同时应兼顾胃。初诊时，患者鼻塞不通，苔薄白，脉细弦数，略有郁热的倾向，但未化热，其病机为风邪闭肺，故以宣肺通窍为主，以健脾为辅，予以辛夷散加减。方中辛夷花、白芷宣通鼻窍；防风祛风解表，细辛温阳通窍；虎杖祛风除湿；白术、茯苓、陈皮、甘草从脾胃论治，升发胃气，以滋养肺卫，增强人的正气；且茯苓有宁心安神之效，与远志相得益彰；川芎性味辛，为风药，能上行头目，正如"高颠之上唯风可到"，祛风的同时可引药上行，直达病处。二诊时患者偶流涕恶风，口干且正气不足，加北沙参、黄芪、黄精补气阴，益肺气；天麻味甘，性平，祛风解表，替换辛温的川芎；加荆芥增强祛风除湿之功；细辛温阳基础上加法半夏祛痰，并佐以黄芩清热，制约其辛温之燥。三诊再次鼻塞不通，且分泌物色黄，去细辛、法半夏，重用川贝母清热化痰。四诊时鼻塞等症状基本好转，治法同前的基础上，加僵蚕治疗顽固风痰，菊花改善头晕。五诊时患者服药后症状皆好转，脉弦滑，加茯苓健脾祛湿。

第五节　耳　鸣

 曾某，女，34岁，无业。

初诊：2015年1月5日。

患者自述5年前与丈夫争吵后突然出现双耳作响，此后反复发作，曾于当地某三甲医院行针灸和中药治疗，耳鸣未见明显改善。现症见双耳作响，常于情绪波动后发生，伴有胸胁胀痛，口苦，时有头晕，自觉夜间心慌，经行时腹痛，经量少，夹有血块，纳可，二便平，夜寐欠佳，舌暗红，少苔，脉弦细。诊为耳鸣；

辨证为肝气郁结兼有血瘀；治以疏肝解郁，行气通窍，活血止痛。主方逍遥散加减。

柴胡6g	当归12g	赤芍10g	茯苓12g
薄荷6g	远志6g	石菖蒲10g	丹参15g
桃仁10g	女贞子15g		

7剂，水煎服，每日1剂，分2次服。

二诊：2015年1月12日。

患者服药后耳鸣好转，胸胁胀痛、口苦、心慌、睡眠均有所改善，但服药后出现胃胀，大便干，多梦，舌质暗，少苔，脉弦细。因患者服药后出现胃胀，大便干，多梦，治当疏肝解郁，理气和胃，宁心安神，遂在前方逍遥散基础上加理气和胃、滋阴润肠、宁心安神之药物。

柴胡6g	当归12g	赤芍10g	薄荷6g
远志6g	石菖蒲10g	丹参15g	女贞子15g
厚朴10g	枳壳10g	知母10g	茯神20g
灵芝6g			

14剂，水煎服，每日1剂，分2次服。

三诊：2015年1月25日。

患者述服药后耳鸣频率明显降低，胃胀、便干、多梦好转，舌质偏暗，苔薄白，脉弦细。药与证符，应当继续予疏肝解郁之法，守上方以巩固疗效。

7剂，水煎服，每日1剂，分2次服。

按： 耳鸣最早出现在《楚辞》，在《内经》中是以"耳鸣""耳中鸣""耳苦鸣"的名称记载，在《外科证治全书》中对耳鸣的临床表现描述为："耳鸣者，耳中有声，或若蝉鸣，或若钟鸣，或若火熇熇然，或若流水声，或若簸米声，或睡着如打战鼓，如风入耳。"由此可见，中医对耳鸣在古代就有了全面的认识。耳鸣的病机一般为肝、脾、肾三脏功能失调导致耳窍失养，多与肝郁、肝火、肝阳上亢、肝胆湿热、脾虚痰凝、肾精亏损等因素有关。历代医家有从肾、脾胃、肝胆、肺、心等不同方面论治的主张。本病患者初诊时诉耳鸣始发于5年前与丈夫争吵，"肝为乙木，其用主升"，且肝在志为怒，怒则气上，肝胆之气上行通于耳，肝与胆互为表里关系，胆经循耳，肝的络脉亦络于耳，故耳鸣。后患者病情反复5年余未愈，每于情志波动后耳鸣复发，此为情志致病日久，导致肝失疏泄，肝气郁结，致耳窍气机郁阻。患者主要病机为肝气郁结，治当疏肝解郁，行气通窍，予逍遥散加减。方中柴胡疏肝解郁，调达肝胆；薄荷疏散郁遏之气；当归、赤芍养血活血，柔肝止痛；茯苓健脾益气，既防脾虚不运之势，又助气血生化有源，功擅实土以御木侮；女贞子补阴生津，滋养肝肾，滋肾阴以制约肝阳；石菖蒲、远志开窍聪耳，宁神止鸣；患者经行时腹痛，经量少，夹有血块，舌暗红，脉弦细，均为血瘀之象，加丹参与桃仁起活血祛瘀之功用。二诊时症状减轻，但出现胃胀，大便干，多梦，此因久郁之气下散于胃肠，上扰神明，故加枳壳、厚朴理气和胃消胀；加知母以滋阴润肠；去茯苓改茯神，加灵芝以补气宁心安神。三诊时症状均明显改善，为巩固疗效，续服原方，前后服药1个月，耳鸣得解。

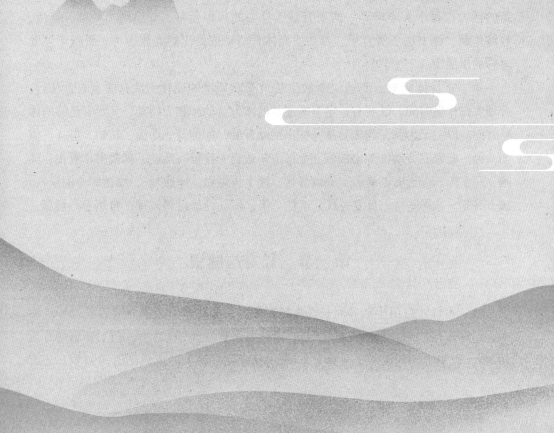

医话杂谈

第十九章　漫话健康

何谓健康？健康是指一个人生理上、心理上和社会上的完好状态，也就是说身体、心理都健康，并能与社会自然保持平衡或协调一致。按中医学说，就是要始终保持精满、气足、神旺，拒各种病邪于体外。因此应重视和做到以下两点。

第一，心理健康。心灵智慧，反应敏锐，耳聪目慧，神态自然，这就是心理健康。心理健康的人性格开朗，心胸豁达，热爱生活，乐观处世，知足常乐，不计较得失，不自寻烦恼，没有心理障碍，能充分发挥自己的才智，并从中获得成功的喜悦。心理健康的人，对待人生、理想、信念、行为都有一种相对稳定的主导心理因素，在实践中能用理智克制欲望，用行为准则衡量需要，使自己的奋斗目标与美好的理想协调一致，保持人格的统一。乐观的情绪能增进健康，给人以新的活力。每个人应培养一两项有益于身心的兴趣爱好，如绘画、种菜、养鱼、吟诗作赋、练书法、听音乐、参加适当体育活动或外出观光旅游等，置身于多姿多彩的生活中。

第二，身体健康。要适应新的生活节奏和环境的变化，认真注意衣食住行，合理安排作息时间，既要有一定力所能及的体力活动和脑力活动，又要有足够的休息时间。以一天为例，起床后从一些小活动开始，如伸臂、叩齿、转睛、搓耳、擦面，做一些家庭劳动，外出锻炼。上、下午适当安排读写活动，如读书、看报、画画、写字等。一天有动有静，心情舒畅，晚上再做做"摩腹功"，摩擦脚心涌泉穴，睡个好觉。这样坚持，日复一日，年复一年，精气神都得到调理，自然身心健康。

第一节　长寿与健康

我国古代注意摄生颐养而长寿高龄者颇多，如孔子、孟子分别活了72岁、83岁，名医华佗"年且百岁犹有壮容"，唐代名医甄权活了103岁，药王孙思邈寿至102岁，百岁之年写成《千金翼方》，著《伤寒明理论》的成无己活到93岁。还有名医薛雪寿至89岁，赵学敏86岁，书法家柳公权87岁，爱国诗人陆游85岁，《西游记》作者吴承恩81岁。

现代寿星更多于古代。我国著名的长寿地区广西巴马长寿村，每10万人中有百岁以上长寿者30.8人，达世界第一。现代寿星中老中医也很多。据20世纪80年代的统计，四川省百岁中医居全国之冠。当时已117岁的中医罗明山，仍坚持为群众看病；河南泌阳县老药工唐道成1982年时113岁，仍耳不聋，眼不花，牙不掉，爬山过坡腿不软。在其他各行业中，如北京大学著名经济学家马寅初先生，虽历经坎坷，仍寿至百岁；上海市文史馆馆员、著名书法家苏局仙寿至110岁等。

古今长寿老人不胜枚举。他们的长寿经验可归纳如下。

（1）精神乐观，胸襟开阔，性格开朗，能够摆脱外界不良精神刺激，少忧悲愁伤，不过怒暴喜，忘记年龄，旷达乐观，热爱生活。

（2）坚持合理、适度的体力劳动。

（3）坚持体育锻炼和采用适当的健身方式。

（4）饮食清淡，讲营养，求新鲜，要卫生，有节制。多以植物性食品为主，以杂粮为主食，多吃新鲜蔬菜，定时定量，少吃零食，每顿八成饱，少食盐，忌食生冷辛辣和烟酒。

（5）有喜好，有生活乐趣，参加群体活动。

（6）生活起居有规律，晚上睡好觉，坚持午睡，夜间睡不好时白天再小睡一两次。适当户外活动，劳逸结合，弛张有序。

（7）节制房事，节欲保精。

（8）夫妻恩爱，家庭和睦，子孙孝顺。

（9）无病预防，有病早治。

中医认为养生长寿的关键是养神，而养神的关键是潜静，即心静、环境静。良好的自然环境有益于长寿，长寿老人多居住在环境清静、空气新鲜的地带。如今城市里的人，只要注重科学的生活方式，同样可达到长寿目的。

第二节　饮水与健康

一、水的保健作用

水在人体生命系统运行中具有保健作用，具体表现在以下几方面。

（1）水是最好的"抗衰液"。机体缺水是导致衰老的原因之一，如能及时补充水分，就能适当延缓衰老。人们面部长期暴露在外，受风雨、冻晒刺激最多，如缺水就易显早衰面貌，如能及时补充脸部水分，就能常葆面部青春，显示湿润柔嫩。

（2）人体血液80%由水分组成，如血液中水分含量少，血管就会增厚，失去弹性，血液黏稠度升高，引发血栓，导致脑萎缩、中风、心肌梗死、心衰等。

（3）人体肌肉约含70%的水分，经常补足水分能防治肌肉早萎缩。

（4）人体骨骼中约含30%的水分，经常补水能有效减少骨质疏松。

（5）人体内的食物消化主要靠胃肠蠕动和消化液溶解，经常补水就能减少便秘、肠梗、结石等疾病的发生。

（6）水能调节体温，使身体保持合适的温度。

（7）水有一定的消毒、排毒、防癌作用。

（8）人体呼吸功能正常依赖于体内充足的水分。

（9）由水组成的各种体液对人体各脏腑有一定的润滑作用。

了解了水在人体生命系统中的生理作用，我们应当科学合理地安排饮水，这样对我们维持健康生活是非常有益的。

二、科学合理饮水

（1）科研人士指出，一个健康的成年人，每天应喝8~10杯水，即2000~2500ml。在夏季天气炎热和劳动、运动量较大的情况下，饮水量还要增加，同时也可适当饮用些清淡茶水。

（2）饮水的最佳时间为清晨、餐前和睡前1小时左右。饮新鲜的白开水为宜。

（3）饮水要遵循少量多次原则，杜绝一次性大量饮水。一次性大量饮水可能会引起水中毒，甚至使人因脑水肿而危及生命。少量多次饮水可使人体均匀吸收利用水分。

（4）中医子午流注提出，申时，即午后3点至5点，是膀胱当令（又称"值班"），此时为饮水的最佳时间段。

（5）要养成饮水习惯。在气温不是很高、体力活动不太大时，一般每2小时要饮用一次水，绝不要感到口渴才去饮水。缺水会引起新陈代谢紊乱，体温下降，免疫功能减弱。

（6）中医提出，要根据个人的体质和需求合理掌握饮水量。

【每天饮水时间安排】

第一杯：6：30~7：30，空腹饮用一杯温开水（18°~45°）十分重要，能够降低血脂，促进血液循环，促进营养物质吸收，故称"养颜水"。

第二杯：8：30~9：00，以缓解上午上班的紧张情绪，补水。

第三杯：10：00~10：30，解乏放松。

第四杯：11：00~11：30，午餐前，未渴先饮，补水。

第五杯：14：00~14：30，清醒头脑，补失水。

第六杯：17：00~17：30，增加饱腹感，以便晚餐进食适量。

第七杯：20：00，未渴先饮，补水分。

第八杯：22：00~22：30，预防夜间血液黏稠度升高，降低脑卒中及心梗的发生率。

第三节　饮茶与健康

中国人有饮茶的习惯，且历史悠久。我国古代就有茶筵，即以茶宴客。唐代以后，饮茶风盛，上自君王，下至百姓，皆多喜好。宋代茶宴遍行全国。明清以后，大江南北，茶坊林立。迄今的茶话会，以及民间的茶汤会社或宗教仪式的茶汤会，无疑均为茶宴的遗风。作为社交礼仪，茶宴雅而不俗，俭而不吝，又合养生之道，有益于身心之健康。

一、茶的品种及名茶举例

1.茶的品种

按茶的性状，茶大体可分清茶、花茶、红茶3大类。清茶（龙井、碧螺春、毛峰）性凉，宜用于清热解暑或暑天饮用；红茶（红碎花、山夫红茶、小种红茶）性温，宜用于温中健胃或冬季饮用；花茶（茉莉、珠兰、柚子、桂花、玫瑰花）品性居中，四季皆可饮用。

2.名茶举例

祁红，是安徽省祁门县所产红茶的简称，微带兰花香气，被称为"祁门香"。滇红，是云南红茶的简称，香馥味浓，汤色红艳，其鲜叶所含的多酚类物质比其他品种丰富。西湖龙井，产于浙江西湖风景区龙井村的秀山峻岭之中，素以形美、色绿、香郁、味醇四绝著称于世。屯绿，产于安徽省屯溪市和休宁、歙县等地，汤色清碧，叶底肉厚翠绿，品尝时有一种鲜醇的滋味。苏州碧螺春，品质特点是细嫩、清香、鲜爽，可谓色、香、味皆清。铁观音，为乌龙茶中的名贵品种，产于福建省南部的安溪县，其特点为条索紧结，色泽深绿如铁，冲泡后有馥郁的兰花香气，实为茶中珍品。武夷岩茶，也是乌龙茶中的名贵品种，产于闽北崇安县内的武夷山上，具有岩骨花香之胜。白毫银针茶，是白茶中的特级名茶，产于福建闽江上游的松溪、政和、建阳等县，具有香气清鲜、滋味醇和、味淡性凉之特点，饮后有健胃提神、祛湿退热之功效，常做药料。茉莉花茶，其中以福建茉莉花茶为最佳，茉莉花香最为清雅。普洱茶，以云南普洱县取名，汤色清澈，滋味醇爽甘甜，很耐冲泡。江西名茶有庐山云雾、婺源茗眉、遂川狗牯脑、南城麻姑、井冈翠绿等，均以特优茶而闻名于世。

二、饮茶的作用

（1）提神醒脑，利尿强心。古代文献中关于茶叶提神作用的记载有很多。《神农本草经》说茶能令人少眠，有力，悦志。华佗在《食论》中写道："苦茶久饮，可以益思。"明代顾云庆在《茶谱》中指出："人饮真茶，能止渴消食，除疾少睡，利水道，明目益思，除烦去腻，人固不可一日无茶。"茶叶是一种良好的兴奋剂和利尿剂（茶叶中含有3%~5%的生物碱，包含咖啡因、氨茶碱等）。研究表明，茶中所含的枸橼酸、枸橼酸盐能治血液凝固，临床也常用来治尿路结石。

（2）清热降火，止渴生津。李时珍在《本草纲目》中说："茶苦味寒……最能降火，火为百病，火降则上清矣……温饮则火因寒气而下降，热饮则借火气而升散。"茶中的浸出物与唾液作用能止渴生津。

（3）溶解脂肪，帮助消化。茶中含有一些芳香族化合物，能溶解脂肪，帮助消化肉类食物，减轻餐后不适。

（4）醒酒解毒，杀菌消炎。实验证明，茶叶对大肠杆菌、葡萄球菌及病毒都有抑制作用。茶叶中的茶多酚能和乙醇作用，相互抵消，故能解酒。茶叶中还含有一种酚醇类物质，能使烟中的尼古丁沉淀，并排出体外，是吸烟者良好而方便的解毒剂。

（5）预防龋齿，除去口臭。茶能预防龋齿，主要是因茶叶中含氟较高，茶叶中的维生素C、芳香油和茶多酚都有去口臭的作用。

（6）预防动脉硬化，降低血压。茶中大多数维生素和微量元素能起到保护血管、防治高血压和动脉硬化的作用。茶叶中的咖啡因能舒张血管，加快人体呼吸，降低血脂。

（7）预防癌症。实验研究结果显示，各类茶叶均可明显减少亚硝胺（致癌物质）的合成，还可不同程度地抑制黄曲霉素。绿茶中的鞣酸也有预防癌症的作用。

（8）降低血液黏稠度。白菊花、龙井茶等有疏风清热、清肺明目、提神降血压、降血脂等作用，能够降低血液黏稠度。

（9）养血、润肺和益肾。在温茶水中加入适量蜂蜜，每日饭后饮用，有养血、润肺、益肾的作用。

三、饮茶方法及注意事项

（1）用陶瓷类茶具最好，其次是玻璃杯，用保温杯泡茶不可取，金属质地的杯子更不宜泡茶。用沸水泡茶不好，因沸水会破坏茶中不耐高温的营养素（如维生素C等），还可使茶中的有害物质如茶碱大量析出，饮用后对人体有害。若泡茶的水温过低，茶叶中的香气难以发挥。用70℃的温开水泡茶最好，维生素C可保留60%~70%，茶水的色、香、味也佳。一般以二道茶味最好。俗话说，头道水，二道茶。第一次冲泡时有效成分有80%被浸出，第2次有95%被浸出，第2杯茶的颜色和滋味均恰到好处。此外，有些名茶更有独特的饮用方法。

（2）饮茶禁忌：饮茶应因人、因时、因地制宜。①胃寒的人不宜喝绿茶。②哺乳期妇女应少喝茶，因茶多酚对乳汁有收敛作用。③服药不宜用茶水送服，土茯苓等药更不宜与茶水配用。④缺铁性贫血、痛风、溃疡、肝病、习惯性便秘、心脏病患者不宜饮茶。⑤吃羊肉后不宜马上饮茶。⑥失眠者不宜在临睡前饮茶。⑦发热患者及3岁以下儿童不宜饮茶。⑧有尿道结石者最好不饮茶，多喝白开水。⑨不要空腹饮茶。⑩女性月经期最好不饮浓茶。

四、茶叶在临床中的应用举例

（1）在滤去茶叶的茶水中加入适量白糖和10个煮熟的红枣，频服，有治小儿遗尿的作用。

（2）口唇出现疱疹，可用冷茶水涂抹，或将煮过的茶叶冷却后贴敷口唇疱疹处，一般4~5天后可见效。

（3）白菊花8g，龙井茶3g，开水冲泡，代茶饮，连续饮2个月，可降低血液黏稠度。

（4）将茶叶3g冲泡5分钟后，在滤出的茶水中加陈醋1ml，每天冲饮3次，治疗牙痛、痢疾和蛔虫腹痛有一定作用。

（5）川芎、茶叶各3~5g，每天1剂，水煎，分2次服，连服7~10天，可治疗头痛。

第四节　饮酒与健康

在我国，酒已有5000余年历史。在甲骨文中就有"鬯其性"的记载，"鬯"是指用药材郁金制的酒。酒的问世，把医药学，特别是制剂学和食疗学向前推进了一大步。酒与医药关系极为密切。繁体字"醫"字的下半部就是个"酉"（酒）字。酒能把一些水所不能浸取出来的药物成分浸取出来，其作用非常特殊。现代医院每天都离不开酒精。酒对人体能起到医疗、防病、保健作用。

一、酒的品种与功效

酒为各种粮食与曲或果类与曲酿成的一种特殊饮料。酒分蒸馏酒（烧酒、白酒）、非蒸馏酒（黄酒、葡萄酒）两大类，都含有乙醇。也有人把酒分为甜酒类、白干烧酒类、黄酒料酒类和酒酿等几大类。用不同一般的某种食品酿制的酒，或在酒中加入一定量的某种食品以及药物等制成药酒，用以防病健身，这是我国具有悠久历史的养生酒。此外，还有许多具有治疗作用的养生药酒。

关于酒的功效，古代就有评论，但褒贬不一。《饮膳正要》曰："酒，味苦甘辛，大热，有毒。主行药势，杀百邪，去恶气，通血脉，厚肠胃，润肌肤，消忧愁。少饮则佳，多饮伤神损寿，易人本性，其毒甚也。醉饮过度，丧生之源。"李时珍说："酒，天之美禄也。面曲之酒，少饮则和血行气，壮神御寒，消愁遣兴；痛饮则伤神耗血，损胃亡精，生痰动火。"一句话，酒少饮有益，多饮为害。

二、饮酒与疾病的关系

1.饮酒与血压

节酒或戒酒，可使血压下降。当今，节酒已成为高血压病的一级预防措施。多饮酒—高血压—脑中风之间存在某种因果关系。

2.饮酒与肺病

临床上发现，有些人饮酒后，因对酒精过敏而发生"酒精性哮喘"。酒精中毒的肺炎患者，病情特别严重时常需住院治疗。嗜酒与结核性肺病关系密切。急性酒精中毒患者易呕吐，胃内容物被吸入支气管和肺泡内，还常引发吸入性肺炎。

3.饮酒与性功能和心脏病

国外某医院对72名60~89岁的老人进行了一项饮酒对性功能有多大影响的调查。结果表明，从年轻时就饮酒过量的人所分泌的睾酮非常之少，且心脏病发病率也高。可见饮酒与性功能和心脏病之间有着一种连锁关系，并指出睾酮分泌一旦减少，是不可逆的。

三、饮酒避忌

饮酒以少为宜，适者益体，过则为害，这是总的原则。饮酒过量或是酗酒，则百害而无一利。由酗酒而造成的事故和人身伤害乃至猝死事件，俯拾即是，触目惊心。所以，要提倡文明饮酒，不主张劝酒，严禁酗酒。此外，还须注意以下几点。

（1）有肝脏疾病的人禁饮。因为乙醇在肝内代谢，能引起肝硬化，包括嗜酒性肝炎、脂肪肝和肝硬化。

（2）胃和胰腺疾病患者忌饮。胃和胰腺受酒精刺激，亦可发生炎症和溃疡。

（3）孕妇忌饮。妇女怀孕后，尤其是怀孕初期大量饮酒，容易造成胎儿头部、下肢和眼睛过小等畸形现象和心脏缺陷等。

（4）有眼疾患者不宜饮酒。

（5）酒后不能洗头。饮酒后短时间内洗头，很有可能引起颅内血管功能异常，出现头晕、眼发黑、呕吐等症状，甚至引发脑出血、脑梗死等。

四、可解酒精中毒的中药

酒精中毒，中医称为"酒醉""中酒毒"。以下介绍几种解酒精中毒的中药。

（1）葛花：其性味甘平，入脾、胃经，具有解酒醒脾之功效，主要用于饮酒过度、头痛、头昏、烦渴、胸痛、饱胀、呕吐酸水等伤及胃气之证。使用时，取葛花10~15g，水煎服。

（2）白茅根：又名茅草根，其性甘、寒，入肺、胃、膀胱经，具有凉血止血、清热利尿之功效。《本草纲目》中有白茅根可解酒毒的记载。使用时，取白茅根干品15~30g，水煎服。鲜品用量加倍。

（3）桑椹：又名桑果，其性味甘、寒，入心、肝、肾经，具有滋阴补血、生津润肠之功效。《本草纲目》中对桑椹有捣汁饮用可解酒精中毒的记载。使用时，取鲜桑椹150g，捣汁服用。

（4）乌梅：性味酸、平，入肝、脾、肺、大肠经，具有敛肺、涩肠生津、安蛔之功效。因其性味酸，能生津止渴，故可用于醉酒烦渴。使用时，取乌梅30g，水煎服。

五、常见药酒的功用或适应证

（1）人参酒：可治疗神经衰弱、疲倦、心悸、短气、阳痿等症。

（2）枸杞酒：可治疗肝肾虚损证，症见目暗、视弱、迎风流泪等，并可长肌肉，益面色。

（3）五味子酒：可治疗头晕、心悸、失眠、健忘、烦躁等症。

（4）红花酒：可治疗妇女血虚、血瘀性痛经等。

（5）山楂酒：可治疗劳累过度、身体疲倦和妇女痛经等症。

（6）青梅煮酒：可治疗食欲不振以及慢性消化不良性泄泻等症。

（7）白术酒：可养发坚齿，使面有光泽，除病延年等。

（8）五加皮酒：自制用白酒500g，五加皮30g，当归、牛膝各15g，浸泡封固7天后即可饮用。本酒除适用于各种瘀血证外，还用于手足麻木、半身不遂等症。

（9）三七酒：三七30g，白酒1000g，将三七放入白酒中浸泡10天以上饮用。该酒具有良好的活血化瘀作用。

第五节　排毒与健康

人体的生命活动是一个不断新陈代谢、吐故纳新的过程。在这个过程中，人体不断地从外界摄取空气、水及其他物质，通过在体内的运转、吸收、代谢，产生对人体有用的精微营养物质，并将代谢废物排出体外，如此周而复始，维持着人体的生命与健康。但生命为何有长有短？为此我们要研究生命科学与健康长寿的关系。黄老试以"排毒与健康"为题，从以下几方面进行简单阐述。

一、什么是垃圾毒素

人体垃圾毒素是指人从外界摄取食物、空气、水和其他物质之后，在新陈代谢过程中产生的各种废物滞留在体内形成的毒素。有些毒素会导致人体慢性中毒，形成许多疾病。体内的"垃圾"分布在哪里呢？其实，人体所有组织器官，如肠道、尿道、血液、淋巴、关节、皮肤乃至每一个细胞都存在不同的"垃圾"。如肠道积存的粪便有1~3kg；肝脏中由腐败的胆汁、胆固醇形成的丝片状物0.5~1kg，还有胆红素结石及其他结石；尿道及肾脏中存在草酸钙、结石等矿物质；肺脏及呼吸道中存在大量的粉尘、痰液、细菌分泌物等。新陈代谢产生的"垃圾"、毒素残存在体内各组织器官中，这些"垃圾"毒素如果通过有效措施清理，可排出3~5kg，甚至更多，排出毒素后机体会恢复健康，充满活力。

二、体内垃圾毒素是怎样形成的

1.营养过剩

人体过多摄取高脂肪、高糖、高热量、高胆固醇食品，蔬菜、水果摄入过少，放纵食欲，会导致消化不良，最终营养过剩，垃圾毒素积聚增多。

2.垃圾食品

垃圾食品是指天然食品经过精细加工或高温加工，90%的营养已经遭到破坏的食品，如腌腊食品及市场上常见的油炸食品、烧烤食品、霉变食品等。这些食品均有较强的致癌作用。

3.重摄取，轻排泄

有些人只重视摄入，不重视吸收，更不重视排泄，违背了消化吸收与排泄的平衡规律。这是垃圾毒素积滞的主要原因。

4.饮水中的铝和积垢

日常生活中，壶、瓶等水具未经常清理，久用后产生的水垢会引起消化异常及神经、泌尿、造血系统病变，使人早衰。铝制的锅、铲、勺及含氢氧化铝的西药，均可导致摄入过多铝。这不仅会促使人体早衰，还会使人更易患阿尔茨海默病。

5.烟酒过度

香烟中的尼古丁、焦油、苯并芘及有害金属，酿酒原料中的农药残留、霉菌毒素等，人体若长期摄入这些物质，健康将受到严重影响。

6.环境污染

空气中的烟尘、悬浮颗粒，水中的氯、金属、某些无机盐及蔬菜水果中的农药残留、某些食品添加剂及重金属等，均对人体有害。

7.不良生活方式

饮水过少，饮食不当，加之活动过少，导致尿少、汗少和经常便秘，短浅呼吸导致呼出废气减少等，这些不良生活方式均会导致垃圾毒素积存于体内。

三、垃圾毒素对人体的危害及应对措施

垃圾毒素是人类健康长寿最大的敌人，会导致新陈代谢受到破坏。大量的腐

败物质经血液、淋巴流经全身各处。人患肿瘤、心脑血管疾病、骨质疏松、皮肤病、关节病、内分泌代谢性疾病及变态反应性疾病，均与这些滞留的垃圾毒素有密切关系。处理不当的话，这些毒素会使人过早衰老，严重者会危及生命。具体应对措施如下。

（1）保持大便通畅，清除肠毒。《抱朴子》中说："欲得长生，肠中常清；欲得不死，肠中无滓。"保持大便通畅要做好以下几点：①积极参与运动。②饮食要多粗少精、多素少荤。③按摩腹部，促进肠蠕动。④针灸辨治。⑤食疗，如豆类、薯类、瓜类、辣椒、大蒜，中药大黄、黄精等均有促进肠蠕动、通气排泄、畅通大便之功效。⑥民间单验方：a.生豆油1小杯，开水冲服；b.大黄9g，枳实5g，每天1剂，水煎服。⑦灌肠疗法。

（2）喝凉开水，通小便，清尿毒。古人云："若要长生，尿道长清。"每天清晨饮用一杯20°左右的新鲜凉开水，并逐渐增加杯数，几年之后，可产生神奇的效果。原则上每天需饮8杯水，每杯500ml。

（3）深呼吸以清除肺毒。每天到室外空气清新之地做深呼吸运动，保持肺部清洁，提高肺活量。

（4）洗澡发汗助排毒。洗澡亦是排毒的重要途径。洗澡不仅能清洁皮肤毛孔，还能扩张毛细血管，促进血液循环，保持毛孔排毒通道的畅通。排毒通道畅通，细胞代谢产物就能及时排出体外。

（5）刺激穴位助排毒。以便秘为例：①选取足三里、上巨虚、天枢、外陵，进行刮痧治疗。②选取气海、大横、大肠俞、足三里，进行拔罐治疗。

（6）科学饮食，以素食为主。①少食动物血，如鸡、鸭、鹅、猪血等。②常吃红薯、土豆、玉米、荞麦等，有助于大便通畅，使体内毒素不会久滞胃肠。③选食柠檬、橘子、柚子、葡萄、甘蔗、青梅、苹果、番茄等水果。④常饮绿茶，可加速小便排毒，防癌，并降血脂，吸烟者多饮绿茶可减轻尼古丁的伤害。⑤蘑菇和黑木耳有较强的解毒功能，可以适量食用。⑥葡萄酒有益心脏，可利尿排毒，预防酸中毒，有利于治疗痛风，可适量饮用。⑦海带和紫菜具有净化血液的作用，常吃能降低癌症发生率。⑧豆类能帮助体内进行多种毒物的排泄，促进机体新陈代谢，清除血中毒物，净化血液，预防阿尔茨海默病。⑨生姜具有多种重要排毒功能，能活血化瘀，防止胆固醇过多形成结石，杀灭细菌，常吃有助于使老年斑推迟发生或逐渐消除。

（7）加强锻炼，增强免疫功能，可使肌肉变结实，助肠蠕动，清除代谢废物，促进血液循环，增强心肺功能，促进淋巴循环，提高新陈代谢速度，增强体质，使各功能保持最佳状态。

（8）拍打带脉，按摩腹部，推擦按摩腰骶，按摩脊柱，可打开经络，推动血脉，提高防病抗病能力。

综上所述，人类健康最大的威胁来自于"毒"，排毒最重要的就是要"通"。打通血管、气管、淋巴管和脏腑之间的联络，使各路排毒通畅，让毒顺利排出体外，人体就能自然康复并达到健康长寿的目的。

第二十章　漫话中药养生

人健康长寿的重要因素是先天禀赋的强盛与后天营养物质的充足。后天营养物质主要靠外来物质进入体内，通过胃的消化传导，脾的运化、吸收，将其中的精微物质传输于全身。这些精微物质即人体营养物质。我们饮食中含有部分养生中药，它们大多含有人体必需的营养物质。中药养生可以概括为以下几个方面。

一、补充人体所需的营养物质

中药与食物本无严格的界限，或者本身就是食物的一种，即所谓"药食同源"，如常食的山药、红枣、桂圆、枸杞子、莲子等，既是常用的食物，又是常用的养生中药。养生中药大多是天然的，因其含有丰富的有效成分和人体必需的营养物质，故可对人体正气直接进行补充。如补气药物太子参、黄芪、山药、白术等就含有多种人体必需的氨基酸、多糖及微量元素，可直接为人体所用；软坚散结中药如海藻、昆布等含有大量碘、钾、钙等元素，可用于这些元素的缺乏症，补充人体气血阴阳，充实脏腑组织，使气血充盈，阴阳平和，形体结实。

二、调整脏腑组织功能

机体气血阴阳不足，最终都要具体到何脏何腑，何经何络，每一味药物均有其性味归经、功效、特点，即有其主要作用范围。补养药物通过对这些脏腑器官气血的调整，可以有效振奋这些脏腑相对虚衰的生理功能，使其渐趋平复。如心气、心阳不足，通过人参、黄芪、党参或养心汤、参附汤等补益心气，鼓动心阳，就能有效改善心悸气短、自汗少气、身倦体乏等心功能低下的状态；而心血、心阴不足，通过当归、生地黄、赤芍或四物汤、补心丹等补益心血，滋补心阴，就能缓解心悸健忘、失眠多梦、口咽干燥等症状。

从西医学角度来看，药物对人体的扶助作用，主要表现在增强机体免疫功能方面。无论是细胞免疫还是体液免疫，最终的结果是使人体的适应能力增强，即正气有所补益。许多补益药物对人体白细胞计数有升高作用，使网状内皮细胞吞噬功能增强，所发挥的效能增加，也就是调整脏腑组织功能，补充机体正气，达到"正气存内，邪不可干"的目的。大多数补气、补血药物都能影响心血管功能，而气血阴阳不足所表现出来的虚证，也与心血管功能有直接联系，主要表现为心肌功能低下和循环血量不足。丹参、川芎、当归、三七等中药均有扩张冠状动脉、增加冠脉血量的作用，既增强血循环的"始动力"，又增加心脏每搏输出量和每分钟输出量，心脏的功能改善了，相应的主气、主血功能也就改善了。老年人在未出现器质性病变时，先以补心气为主要，多用生脉饮，即人参、麦冬、五味子，再加柏子仁、酸枣仁、延胡索、瓜蒌。其中，人参补益心气，麦冬养阴生津，五味子益气敛阴，柏子仁、酸枣仁养心安神，使神得守，心不扰乱，气血运行畅通，延胡索、瓜蒌具有理气、豁痰、宽胸以及疏通心阳、血脉功能。诸药配合，相得益彰，对老年人心脏功能不足，如有冠心病、心动过速、肺源性心脏病、心肌梗死、心力衰竭者，采用该品，可使精、气、神得以充沛，达到阴平阳秘，有助于健康长寿。

三、防病治病，养生求本

疾病的发生关系两个方面：一是人体本身的功能紊乱，正气相对虚弱；二是致病因素对人体的影响。避免疾病的发生也有两个方面：一是提高机体的正气水平，使"邪不可干"；二是阻断致病因素对机体的作用。这也就是常说的扶正祛邪、养生求本的概念。

中药养生的方法，其一就是选择适宜的药物，扶助人体正气，调整阴阳的偏盛偏衰，使机体阴阳保持相对平衡。善于养生者，通过适当补益药物对机体进行调节，使脏腑功能旺盛，气血充盈，机体适应自然界的能力增强，以抵御和防止外邪侵袭，未雨绸缪，健体防病。有些药物本身对病邪就有特异性的预防作用，如清热类的大青叶、板蓝根预防病毒性感冒，菊花、金银花、夏枯草预防中暑，薏苡仁预防癌症等。其二，在疾病发生后，无论其表现如何，均可探寻其根源，找到其内在的规律表现，即中医学的"辨证"。对辨证所得的证候进行针对性治疗，是中医学治病求本的根本法则。养生药物的运用也不例外，例如头痛、头晕是老年人常见的症状，先要分辨出它是正虚还是邪实，若为正虚，还要分辨是气血的不足，还是肝肾的亏损。只有顺应了正邪的虚实变化，才能使机体"邪去正复"，以应养生求本，起到事半功倍的效果。

四、抗衰防老，延年益寿

中医学认为，人的衰老主要表现为肾藏精功能逐渐衰败，所以具有延年益寿功效的中药多以补肾固精为首要。肾藏精的盛衰，亦是人体生长、发育、衰老以及聪明智慧的根本，所以人之衰老关键在于肾。精生于先天，补养于后天，精藏于肾而养于五脏，精气足则肾气充盛，肾气充则体健神旺，这是抗衰防老、延年益寿的关键所在。

中药用于抗衰延年由来已久。最早的药物学专著《神农本草经》中载有延年益寿类的药物38种。到明代，李时珍的《本草纲目》中载"耐老""增年"药物237种，"益寿""延年"药方390多个。

现代研究也发现，许多补益养生药物，尤其是补肾、健脾类药物，都有抗氧化、抗自由基的功能，对防止机体细胞凋零、衰老有较大的帮助。补肾可作为延缓衰老的主要手段。因肾虚从本质上说往往是阴阳俱虚，因此补肾之法，应以阴阳双补为本。临床用药需选用温柔之品，温以通阳振颓，如补阳（补气）类药物黄芪、人参、淫羊藿、巴戟天等能提高机体免疫功能和促进抗体形成；柔以滋阴填精，补阴类药物如生地黄、熟地黄、白芍、女贞子、墨旱莲、玄参、麦冬等能抑制免疫功能亢进，中药方左归丸、右归丸即据此而制。

总结前人养生益寿的经验，对延缓衰老服用养生中药须把握两点，即：①平时早餐服用补中益气丸或汤，调理脾胃，晚上服用补肾填精、滋阴强身的中药，如六味地黄丸、肾气丸、左归丸、右归丸，并适当加入疏肝理气、通脉活血药，如逍遥丸、丹参、三七粉。②宜做到"春夏护阴，秋冬保阳"，即冬季服用温阳补肾药，多选肾气丸；夏季服用醒脾化浊药，如佩兰、薏苡仁、紫苏叶、藿香，芳香强脾，利湿化浊，或用薏仁、山药煮粥食用，这样才能保持阴阳的相对平衡。

老年人延缓衰老的保健措施，除合理服用养生中药外，其他还有合理饮食，适当进行劳动与体育锻炼，养成良好的生活习惯，对老年常见病应尽可能做到早期发现、早期治疗等，这些都是养生保健的极为重要的方面。

第一节　补气要药——黄芪

黄芪，古名黄耆，为豆科多年生草本植物，主产于山西、甘肃、黑龙江、内蒙古等地。黄芪一般生长2~3年后即可采挖，但质量以3~4年生采挖的为佳。春秋两季可采，以秋季采者质量较好。采挖后将其根部晒干，润透切片，可生用或蜜制用，或制成颗粒等剂型。

一、性味归经与功效

性味：甘，微温，无毒。

归经：归脾、肺经。

功效：补气升阳、益卫固表、托毒生肌、利水消肿等。

二、临床应用

（1）用于肺脾气虚或中气下陷证。黄芪可补脾、肺之气，为补气要药，且有升举阳气的作用，故可用于食少便溏、气短乏力、中气下陷、久泻脱肛、子宫脱垂、便血、崩漏等，临床常辨证运用补中益气汤或归脾汤化裁。

（2）用于卫气虚所致表虚自汗。以牡蛎散为代表方，亦可用于阴虚引起的盗汗，但须与生地黄、黄柏等滋阴降火药同用，代表方为当归六黄汤。

（3）用于气血不足所致痈疽已溃或溃久不敛。如临床上应用透脓散（配当归、穿山甲、皂角刺）治痈疽不溃，与当归、人参、肉桂等配伍，用以生肌敛疮，代表方为十全大补汤。

（4）用于浮肿尿少。黄芪配伍防己、白术等适用于气虚失运、水湿停聚引起的肢体、面目浮肿、小便不利之症，代表方为防己黄芪汤。

（5）用于气虚血滞导致的肢体麻木、关节痛或半身不遂，以及气虚津亏之消渴等证。其代表方有：①治肢体麻木的黄芪桂枝五物汤；②治肩臂风湿痹痛的蠲痹汤；③治中风后遗症，症见半身不遂的补阳还五汤；④黄芪多与生地黄、麦冬、天花粉等养阴生津药同用，起益气生津功效，用于治疗消渴证。

三、药物配伍运用

（1）黄芪配金银花，共奏益气解毒、敛疮散结之效，可治疗早、中、晚各期疮疡痈疽。在毒热邪重或疮疡初表者，重用金银花，少佐黄芪；若疮疡后期，正气已虚，毒邪内陷者，重用黄芪，少佐金银花。

（2）黄芪配枳实，用于治疗胃下垂、脱肛、子宫脱垂。黄芪有举陷之功，枳实为破气除痞之药。近代药理研究发现，枳实能收缩平滑肌，对胃下垂、子宫脱垂等有较好的疗效，但久用会破气伤正，反而对病情不利。因此在运用枳实治疗胃下垂等证时，配伍补气扶正之黄芪为妥，两者配用，相得益彰。

（3）黄芪配鸡血藤，可益气养血，应用于患有肝炎或肝硬化，血清白蛋白降低或蛋白比例倒置者。黄芪具有提高机体免疫力、保护肝脏、防止肝糖原减少的作用。鸡血藤苦、甘，温，入肝、肾经，具有补血、养血、活血的作用，补而不滞。据报道，近年来临床用此药治疗再生障碍性贫血，治疗肿瘤患者在放疗过程中引起的白细胞减少，有一定的疗效。两者配伍，强强相配，增强疗效，更能提高机体免疫力，促进肝细胞再生。

（4）黄芪配当归，又名当归补血汤，其配比量为黄芪与当归为5∶1。重用黄芪为君，以大补元气，少佐当归养血和营，取其阳生阴长之意，用于大失血后或妇女崩漏，以及产后失血所致的血虚证，或疮疡溃后脓血过多出现血虚证，或术后失血过多的血虚证。

（5）黄芪配桑叶，用于气阴两虚之自汗、盗汗。黄芪对阳虚自汗者用之最佳。桑叶甘寒，有清轻宣散、疏风清热的功效，其味甘，又能益阴敛汗。《本草从新》谓之能"止盗汗"。此两药配伍，清宣与补固并施，寒温共调，使补而不滞，疏而不泻。气阴两虚的自汗、盗汗用之均可，无任何不良反应。

（6）生黄芪配菟丝子、茯苓，可补肾健脾，利水消肿，用于脾肾两虚，水液运化失调所致水肿。现代临床属特发性水肿者用之有效。因黄芪有较显著的利尿作用（注：有专家认为一般用量为20~40g，过多或过少作用均不理想），菟丝子具有补肝肾之功，性较平和，温肾壮阳而不伤阴，茯苓为益脾利水渗湿主药，与黄芪配伍，药力更强。三药配伍，共奏温补脾肾、利水消肿之功。

（7）黄芪配菟丝子、车前子，可补脾益肾，益气通淋，用于劳淋、气淋，伴乏力、气短、腰膝酸软者。现代临床研究显示，治疗尿道综合征用之有效。黄芪健脾益气，温阳利水，菟丝子温肾壮阳，两药能助水液运化，加之车前子的利水通淋之功（车前子具有利小便而不走气之特点），三药配伍标本兼治，通补并施，故具补脾益肾、利尿通淋之功效。

（8）黄芪配伍鲫鱼，用于产后乳汁少或无乳等。鲫鱼为血肉有情之品，其补气血之性最强，最能生乳、增乳。民间妇女产后多用鲫鱼熬汤来增乳下乳，若再配上黄芪、当归、党参、王不留行、路路通、甘草等药，能获得更理想的效果。

四、注意事项

（1）黄芪在各方配伍中用量有别，一般为10~15g，大剂量为30~60g，具体由中医师辨证酌定。

（2）黄芪补气升阳宜炙用，除此之外多生用。

（3）黄芪补气升阳，易于助火，又能止汗，故凡表实邪盛、气滞湿阻、食积内停、阴虚阳亢、痈疽初表或溃后热毒尚盛等证，均不宜用或慎用，或配伍其他药运用。

第二节　话说人参进补

若属于正气不足，体质渐虚，机体抗病能力下降，可选择冬季在医生指导下进行正确调补。为此，黄老介绍几点人参进补常识。

一、何谓"补"

中医提及的"正气存内，邪不可干""虚则补之，实则泻之""扶正祛邪"，均涉及补虚问题。凡能补充人体物质，增强机体功能，以提高抗病能力，消除虚弱证候的药物，称为补虚药，亦称补益药或补养药。所谓虚证，概括起来不外气、血、阴、阳虚四种类型，补药相应分为补气、补血、补阴、补阳四类。但人类生命活动的过程中，气血阴阳是相互依存、相互促进的，所以在虚损不足的情况下也常互相影响，故补益药往往相互为用。

二、人参——补气的首选药

（一）气虚则须用补气药，补气首选人参

气虚是指机体活动能力不足，补气药能增强机体活动能力，最适用于脾气虚或肺气虚证。脾气虚表现为食欲不振，大便溏泄，脘腹虚胀，神倦乏力，甚至浮肿，脱肛；肺气虚表现为少食懒言，动则气喘，易出虚汗。

人参，在野外生长的叫野山参，人工培植者称园参。人参主产于我国东北各省，以吉林产量最大，质量最好，称为吉林参。采挖后，去芦头，洗净晒干称生晒参；经沸水浸烫后，浸糖汁中，取出晒干称糖参；蒸熟晒干或烘干称红参；细根称参须。人参味甘、微苦，微温，具有大补元气、补脾益肺、生津止渴、安神增智的功效。如《神农本草经》曰人参："补五脏，安精神，定魂魄，止惊悸，除邪气，明目，开心益智"。《本草纲目》曰人参可："治男妇一切虚证，发热，自汗，眩晕……吐血，嗽血，下血，血淋，血崩，胎前产后诸病。"《本草经疏》曰："人参能回阳气于垂绝，却虚邪于俄顷，其主治也，则补五脏。"

（二）临床运用

（1）用于气虚欲脱。凡大失血、大吐泻以及一切疾病因元气虚极，均可出现

体虚欲脱、脉微欲绝之证。可单用本品大量浓煎，为独参汤，也可加附子同用，为具回阳救逆作用的人参附子汤。

（2）用于脾气不足。出现倦怠无力、食欲不振、上腹痞满、呕吐泄泻等症，可用人参配伍白术、茯苓、炙甘草等益气健脾药，方为四君子汤。

（3）用于肺气亏虚。出现呼吸短促、行动乏力、动辄气喘、脉虚、自汗等症，多用与胡桃、蛤蚧等药配伍制成人参胡桃汤、人参蛤蚧散。

（4）用于津伤口渴、消渴。热病气津两伤，身热而渴、汗多、脉大无力之症，人参多与石膏、知母、甘草、粳米同用，如白虎加人参汤，可以清热益气，生津止渴；人参与麦冬、五味子同用，即生脉散，可以益气养阴，止汗；人参还常与生地黄、玄参、麦冬等养阴生津药同用，治疗消渴证。

（5）用于心神不安、失眠多梦、惊悸健忘，多配伍当归、龙眼肉、酸枣仁等养血安神药同用，如归脾汤。

（6）治疗阳痿多与鹿茸、杜仲、菟丝子、紫河车等补阳药同用，可起到益气壮阳效果。

（7）用于心气虚夹瘀的冠心病：人参30g，灵芝60g，丹参90g，共研细末，每次服3g，1日2次，温开水送下。

（8）对体虚外感或里实正虚之证，可与解表、攻里药同用，以达扶正祛邪之目的。

（三）人参（实际多以党参代替）药食调养

（1）莲子党参猪肉汤：猪肉500g，党参、山药各30g，莲子60g，红枣8枚，生姜、大葱、食盐、味精各适量。将山药、莲子（去心）洗净后，用清水浸半小时，党参、红枣（去核）洗净，猪肉洗净，切块。将原料一同放入砂锅内，加清水适量，用大火煮沸后改用小火炖2小时，加入食盐、味精调味即成。此汤具有补气健脾的功效，适用于冬季脾胃气虚而致消化不良，肢体疲倦，饮食减少，大便不实，或病后体虚，不思饮食，食欲不佳者。

（2）莲参桂圆猪心汤：猪心1个，莲子60g，党参30g，桂圆肉15g，食盐、味精各少许，制作方法同上。本汤具有补心健脾、安心养神的功效，适用于冬季心脾不足而见神衰疲倦、虚烦心悸、睡眠不安、健忘等症。

（3）参芪鹅肉汤：鹅1只，黄芪、党参、山药各30g，红枣5枚，食盐、白胡椒粉各适量。制作方法同上。本汤主要有补中益气的功效，适用于冬季脾胃虚弱、中气不足而致贫血，症见倦怠乏力、少食消瘦、气短少言、舌淡而胖、脉虚弱等。

三、用参禁忌

（1）实证、热证而正气不虚者忌服。健康儿童勿服，中医有"少不服参"之说。

（2）"诸参反藜芦""畏五灵脂""恶皂荚"，均忌同用。

（3）服人参不宜喝茶和吃萝卜，以免影响药效。

（4）红参性偏温，更适用于气弱阳虚者。

第三节　美容养颜话燕窝

燕窝是珍贵的佳肴，又是名贵的药材，可分为毛燕窝、白燕窝、血燕窝和燕根四种。毛燕窝是金丝燕初次做的窝，因为有毛，故名。燕第一次做的窝被采用后再次做的窝中无毛，称为白燕窝。第二次窝又被采用后，燕接近产卵时的第三次窝，因所吐的胶质中带有血丝，故称血燕窝。如又再次被采用，燕无更多时间去做窝，只做了一条窝边便开始产卵，卵不断掉入崖下摔碎，这时采集的燕窝，称燕根。

一、性味归经与功效

燕窝，性平，味甘，归肺、胃、肾经。燕以海蛤、小鱼等为食，所吐的胶质含大量蛋白质，故燕窝中蛋白质含量非常丰富，其次为糖类，此外，燕窝还含有丰富的矿物质，不含脂肪。研究表明，燕窝具有养阴、润燥、益气、补中、养颜五大功效。中医认为：①燕窝有滋阴补肾、生精益血、强胃健脾、止带止泻等功效，可用于肺阴虚证，症见潮热，盗汗，干咳或咯血，以及胃阴不足所致的噎膈、反胃、盗汗等症，亦可用于久痢之症等。②燕窝对女性来说，是种难得的美颜佳品。燕窝中含有一种表皮生长因子，能直接刺激细胞分裂和再生，所以燕窝可以护肤养颜，令皮肤滑润洁白，减少脸部皱纹，清除暗疮。

二、燕窝食谱

1.人参燕窝汤

白燕窝6g，人参3g。

［做法］将两者放瓷杯中，加水适量，再隔水炖熟，徐徐服用。

［功效］补益脾胃，增进食欲。

2.燕窝粥

燕窝10g,粳米50g。

[做法] 先将燕窝用布包,隔汤炖沸取出,后入米煮粥,随意食之。

[功效] 此粥适用于阴虚劳损、咳嗽气喘、咯血、吐血、自汗、泄泻、消渴、尿频等症。

3.寿星燕窝汤

燕窝、灵芝各6g,红参10g,红枣4枚,冰糖25g。

[做法] 将燕窝用温水发透,用镊子夹去燕毛;灵芝用温水发透,切成薄片;红枣洗净,去核;红参润透,切成薄片;冰糖打碎成屑。将燕窝、红参、红枣、灵芝同放入锅内,加入清水350g,置武火上烧沸,再用文火煮25分钟,加入冰糖即成。

[功效] 具有补气血、抗血癌之效。

4.川芎沙参燕窝

川芎、沙参各10g,燕窝3g,精盐1g,鸡汤250ml。

[做法] 把燕窝放入45°温水中浸泡发透,用镊子夹去燕毛,洗净;沙参润透,切薄片;川芎切片。把燕窝、沙参、川芎、鸡汤、盐同放入蒸杯内,将蒸杯置武火大气蒸笼内蒸45分钟即成。

[功效] 滋阴润肺,清热生津,适用于各型糖尿病患者食用。

5.橘络红花燕窝汤

橘络、燕窝、红糖各10g,红花、丹参各6g,红枣6枚。

[做法] 把燕窝用温热水发透,用镊子夹去燕毛;红枣去核;丹参切片;橘络洗净。将燕窝、橘络、红花、丹参放入蒸杯内,同时放入红枣和红糖,加鸡汤150g,把蒸杯置蒸笼内,用武火大气蒸35分钟即成。

[功效] 此汤具有活血化瘀、滋阴养颜之效。

第四节　止血金不换——三七

三七属五加皮植物,生产于云南、广西等地,现在有许多省市引种栽培。采取栽培3年以上的植株,在8月上旬立秋前后10天结籽前采挖的为"春三七",根饱满,质较好。别名有参三七、田七、山漆、血参、滇三七、旱三七、盘龙七等。由于三七为杖伤跌扑、止血定痛神药,民间早有"止血金不换"的别名,以示其价值的昂贵。冬季采挖者，形瘦质逊，称冬三七；夏季采挖者，肥满质结称春三七；产于云南者称滇三七；与人参同科同属，故名参三七。现有关资料表明，我国是三七的故乡，是最早使用三七的国家。现就三七做几点介绍。

一、性味归经与功效

三七性甘，味微苦，归肝、胃经。其功效可用"止血散瘀，消肿止痛"八个字来概括。历代医家对它均有极高的评价。李时珍说："三七，近时始出，南人军中用为金疮要药，云有奇功。"《本草新编》亦云："三七根，止血之神药也，无论上、中、下之血，凡有外越者，一味独用亦效，加入补血补气药之中则更神。"《识药辨微》中还说治跌打损伤有起死回生之功，价为黄金等。近代名医张锡纯认为："三七善化瘀血，又善止血妄行，为吐衄要药……外敷、内服奏效尤捷。"

二、临床应用

（1）用于人体内外各种出血之证。参三七止血作用甚佳，并能活血化瘀，具有止血不致瘀的特点，对出血有瘀滞者尤为适宜。可单味应用，研末吞服，也可配合花蕊石、血余炭同用，以增强化瘀止血之力，即化血丹。对创伤出血，可研末外敷，能止血定痛。

（2）用于跌打损伤，瘀滞肿痛，有活血散瘀、消肿止痛之功，尤长于止痛。可单独应用，亦可配合活血、行气药同用。

（3）民间对三七有一种"生打热补"之说。有的地方常用三七煮肉，或三七炖蛋，作为伤科患者的调理食品，这也是一种食疗法，能使患者早日康复。有名医介绍，三七味与参相类，推知此药有补气之功，同补益药则补，入化瘀药则攻，并说："以三七作补药时，务必忌酒。"此为经验之谈。

（4）近年有报道，用人参配合参三七治疗胸痹（即冠心病心绞痛），取其益心气、化瘀血之意，常收到满意效果。有报道说冠心病患者吞服三七粉能减少、减轻心绞痛发作，降低血压和血脂。药理研究证明三七能明显增加冠状动脉血流量，对冠心病患者十分有益。当然，三七粉与人参粉同用，则可增加补气之力。

（5）现代临床上三七的用途更为广泛。有人用三七治疗肺脓疡、阑尾炎、溃疡性结肠炎等也有效。还有人用于治疗肠癌患者，症见腹痛、便血，每剂9g，能减轻疼痛、出血。另还有报道，应用参三七对消除寻常疣和防治手术后粘连及瘢痕等有显效。还有医家认为三七是治疗慢性肝炎卓有功效的药物之一。

三、三七食谱

（1）鸡蛋1枚，三七末3g，藕汁1小杯，陈酒适量，隔水炖熟食之。功能止血养胃，适用于止血。

（2）三七9g，研为细末，与米泔水调服。功能止血止痢。

（3）三七6g，桃仁10g，煎取浓汁，入粳米50g，煮成稀粥，趁温热服。功能化瘀止痛，适用于跌打损伤，瘀阻肿痛。

（4）民间将其与肉、鸡等炖服用，具有补益之功。

第五节　名贵补药——冬虫夏草

冬虫夏草，别名虫草、冬虫草、夏草冬虫，多生于高寒山区、草原、河谷、草丛中，以子座及其寄生的干燥虫体入药。每年6~7月间采集，晒干备用。

一、性味与功效

冬虫夏草味甘，性温，滋肺补肾，益气壮腰，是一味高档滋补品，有良好的补益强壮作用。具有阴阳两补的属性，是一种能同时调节阴阳的中药，既可以补肺阴，又能补肾阳。内服用于治疗肺结核咯血、腰膝酸软、消渴、遗精、阳痿、病后体虚、虚喘等症。综合言之，该药具有保肺益肾、补精髓、止血化痰、抗疲劳、提高免疫力之功效。

二、临床应用

（1）用于治疗肾阳虚衰引起的腰膝酸软、性功能障碍、耳鸣耳聋。

（2）用于治疗肺虚或肺肾两虚引起的久咳或咳痰等。

（3）用于治疗呼吸系统疾病、循环系统疾病、泌尿系统疾病及糖尿病。

（4）大病初愈体虚或阳虚自汗怕冷，或平常体虚易感冒者适宜应用。

三、民间验方

（1）肺结核咳嗽：冬虫夏草6g，千日红15g，冰糖少许，炖服。

（2）咯血：冬虫夏草6g，炖鸭肉服。

（3）虚喘：冬虫夏草6g，福参10g，炖鸭肉服。

（4）盗汗：冬虫夏草6g，紫背天葵、豆瓣绿各10g，炖猪瘦肉服。

（5）遗精：冬虫夏草6g，肉苁蓉10g，加足量水，炖羊肉服。

（6）阳痿：冬虫夏草6g，肉苁蓉、仙茅、淫羊藿各10g，炖鸡服。

（7）腰膝酸软：冬虫夏草、石耳各6g，炖鸡服。

（8）病后久虚：冬虫夏草6g，党参10g，炖鸡服。

（9）用冬虫夏草数克，开水泡茶，代茶常服，其渣焙干为末，每次服6g，日服2次，防治感冒，效果颇好。

四、冬虫夏草食谱

（1）冬虫夏草枸杞羊肉汤：冬虫夏草20g，羊肉片500g，怀山药30g，枸杞子15g，生姜、红枣、盐各适量，大火煮沸，小火炖煮，再调味即可。此汤适用于肝肾亏虚引起的宫冷不孕、精少不育、子宫发育不全、女性带下、腰酸脚软、夜尿频繁、阳痿早泄等。

注意：阴虚火旺者不能单独食用冬虫夏草；有表邪者慎用或忌服。

（2）虫草炖鸡：冬虫夏草10g，老母鸡1只，姜片5g，葱10g，料酒、味精、清汤、胡椒粉、盐各适量，冬虫夏草与鸡块同入锅，加上料，炖煮2小时，调味即可。此品具有补肾助阳、调补冲任的作用。

（3）现代有许多包含冬虫夏草的名菜，如福建的清炖冬虫夏草鸡，北京的虫草八鸭，广东的冬虫草炖豹狸、虫草荔枝炖鸭，及北芪虫草炖山甲，甘肃的虫草焖鸡，陕西的虫草煨狗肉等，不仅风味各具特色，更有药食兼备之效。

第六节 中医话"仙兽"——鹿茸

自秦汉开始，鹿茸一直以奇特的功效而闻名于世。在清代，鹿茸成为宫廷主要的抗衰老药物之一。古人崇拜"福禄寿"三星高照，往往用蝙蝠、梅花鹿、寿桃比作象征，因鹿与"禄"谐音，所以"鹿"含有吉祥、幸福、快乐之义，并常把梅花鹿比作神或神意志的化身，说它能"救苦救难，免灾治病"。远在汉代，即有"鹿身百宝"之说。除了鹿角、鹿茸之外，鹿的肾、尾、筋、胎、血、皮、骨等，均可作为药用。从一些古文记载来看，鹿的寿命是相当长的，称为"仙兽"不无一定的道理。

一、性味归经与功效

鹿茸，性温，味甘、咸，归肺、肾经。功效：补肾阳，益精血，强筋骨。鹿茸为梅花鹿或马鹿等雄鹿头上尚未骨化的幼角。鹿茸为我国传统名贵中药，古代医家认为，鹿之精气全在于角，鹿茸为角之嫩芽，气全而未发，故补阳益血之功最胜，为冬令进补之佳品。男性宜服补阳作用较强的黄毛鹿茸，女性宜服补阴作用较强的青毛鹿茸。

二、临床应用

（1）补肾壮阳，生精益血，补髓健骨，治一切虚损、耳聋、目暗、眩晕。鹿茸对肾阳不足、精髓亏损所致的男性虚弱，如精血两虚、腰膝酸痛、畏寒乏力、筋弱神疲、滑精阳痿、眩晕耳鸣、遗尿尿频，儿童发育不良及女性崩漏带下等症均有改善作用。

（2）强壮身体。鹿茸是一种良好的全身强壮剂，能提高机体各器官功能，缓解肌肉疲劳。此外，鹿茸还能改善跌打损伤引起的头痛、腰痛、关节痛、四肢麻木等症。

（3）提高免疫力。鹿茸可以促进新陈代谢，提高机体自身的免疫力，增加机体对外界的防御能力，从而减少疾病的产生，以达强壮身体、抵抗寒冬的目的。

（4）用于妇女冲任虚寒，带脉不固，症见崩漏不止，带下过多。

（5）还可用于疮疡久滞不愈、阴疽内陷不起等症，有温补内托的功效。

（6）用量用法：1~3g，研细末，一日3次口服，或入丸散，随方配伍。

三、鹿茸食谱

（1）鹿茸什锦粥：鹿茸1~5g，水发海参20g，大虾10g，水发干贝、火腿各5g，水发口蘑，冬笋、盐、料酒、味精、鸡油各适量。

做法：把海参、大虾洗净切丁，汆烫，沥干水分；火腿、冬笋、口蘑切丁。在锅内放水，加入盐、料酒，放入大虾、海参、干贝、火腿、口蘑、冬笋，烧开，放入味精、鹿茸等，最好用淀粉勾芡，淋入鸡油即成。具有温胃、大补身体的功效。

提示：服鹿茸1周内禁食猪血及生冷辛辣等食物。在服鹿茸时若出现口干、流鼻血、目赤、心跳加速等现象，应停止服用。胃炎、肝炎患者忌服。发烧、外感风寒、阴虚阳亢或阳盛身体壮实者忌用。

（2）鹿茸炖羊腰：羊红腰1对，鹿茸5g，菟丝子15g，大料2枚，盐、胡椒、料酒、生姜、葱、植物油各适量。

做法：鹿茸研成细末，菟丝子、大料洗净，装入纱布袋中封口；葱、姜洗净，拍碎；羊红腰剖开，去臊膜，洗净切片，入油锅过油取出；将药袋、葱、姜、料酒、盐一同放入砂锅中，倒入清水，大火烧沸，撇去浮沫；改用小火，入羊红腰片，鹿茸粉，炖1小时，用盐、胡椒调味即可。具有补气血、壮元阳、益精髓、强筋骨的功效。

（3）用鹿肾制成药酒，以供年老体虚、阳气不足之人饮用，对男子阳痿、女子宫冷不孕有效。

（4）近代有人取新鲜鹿血兑入白酒中，制成30%的鹿角酒，治疗再生障碍性贫血之血小板减少、贫血、白细胞缺乏等血液病，具有一定效果。

（5）药王孙思邈有一个偏方——鹿骨煎，用鹿骨1具，枸杞根2升，各以水1斗，煎汁5升，和匀再共煎成5升，日2服，可以"补益虚羸""强筋骨"。

（6）鹿胎也为峻补之品，有益肾壮阳、补虚生精之功，可以治疗一切虚损劳瘵，精血不足，妇女虚寒之经带诸病。

（7）鹿筋可以强筋骨，治疗风湿关节痛。

（8）鹿髓是指鹿的骨髓和脊髓，能补阳益阴，生精润燥，凡是虚劳羸弱之人，食之颇有益。

四、使用注意

服用本品宜从小量开始，缓缓增加，不宜骤用大量，以免阳生风动，头晕目赤，或伤阴动血。凡阴虚阳亢、血分有热、胃火盛或肺有痰热以及外感热病者均忌服。

附药：

（1）鹿角，为梅花鹿和各种雄鹿已成长骨化的角，味咸性温，归肝、肾经。功能补肾助阳，可以作为鹿茸的代用品，但药力薄弱。

（2）鹿角胶，为鹿角煎熬浓缩而成的胶状物。味甘、咸，性温，归肝、肾经。功能补肝肾，益精血，并有良好的止血作用。

（3）鹿角霜，为鹿角熬膏后所存残渣。功能益肾助阳，补力虽弱，但不滋腻，且有收敛作用，可治肾阳不足，脾胃虚寒，呕吐，食少，便溏，妇女子宫虚冷、崩漏、带下等症，外用治创伤出血，疮疡久不愈合，有收敛止血敛疮的功效。

第七节　中医"仙草"——灵芝

灵芝，别名芝草、四生草、菇王、等生草。我国最早的中药学专著，秦汉时期的《神农本草经》中，记载灵芝有紫芝、赤芝、青芝、白芝、黑芝、黄芝6种，均被列为"上品"之药。晋代葛洪《抱朴子》把灵芝分为石芝、木芝、草芝、肉芝、菌芝5类。据调查，我国所产的灵芝有50多种，其中以赤芝为代表种。自古以来灵芝就被视作吉祥、美好、长寿的象征，有"神草""仙草"之称，传说灵芝有起死回生之效，食之可长生不老，甚至使人"返老还童"。现代研究进一步证实了灵芝的药理作用，并证实灵芝具有扶正固本、滋补强壮、延年益寿的成分。现就其性味、功效及其运用简单介绍如下。

一、性味归经与功效

灵芝性平，微温，味甘、微苦，归心、肺、肝、脾、肾经，具有补气养血、养心安神、止咳平喘、延年益寿之功效。服用灵芝可改善头昏、咳嗽气喘、消化不良、体虚乏力、饮食减少、失眠健忘、高血压、高血脂、冠心病、慢性肝炎、白细胞减少、胃炎、恶性肿瘤等症。

二、临床应用

（1）补益五脏，提高免疫力。补益五脏的精气，无论心、肺、肝、脾、胃，任何一脏虚弱，均可服用灵芝。灵芝是纯天然的免疫功能调节和激活剂，可显著提高机体免疫功能。

（2）安神健脑。灵芝制剂可有效缓解神经衰弱患者的不适，使睡眠得到改善，食欲有所增加，心悸、头痛、头晕等症状可减轻或消失。

（3）减轻肝损伤。灵芝能促进肝脏对药物及其他有毒物质的代谢速度，改善中毒性肝炎的症状，有效改善肝功能，使肝功能的各项指标逐渐恢复正常。

（4）改善"三高"（高血脂、高血压、高血糖）。灵芝可明显降低血胆固醇、低密度脂蛋白和甘油三酯水平，并可预防动脉粥样硬化的形成，对多种类型的脑卒中也有很好的预防和改善作用。

（5）防癌，抗肿瘤。灵芝可以提升人体的造血功能，升高白细胞，还可以通过自身的某些有效成分抑制癌细胞的发展和扩散，是抗肿瘤、防癌以及癌症辅助治疗的首选药物。

三、民间验方

（1）治疗胃痛。灵芝20g，两面针、蒲公英各15g，水煎服。
（2）治疗头晕。灵芝、红菇各10g，大血藤15g，炖猪瘦肉服。
（3）治疗失眠。灵芝、十大功劳叶各15g，金线莲10g，丁香蓼10g，水煎服。
（4）治疗神经衰弱。灵芝、金线莲各10g，丁香蓼20g，芝麻根15g，水煎服。

（5）治疗高血压。灵芝、毛冬青各15g，水煎服。

（6）治疗冠心病。灵芝10g，独脚金3g，炖猪心服。

（7）治疗心绞痛。灵芝15g，炖猪心服。

（8）治疗高胆固醇血症。灵芝10g，决明子15g，水煎服。

（9）治疗外伤性偏瘫。灵芝、鬼针草各50g，伸筋草30g，穿根藤20g，水煎服。

（10）治疗类风湿关节炎。灵芝30g，穿根藤、三丫苦各20g，威灵仙10g，老君须15g，九节茶10g，水煎服。

四、灵芝食谱

1.灵芝三七方

［食材］灵芝8g，三七粉2g。

［做法］将灵芝洗净，浸泡2小时后再煎煮1小时，以其汤送服三七粉。

［功效］益气养心，活血通脉。适于心虚滞所致的心悸、形寒肢冷、唇舌发紫等。

注：灵芝不能与茶、海鲜同食。

2.灵芝黄芪炖猪瘦肉

［食材］灵芝15g，黄芪30g，猪瘦肉250g，姜5g，葱10g，盐4g。

［做法］灵芝、黄芪均切片，猪瘦肉洗净，切四方块，姜切片，葱切段。将肉、灵芝、黄芪、姜、葱、盐放入炖锅，加入水600ml，武火上烧沸，再用文火炖煮45分钟即成。

［功效］补肾益精，宁心安神。

3.灵芝饮

［食材］灵芝30g，白糖15g。

［做法］将灵芝研制，放入杯内，加开水浸泡5分钟，加入白糖即成。

［功效］益精气，抗癌肿。

4.牛蒡灵芝炖乌鸡

［食材］牛蒡子15g，灵芝30g，乌鸡1只，姜5g，葱10g，盐、味精各3g，鸡油适量。

［做法］牛蒡子去杂质，灵芝洗净，切四方白块；乌鸡宰杀后，去毛、内脏及爪；姜拍松；葱段切段。将乌鸡、灵芝、牛蒡子、姜、葱放入炖锅内，加水适量，武火上烧沸，再用文火煮45分钟，加入盐、味精、鸡油即成。

［功效］益精气，消肿毒，抗癌肿。

第八节　妇科圣药话阿胶

东阿阿胶为山东名优特产，《神农本草经》列阿胶为上品，因为此胶产于山东省东阿县，又是用当地得天独厚的阿井水煎熬而成，故名阿胶。阿胶的制作与药用已有2000多年历史。在2000多年前成书的《神农本草经》云："煮牛皮作之。"到公元7世纪，在《食疗本草》中始提出以牛皮制作的胶称为"黄明胶"，延至现今，凡用牛皮煎煮制作的胶，仍称黄明胶。《图经本草》载阿胶"以阿县城北井水作煮为真"，由此可见，地道真阿胶是与东阿水质有密切关系的。阿胶是历代向皇帝进贡的贡品，故又称"贡胶"。

一、性味归经与功效

阿胶性平，味甘，归肺、肝、肾经，历来就有补血"圣药"之美称。《本草纲目》中记载："疗吐血、衄血、血淋、尿血、肠风下痢。女人血痛、血枯、经水不调、无子、崩中、带下、胎前产后诸疾。"阿胶也被称为妇科圣品，能够滋补血肉之体，故也被称为血肉有情之品。

其功效归纳为滋阴润肺，补血止血，安胎。

二、临床应用

（1）滋阴润肺：清肺润燥，改善由燥邪伤肺引起的舌干燥、干咳少痰、痰中带血、结核咯血等。

（2）补血止血：适用于各种血虚、出血证，被历代医家视为补虚、养血及改善各种出血证的必备良药，如治疗血虚引起的面色发黄、头晕眼花、心慌，治疗吐血、便血、咯血、崩漏、妊娠尿血等出血证。

（3）调经安胎：治疗妇科疾病，如月经紊乱、月经过多或过少、功能性子宫出血、经间期出血、经期腹痛等。此外，阿胶还有止血安胎功效，治疗妊娠期胎动不安、先兆性流产、习惯性流产。

（4）滋补强身，改善亚健康。阿胶可改善睡眠，预防老年病，延缓衰老，美容养发，健脑益智，提高亚健康人群的免疫力，对特殊职业者，如从事放疗、化疗、微波、计算机及核电站工作的人导致的白细胞减少，常用阿胶来抵抗辐射，改善不适症状。阿胶还能改善人体内钙的平衡，使血钙趋于正常。

三、阿胶食谱

（1）阿胶蒸鸡：阿胶20g，鸡肉块150g，桂圆15g（去核），红枣5枚，加料酒、姜、盐、油各适量。适用于血虚眩晕、心慌、崩漏、月经过多、妊娠出血等。

注意：①服用阿胶前后2小时内，不吃萝卜或大蒜。②内热较重、口干舌燥、潮热盗汗者不宜服。③感冒、咳嗽、腹泻或月经来潮时应停服。

（2）阿胶炖肉：猪瘦肉100g，阿胶6g。炖熟肉后，再入阿胶炖化，低盐调味，饮汤食肉。

（3）阿胶煮鸡蛋：阿胶15g，鸡蛋2个，红糖25g。把阿胶打碎，蒸汽烊化。锅内加水500ml，烧沸，将鸡蛋打入，蒸熟，加入红糖即成。适宜一切虚证及亚健康之人。

（4）红枣炖阿胶：红枣5枚，阿胶10g，冰糖25g。将阿胶、冰糖打碎成末，再将阿胶、红枣放入炖杯内，加水250g，中火烧沸，再文火煮25分钟，加入冰糖搅匀即成。具有滋阴、润肺、补血、止血功效。

（5）阿胶三七炖黄鸡：阿胶、三七各15g，黄母鸡1只，料酒、葱各10g，姜5g，盐4g，味精、胡椒粉各3g。将阿胶打碎、烊化，三七研粉，黄母鸡切块，姜切片，葱切段。将阿胶、三七、黄母鸡、姜、葱、料酒放入炖锅内，加水适量，用武火烧沸，再用文火炖煮45分钟，加上调料而成。具有活血、止血、止痛、祛瘀之功效。

（6）民间单用阿胶500g，加水炖化后加入适量冰糖，蒸1小时，分3~4次食用，治疗妇女月经不调。

（7）治疗妇女崩漏（功能性子宫出血），可将艾叶、当归、熟地黄、川芎、白芍各10g，煎水去渣，加入阿胶30g炖化后服用，每日1次（即仲景的胶艾汤）；或单用阿胶50g，炖服，起养血润肠功效，治疗妇女产后便秘。

（8）因分娩时出血过多或月经过多所引起贫血，红细胞、血小板及血红蛋白低者，阿胶15g烊化，黄芪30g、大枣15枚煎汁，兑服，连服3~5天可见效。

注意：

①古人在运用阿胶时，均将刚熬制的阿胶称为"新阿胶"，在阴凉干燥处放置3年以上，直至"火毒"基本退尽，称之为"陈阿胶"，方可食用。服用新阿胶易产生燥热证。

②注意伪假阿胶。真阿胶烊化后气清香，有麻油气，稠而不黏腻，味微咸；真正驴皮胶表面为棕黄色，光滑，对光照射呈棕红色透明样，质硬易碎，断面为褐棕色，具玻璃样光滑，气微香，味微甘。牛皮胶、杂皮胶则有黏性，质硬，不易破碎，断面乌黑或灰蓝，气微腥。

③鉴别真伪品做法：取2g碎块，放入锅内加热，真品初则迸裂，随后膨胀溶化，冒白烟，有浓烈的麻油香味。伪品烧后有浓烈的浊臭味、豆油味或腥味。

第九节　长寿因子——山药

据西医学研究显示，山药含有淀粉酶、蛋白质、脂肪、胆碱、多种维生素和矿物质，能预防结缔组织病的发生，保持消化道、呼吸道润滑，所以医学科学工作者称誉它为"长寿因子"。现从以下几方面做一简介。

一、性味归经与功效

山药味甘，性平，归脾、肺、肾经，功能益气养阴，补脾肺肾。《神农本草经》："主伤中，补虚羸，除寒热邪气，补中，益气力，长肌肉。"《本草纲目》："益肾气，健脾胃，止泄痢，化痰涎，润皮毛。"《本草正》："山药，能健脾补虚，滋精固肾，治诸虚百损，疗五劳七伤。第其气轻性缓，非堪专任，故补脾肺必主参、术，补肾水必君萸、地，涩带浊，须破故同研，固遗泄，仗菟丝相济。"

二、张锡纯应用经验

1.善用山药，推崇食疗法

在张锡纯《医学衷中参西录》中应用山药煮粥方就有珠玉二宝粥、薯蓣半夏粥、薯蓣粥、薯蓣鸡子黄粥、三宝粥等。凡用山药之处必用生者，"以其含蛋白质甚多，炒之则其蛋白质焦枯，服之无效"。

2.善用山药起沉疴

张锡纯曾治："一妇人，产后十余日，大喘大汗，身热劳嗽，医者用黄芪、熟地、白芍等药，汗出愈多。后愚诊视，脉甚虚弱，数至七至，审证论脉，似在不治。俾其急用生山药六两，煮汁徐徐饮之，饮完添水重煮，一昼夜所饮之水，皆取于山药中，翌日又换山药六两，仍如此煮饮之。三日后诸病皆愈。"

又治："一人，年四十余，得温病十余日，外感之火已消十之八九。大便忽然滑下，喘息迫促，且有烦渴之意。其脉甚虚，两尺微按即无。亦急用生山药六两，煎汁两大碗，徐徐温饮下，以之当茶，饮完煎渣再饮，两日共用山药十八两，喘与烦渴皆愈，大便亦不滑泻。"医疗实践足以说明善用山药，的确可以治大病，起沉疴。

3.善用山药治杂病

张锡纯根据病情，适当配伍，用于治疗阴虚劳热、阳虚证、喘息证、吐血过多、呕吐、霍乱、泄泻、久痢、消渴、淋浊等，均有满意效果。

三、治疗糖尿病经验

名医施今墨治疗糖尿病，在辨证基础上，配伍山药与黄芪，多有显著疗效。

焦树德教授认为，山药"生用能补肾生精，益肺肾之阴而治消渴"。根据焦氏多年临证经验，治上消以山药配伍沙参、麦冬之类，治中消以山药配伍石膏、知母等，治下消以山药配伍地黄、山茱萸等，均可取得一定效果。

四、临床应用

（1）用于脾虚气弱，食少便秘或腹泻，本品既补脾气，又益脾阴，能止泻，常与人参、白术、茯苓等同用，如参苓白术散。

（2）用于肺虚咳喘，本品能补肺气，益肺阴，故适用于肺虚久咳或虚喘者，可配伍人参、麦冬、五味子等同用。

（3）用于肾虚遗精、尿频，妇女白带过多，本品能补肾，且兼有固涩作用，如六味地黄丸，治肾虚遗精；又如缩泉丸，可治肾虚尿频；治疗白带，证属脾虚有湿者，多配伍人参、白术、车前子；如白带发黄，有湿热者，当加黄柏；如肾虚不固者，多配伍熟地黄、山茱萸、菟丝子等。

（4）治消渴有效，补气养阴而止渴，一日用250g，代茶饮，也可配伍黄芪、葛根、知母、天花粉等同用，如玉液汤。

五、注意事项

（1）本品养阴能助湿，故湿盛中满或有积滞者忌服。

（2）山药中淀粉含量较高，大便干燥、便秘者最好少吃。

（3）山药偏补，甘平且偏热，体质偏热、容易上火的人慎用。

第十节　药食同用——大（红）枣

大枣自古至今都是药食兼用之品。在《神农本草经》中将它列为"上品"之药，主产于河南、河北、山东、陕西等省，现就以下几方面谈点认识。

一、性味归经与功效

大枣性味甘、温，归脾、肾经，其功效为补中益气，养血安神，缓和药性。

《神农本草经》："安中养神，助十二经……补少气少神，身中不足，大惊，四肢重，和百药。"《日华子本草》："润心肺，止嗽。补五脏，治虚损，除肠胃癖气。"《用药法象》："调营卫，生津液。"《药品化义》："大枣之甘，与生姜之辛，二味配合，经云甘辛发散为阳也，故发表疏散剂中必用之。"明代《本草汇言》中说得更具体："此药甘润膏凝，善补阴阳、气血、津液、脉络、筋俞、骨髓，一切虚损，无不宜之。"

二、现代研究

大枣含有各种营养成分，枣肉中除含蛋白质、脂肪、糖类之外，还含有维生素A、维生素C、维生素B_2、胡萝卜素、黏液质以及钙、磷、铁等。每100g鲜枣中含维生素C 200~500mg，比同等重量的苹果、桃高100倍，"百果之冠"的头衔名副其实。国外对鲜枣有"天然维生素丸"的美誉。

三、临床应用

（1）用于中气不足，脾胃虚弱，体倦乏力，食少便秘，本品有补中益气之功效，常与党参、白术、茯苓等药同用，以增加疗效。

（2）用于血虚萎黄，妇女脏躁，本品有养血安神功效。治疗血虚、面黄肌肉，多与熟地黄、当归等补血药同用；治疗妇女血虚脏躁，精神不安，常配伍甘草、小麦，如甘麦大枣汤。

（3）常配伍峻烈药同用以缓和药性。如大枣配伍葶苈子，即葶苈大枣泻肺汤，能泻肺平喘利尿而不伤肺气；配伍大戟、芫花、甘遂，即十枣汤，能泻水逐痰而不伤脾胃。

（4）与生姜配伍。与解表药同用，生姜可以助卫气发汗，大枣又可补益营血，防止汗多伤营，共奏调和营卫之功。与补益药同用，生姜能和胃调中，大枣补脾益气，合用能调补脾胃，增加食欲，促进药力吸收，提高滋补效能。

（5）近代有人将狼毒汁与蒸煮的红枣共煮，汁吸尽后而成狼毒枣，用以治疗淋巴结核、骨结核、肺结核等，疗效均较好。

（6）民间治疗盗汗、虚汗药膳方：红枣1个，乌梅肉9g，桑椹12g，浮小麦15g，或用红枣20个，黑豆60g，黄芪30g，煎水代茶饮，颇有效验。

四、注意事项

本品助湿生热，令人中满，故湿盛脘腹胀满，食积，虫积，龋齿作痛，以及痰热咳嗽者均忌服。

第二十一章　漫话四季养生

第一节　春季养生

春季，为一年的季节之首，时跨阴历正月至三月。春天是万物复苏生发的季节，自然界生气勃勃，到处是欣欣向荣的景象。春时人体阳气升发，气血流畅，肝气舒展，肌肤润泽，腠理开疏，这是人体适应自然界气候的表现。故春季养生，应当顺应天时和人体变化的特点，以下几点供春季养生保健参考。

（1）《素问·四气调神大论篇》曰："春三月，此谓发陈，天地俱生，万物以荣，夜卧早起，广步于庭，被发缓形，以使志生。"就是说，春天夜间缩短，白昼渐长，此时在起居方面应夜卧早起，多到户外活动，放松全身，慢步缓行，锻炼身体，以适应春天的生机而养生。

（2）春季气候刚刚转暖，变化大，乍暖乍寒，人体阳气尚未充盛，此季衣着增减要因地、因人制宜。减衣不宜过快过早，以防感受风寒。

（3）《备急千金要方》曰："春七十二日，省酸增甘，以养脾气。"是说由于肝旺于春，食甘减酸健养脾气，以防肝气胜脾。春气温，故少食过于辛温燥辣之食物，此为春季应时饮食之养生原则。

（4）肝、胆之经旺于春，肝喜条达舒畅而恶抑郁，故可充分利用大好春光邀朋郊游，探春踏青来调畅肝气，焕发精神，使自己思想开阔，心情舒畅，精力倍增，心身健康，免生疾病。

（5）早春期的饮食以高热量为主。除谷类制品外，还可选用黄豆、芝麻、花生、核桃等食物。多食鸡蛋、鱼类、虾、牛肉、鸡肉、兔肉和豆制品等，以补充蛋白质。多食含维生素较丰富的柑橘、柠檬、小白菜、柿子椒、西红柿、胡萝卜等水果和蔬菜，以增强抗病能力。

（6）食疗以平补为宜，如荞麦等谷类，豆浆、赤小豆等豆类，金橘、苹果等水果以及芝麻、核桃等。阴虚内热者选用清补的梨、莲藕、荠菜、百合、甲鱼等。病中或病后恢复期者一般以清凉、素净、味鲜可口、容易消化的食物为主，如大米粥、薏米粥、赤豆粥、莲子粥、青菜泥、肉松等。

此外，饮食养生要求我们做到饮食要有节制，应以适量为宜，不要饥饱失常，饮食要清洁，注意卫生，合理搭配，包括精细搭配、荤素搭配、干稀搭配，不偏嗜，实现营养素互补。饮食以清淡为宜，达到少盐、少油、少糖、少肉食、少黏食及少食多餐，少喝酒，不吸烟，做好自我保健，以期延年益寿。

（7）春季养生保健食疗汤如下。

生姜葱豉汤

［配料］带须葱白30g，淡豆豉10g，生姜3片，黄酒30g。

［功效］疏风散寒，宣肺解表，适用于春季风寒感冒，头痛无汗，胸中烦闷等，也可用于过敏性鼻炎。

三丝汤

［配料］猪瘦肉200g，熟鸡肉、熟火腿各15g，熟冬笋100g，豆腐50g，味精5g，鸡汤1500ml，料酒5ml，食盐适量。

［功效］补气养血，适用于春季气血两亏而致心悸气短、神疲乏力、头晕耳鸣、失眠多梦等。

绿豆萝卜汤

［配料］绿豆50g，白萝卜200g，猪油、食盐各适量。

［功效］清热化痰，止咳。适用于春季风温袭肺而致大叶性肺炎，症见高热烦渴、咳嗽、痰中带血等。

菠菜木耳鸡蛋汤

［配料］鸡蛋5个，湿淀粉150g，香油15ml，高汤4000ml，黄花、木耳、菠菜各适量，酱油、姜末、食盐、味精各少许。

［功效］解毒清热，凉血止血。适用于春季暑热上攻而致鼻出血、齿龈出血或大便干结、便中带血、口苦口臭、耳鸣目赤等。

五神汤

［配料］荆芥、紫苏叶、茶叶各6g，白糖15g，生姜2g。

［功效］疏风散邪。适用于春季邪犯肺而致风疹初起，症见皮疹、发热、咳嗽、流涕等。

<h3 align="center">姜糖苏叶汤</h3>

［配料］生姜、紫苏叶各10g，红糖15g。

［功效］祛风解表，和胃散寒。适用于春季风寒感冒，症见恶心欲吐等。

<h3 align="center">枸杞叶猪肝汤</h3>

［配料］猪肝200g，枸杞叶150g，香油、食盐、淀粉各适量。

［功效］民间常用此汤治疗春季风热上攻而致目赤、视力衰退和夜盲症。

<h3 align="center">香菇肾片汤</h3>

［配料］香菇52g，猪肾4个，火腿肉50g，嫩豆苗12颗，食盐5g，味精4g，料酒15ml，鲜汤、香油、胡椒粉各适量。

［功效］补肾壮腰，益气补虚。适用于春季肾气不足而致腰膝无力、耳鸣头晕或慢性肾炎等。

<h3 align="center">平菇菠菜肉片汤</h3>

［配料］鲜平菇150g，猪瘦肉100g，菠菜心50g。

［功效］补气养，滋养脾肾。适用于脾肾气血不足而致面色苍白、心悸气短或贫血等。

<h3 align="center">笋蘑火腿鸽子汤</h3>

［配料］鸽子2只，冬笋、蘑菇各25g，火腿肉20g，鸡汤1000ml，食盐3g，料酒10ml，大葱9g，生姜5g，味精、白糖各1g。

［功效］补益气血，强身健体。适用于春季气血两虚而致头晕耳鸣、心悸气短、面色无华等。

第二节　夏季养生

夏季，按我国习惯从立夏开始，经小满、芒种、夏至、小暑、大暑，至立秋前一天为止。夏天为火热旺盛的季节，火气主于夏。《素问·四气调神大论篇》云："夏三月，此为蕃秀。"盛夏阳光曝烈，天气酷热，地热蒸腾，天气下降，地气上升，天地之气交合，万物生长繁茂。夏季人身阳气最盛，阴气相对不足，在五脏应于心、脾，腠理疏泄，出汗较多，心气易于亏耗，故夏季养生要充分考虑顺应天时与人体变化的特点，以下几点供夏季养生保健参考。

（1）夏季保健首先要谨防中暑。一般气温超过32℃就易发生中暑，所以炎夏季节要改善居住条件，充分利用自然通风和电风扇以及空调降温，但应防过猛、过久吹风扇，并忌睡着后继续吹风。不要在烈日下逗留过久，也不能贪凉而露宿室外。应保证一天中足够的睡眠时间。家庭应备有清凉饮料和仁丹、风油精、十滴水等常用防暑药物。

（2）暑季易夹湿。湿热的环境正是各种细菌繁殖的最好条件。鉴于老年人胃肠功能较弱，入夏后，饮食一定要讲究卫生，并以清淡、温软之食为宜，不可吃得过饱，更不能过多进食生冷、肥腻食物，以免加重胃肠负担。防止引起呕吐、腹泻、腹痛等的胃肠疾病。家中可备些藿香正气水（丸）、神曲茶等药物。适当吃些大蒜，喝些柠檬汁、橘子汁，对肠道感染有一定预防作用。

（3）夏季多汗，皮肤受刺激，或因痱子、蚊虫叮咬瘙痒而损害皮肤，容易导致感染化脓。夏季要经常洗澡，浴后擦干水，适当扑些爽身粉，保持皮肤清洁干爽。夏季衣着应宽松柔软。

（4）夏季昼长夜短，宜早起，迎着初升的太阳进行户外活动，顺应阳气的充盈与盛实。可晚些入睡，以顺应阴气的不足。中午气温过高，应作午休，以保证足够睡眠。

（5）酷暑和严寒一样易使心烦，故切忌急躁发怒，应保持乐观的情绪。俗话说："心静自然凉。"良好的心态是最好的调节剂，可防止人体五脏内火自生。

（6）夏季饮食保健：①夏季出汗多，注意少量、多次饮水。水中加少许食盐，以维持体内水盐代谢平衡。清晨喝点凉盐开水有清热、凉血、清头醒目的作用。②多吃些西瓜、西红柿、梨、豆芽、豆腐、蘑菇、海带及各种绿叶蔬菜。③夏季以清淡滋阴食品为主，如鸭肉、瘦猪肉、瓜菜、薏苡仁粥、绿豆汤等。④夏天可选用具有解暑清热、生津益气养阴作用的饮料，如绿豆汤、绿茶、菊花茶、橙汁、苹果汁、柠檬汁、番茄汁、菠萝汁、山楂汁、酸梅汤、西瓜汁等。但夏天喝冷饮要注意适量，免伤胃肠。⑤盛夏可多食一些蛋白质丰富而易于消化的食品，如鲜鱼、禽蛋、牛奶及豆类等。⑥气虚或气阴两虚明显者，除食补外，也可选用西洋参少许泡水当茶饮。⑦对体质弱、倦乏无力、不思饮食的老人，可服薏苡仁汤（或粥）以健脾利湿，调和脾胃，增进食欲。

（7）盛夏期间自制凉茶：①生地黄、麦冬泡茶，适宜心火旺盛者。②沙参、麦冬泡茶，适宜肺火旺盛者。③淡竹叶或鲜荷叶泡茶，适宜胃火与心火旺盛者。④夏枯草泡茶，适宜肝火旺盛者。⑤枸杞子、地骨皮泡茶，适宜肾火旺盛者。

⑥白菊花、金银花、鲜芦根泡茶，适宜清暑热。

（8）夏季养生保健食疗汤如下。

肉片冬瓜汤

［配料］冬瓜500g，肉片50g，高汤500ml，味精、食盐、香油、猪油各适量。

［功效］清暑利湿。适用于夏季湿热内蕴而致疰夏，症见纳少厌食、身困乏力、头晕神疲等。

番茄葱花蛋汤

［配料］鸡蛋3个，番茄2个，葱花12g，胡椒粉、味精各1g，生姜末10g，猪油25g，香油10ml，鲜汤1000ml，淀粉15g，食盐适量。

［功效］解暑化湿开胃，助阳。适用于夏季脾阳被困而致食欲不佳、口淡无味、恶食生冷、大便溏薄、身困如裹等。

冬荷瘦肉汤

［配料］猪瘦肉200g，冬瓜500g，鲜荷叶2片，食盐、味精各少许。

［功效］清暑除湿。适用于暑热，症见发热，口渴，口干，小便短赤灼痛，舌质红，苔黄，或小儿疰夏，症见持续发热、口淡无味、不思食、消瘦无力等。

肉片丝瓜汤

［配料］猪瘦肉150g，丝瓜300g，鸡蛋1个，木耳、葱末、食盐、味精、淀粉、猪油各少许。

［功效］清暑涤热，解毒明目。适用于中暑伤暑，症见烦渴多饮、眼红疼痛、痱毒、痈肿等。

榨菜肉丝汤

［配料］猪瘦肉丝250g，榨菜200g，食盐2g，味精1g，熟猪油、葱段各5g。

［功效］开胃爽口。适用于中暑，症见纳少，乏力头晕，或疰夏病症。

冬瓜利水减肥汤

［配料］冬瓜500g，香油、味精各适量。

［功效］利水消肿减肥。适用于夏季水湿内停而致急性肾炎水肿，或肥胖症伴水肿者。

豆腐鳅鱼汤

［配料］鳅鱼500g，豆腐250g，生姜、食盐、味精各适量。

［功效］清热利湿。适用于夏季水湿蕴郁下焦之慢性泌尿系统感染及小便不利、水肿、湿热黄疸等。

四仙汤

［配料］生地黄、天冬、黄精各15g，蜂蜜适量。

［功效］滋阴补肾。适用于夏季肾阴亏虚之肾结核、尿赤而少、手足心热、大便秘结等。

益寿鸽蛋汤

［配料］枸杞子、桂圆肉、制黄精各10g，鸽子蛋4个，冰糖50g。

［功效］补肝肾，益气血。适用于夏季肾结核、手足心热、潮热盗汗、腰膝无力等。

豆腐猪蹄瓜菇汤

［配料］豆腐500g，香菇30g，丝瓜250g，猪蹄1只，姜丝、味精、食盐各适量。

［功效］抗癌降脂，养血通络，补虚下乳。适用于夏季肾炎、肾癌、肾病综合征及高脂血症等，也可用于妇女乳腺增生等。

第三节　秋季养生

秋季，指阴历七月至九月，即从立秋开始，经历处暑、白露、秋分、寒露、霜降，共6个节气，终于立冬前一天。秋天，万物华实，是成熟的季节，秋高气爽，使人心旷神怡。但秋季大多多晴少雨，秋阳以曝，空气湿度小，风力大，水分蒸发快，容易形成燥邪而致病。深秋受冷空气刺激较多，正如民间常说："一场秋雨透心凉。"中医认为，秋三月，为肺气旺盛之时，肺主秋，秋属燥，燥邪最易伤肺，耗伤人体阴津。为此，秋季养生应顺应天时和人体变化的特点，提示以下几点供秋季养生保健参考。

（1）《素问·四气调神大论篇》云："秋三月，此谓容平。天气以急，地气以明，早卧早起，与鸡俱兴；使志安宁，以缓秋刑；收敛神气，使秋气平；无外其志，使肺气清。此秋气之应，养收之道也。"此文指出，入秋后，白昼渐短，夜来提前，晚间气凉。起居宜早睡，以顺应阴精的收藏；又宜早起，以顺应阳气的舒长。秋季要使神气内敛，志意安宁，切勿使志意外露和阳气外泄，避免秋天肃杀之气的伤害，即"以缓秋刑"。秋天风清气凉，山川景色都很明净，宜登高远眺，以舒肺气。在秋季人体的形体和精神活动应和秋天阴升阳降、阳气开始收敛的状态相适宜，以符合秋收之规律，即"养收之道"。

（2）民间有"七月流火，九月授衣"之说。但入秋后加衣不要过早、过多，要适当减慢添衣速度，让机体经受凉气的锻炼，适应天气变化，增强耐寒能力。

（3）秋季饮食养生，应注意减少辛味而增加酸味，以免肺气太旺而使肝气过于抑制，即以滋阴润燥、清淡饮食为宜，如多喝开水、淡茶、豆浆、牛奶等饮料，多吃豆腐、银耳、芝麻、百合粉，以及梨、苹果、菠萝、甘蔗等。蔬菜以绿叶蔬菜为主，辅以蘑菇、萝卜、藕等。适当进补蜂乳、西洋参之类的养血滋阴之品，少食葱、姜、蒜、韭菜、胡椒、花椒等辛燥之品以及熏烤、油腻食物。

（4）秋季养生保健汤、茶、食疗汤如下。

无花果大海汤、茶

［制法］无花果30g，胖大海、生蜂蜜各10g。将无花果切碎，同胖大海、生蜂蜜一起放入茶盅内，用沸水冲泡即可，可代茶饮。每日1~3次，每次150~200ml。

［功效］此汤茶具有润肺利咽、润肠通便、补脾益胃之功效，适宜于秋燥伤肺胃，症见慢性咽炎、口干咽燥、干咳痰少、大便干燥、消化不良者饮用。

蜜橘银耳汤、茶

［制法］银耳20g，蜜橘200g（可用蜜橘罐头），白糖100g。银耳用水浸发，撕成小朵，洗净，放入炖盅内，加少许水，用小火隔水炖1小时取出，倒入砂锅内，加清水适量，放入蜜橘肉、白糖，大火煮沸后，改用小火煮15分钟即可，可代茶饮。每日1~3次，每次150~200ml。

［功效］此汤茶具有养阴润燥、美容嫩肤之功效，适宜于秋季肺燥干咳或咳嗽痰少、痰中带血、面容憔悴、皮肤粗糙者饮用。

五汁汤、茶

［制法］梨汁30ml，草莓汁、鲜藕汁、麦冬汁各20ml，鲜芦根汁25ml，生蜂蜜15g。前五汁用小火煮10分钟，加入生蜂蜜搅匀即成，代茶饮。每日1~3次，每次100~200ml。

［功效］此汤茶具有清热生津之功效，适宜于秋燥而致胃脘痞满、口苦、口干、唇干舌燥、精神欠佳、大便干结者饮用。

芹菜大枣汤、茶

［制法］鲜芹菜100g，大枣10枚，白糖15g。将芹菜洗净，去根叶，大枣洗净，同放入锅中，加水适量，大火煮沸后用小火煎煮20分钟，以纱布过滤取汁，加入白糖即成，可代茶饮。每日1~3次，每次150~200ml。

［功效］此汤茶具有清热平肝、凉血止血之功效，适宜于秋季肺燥伤络而致鼻出血、心烦、喜冷饮、眩晕耳鸣、烦躁易怒、舌红苔黄、脉数者饮用。

银菊山楂汤、茶

［制法］菊花、金银花各15g，桑叶12g，生山楂25g。将菊花、金银花、桑叶、生山楂分别洗净，一同放入锅内，加清水适量，用小火煮半小时，去渣取汁，代茶饮。每日1~3次，每次150~200ml。

［功效］此汤茶具有清热养肝、润肤美容之功效，适宜于秋季高血压属肝热瘀阻，症见头痛、眩晕、失眠多梦、心烦易怒、口苦咽干者饮用。

五汁汤

［配料］梨汁30ml，草莓汁、鲜藕汁、麦冬汁各20ml，鲜芦根25ml，生蜂蜜15g。代茶饮。

［功效］清热滋阴。适用于秋燥而致胃脘痞满、口苦口干、唇干舌燥、精神欠佳、大便干结者饮用。

雪梨汤

［配料］雪梨200g，冰糖少许。代茶饮。

［功效］润肺养阴。适用于秋季气候干燥而致慢性咽炎、咽喉干燥、干咳少痰、舌红无苔者饮用。

淡菜海带冬瓜汤

［配料］淡菜100g，海带200g，冬瓜400g，料酒10ml，味精、葱适量，姜2片，植物油40ml，食盐适量。

［功效］适用于糖尿病、甲状腺功能亢进症等。

银耳乌龙汤

［配料］银耳10g，海参150g，高汤1000ml，料酒10ml，食盐、味精各适量。

［功效］滋阴补肺，养阴润燥。适用于高热后期心烦、咽干唇燥、体虚弱、食欲不振、肺虚有热、肺痨咳嗽者饮用，还可用于治疗阴虚阳痿、早泄等。

［宜忌］肺虚腹泻、痰多不爽之人忌服。

燕窝汤

［配料］燕窝6g，冰糖12g。

［功效］养阴润燥，化痰止咳。适用于肺结核、支气管扩张以及阴虚肺燥、口干鼻枯、虚劳咳嗽、咳痰带血丝者饮用。

银耳鸽蛋汤

［配料］干银耳50g，鸽子蛋20个，冰糖250g，猪油适量。

［功效］滋阴补肾，清热降火。适用于秋季肾阴不足，虚火上炎而致咽干、口燥、大便秘结者饮用。

木耳肉片汤

［配料］黑木耳150g，猪瘦肉160g，绿茶叶25g，笋片50g，清汤1500ml，味精、胡椒粉、酱油、食盐、淀粉各适量。

［功效］滋阴润燥，强壮身体。适用于阴虚津枯、燥咳痰少、肌肤干枯、肠燥便秘、痔疮下血者饮用。

虾米紫菜萝卜汤

［配料］白萝卜250g，虾米25g，紫菜5g，料酒、葱、姜、香油、食盐、味精各适量。

［功效］清肺开胃，养血通便。适用于秋季肺热咳、胸闷、胃脘灼热、纳呆、佝偻病、甲状腺肿大、老人及妇女骨质疏松者饮用。

贝母秋梨汤

［配料］川贝母10g，鸭梨1个，冰糖9g。

［功效］润燥，化痰，清肺，止咳。适用于干咳不止、痰少黏滞、咽干口燥者饮用。

莲子麦冬猪心汤

［配料］猪心1个，莲子、芡实各100g，麦冬50g，枸杞子25g，红枣5枚，食盐、味精各少许。

［功效］清心安神，固肾益精。适用于秋季冠心病、失眠、心悸怔忡、多梦遗精、精神萎靡、腰酸乏力、形体消瘦、舌嫩红脉细者饮用。亦可治疗老人夜尿频多、小儿遗尿、妇女肾虚不固而带下色白清稀、脉细数等。

第四节　冬季养生

　　冬三月，指阴历十月至十二月，即从立冬开始，经历小雪、大雪、冬至、小寒、大寒共6个节气。冰雪是冬季的象征。冬季阴气极盛，是一年中最冷的季节，阳气下潜，生机闭藏，草木凋零，昆虫蛰伏，自然界中的大多数生物处于休眠状态。人体阳气也潜藏于内，阴精充盛，这是人体顺应自然的"养藏之道"。为此，冬季养生应顺应天时和人体变化的特点。

　　（1）《素问·四气调神大论篇》云："冬三月，此谓闭藏。水冰地坼，无扰乎阳；早卧晚起，必待日光，使志若伏若匿，若有私意，若已有得；去寒就温，无泄皮肤，使气亟夺。此冬气之应，养藏之道也。"这就是说，冬三月即为闭藏月，气候寒冷，水冻地裂，具生机潜藏封闭之意。冬季精神调养，应使志意内藏，不宜外露，像有私意存于胸中不欲吐露告人一样。冬之养生，当顺应冬藏之补的环境，使神气内守，免受扰动。起居作息宜早睡迟起，早睡以养人体的阳气，多保持阳热；迟起以养阴精。着衣宜温暖，日常活动要避免腠理皮肤过多暴露在寒冷之中，以免损伤阳气，以维持阳气的正常运行，此为适宜冬季闭藏的养生之道。

　　（2）冬季气温过低，或气温骤然下降，人体不能适应这种变化，特别老年人适应能力下降，很容易感受寒邪，发生疾病。中医认为寒为阴邪，易伤人阳气。如寒邪直中脾胃，脾阳受损，便可见脘腹冷痛，呕吐，腹泻；若心肾阳虚，寒邪直中少阴心肾，则可见恶寒蜷卧，手足厥冷，下利清谷，小便清长，精神萎靡，脉微细弱；若寒邪侵袭肌表，毛窍腠理闭塞，郁遏卫阳，可见恶寒发热，无汗；寒侵血脉，则气血凝滞，血脉挛缩，可见头身疼痛，脉紧；寒客经脉关节，经脉拘急收引，则可使肢体疼痛，屈伸不利或冷厥不仁。故冬季容易发生的疾病有冻伤、感冒、骨折、手足皲裂、关节炎、支气管炎、肺炎、脑中风、冠心病、急性心肌梗死、胃溃疡、结肠炎、慢性肾炎等。身有宿疾者也多因受凉引发或加重。这些都应该引起老年人的重视，及时做好预防保护工作。

　　（3）冬季雪天道路结冰变滑，老年人外出容易跌跤，造成骨折，所以老年人在冬季冻雪天应尽量不要外出。

　　（4）冬季是进补的好时机。可供冬令食补的有羊肉、鸡肉、牛肉、鹿肉等温阳之品。需要注意的是，阴虚体质且患高血压病的人忌食。可供药补的有阿胶、人参、鹿茸等，但注意一定要根据自己的身体需要，切不可乱补，特别是药补，应在医生指导进行，以免对身体产生不良反应。

（5）冬季是肾经主令，是肾经旺盛之时。《素问·脏气法时论篇》曰："肾主冬……肾欲坚，急食苦以坚之，用苦补之，咸泻之。"肾味属咸，心主苦，咸胜苦，故饮食摄养应注意减咸味，增苦味，以养心气，适当增食辛热的食物以生苦，这样肺气宣达，肾气也就固实。

（6）谨防"冬浴综合征"。洗澡时由于浴室内门窗紧闭，温度高，氧气少等因素，造成老人血压下降，脑组织一时性缺血、缺氧而出现头晕目眩、心悸、胸闷、口干、出汗、恶心、心跳加速、神疲乏力等一系列症状，此为"冬浴综合征"。如出现这些症状必须立即到浴室外躺下休息，喝杯热茶或糖水等，冠心病患者应随身携带治疗药物。

（7）以下介绍几个常用的冬季养生保健食疗方。

黄芪蒸乳鸽（补气）

肥乳鸽2只，黄芪、枸杞子各6g，水发口蘑30g。将鸽子切成块，黄芪切成薄片，碗内调入湿淀粉、鸡蛋清、调料，加入鸽子肉、口蘑拌匀摊平，将枸杞子码在四周，黄芪片放在碗中央，上屉蒸烂熟，佐餐服食。

归参炖母鸡（补血）

当归、党参各15g，母鸡1只。将当归、党参放入鸡腹内，放进砂锅，加入调料，用文火炖烂即成。食用时，可分餐吃肉喝汤。

猪肾粥（补肾）

猪肾（即猪腰）2个，粳米50g，葱白、五香粉、生姜、盐适量。将猪肾去筋膜，切细条，粳米淘洗干净，同入锅内煮成粥，将熟时入葱、姜、盐及五香粉调味，佐餐用。

参归炖猪心（气血双补）

潞党参50g，当归10g，猪心1个，味精、食盐各适量。将猪心去油脂，将党参、当归和猪心放入砂锅内，加水适量，用文火炖至猪心熟烂即成。食用时放少许味精和食盐。

羊肉萝卜汤

［配料］草果5g，羊肉500g，豌豆100g，萝卜300g，生姜10g，香菜、胡椒、食盐、醋各适量。

［功效］温补肾阳。适用于冬季脘腹冷痛、食滞胃脘、消化不良等。

羊排粉丝汤

［配料］羊排骨500g，干粉丝50g，大蒜1头，香菜、料酒、大葱、植物油、生姜、米醋、胡椒粉、食盐、味精各适量。

［功效］温中祛寒，补肾通乳。适用于体弱怕冷、胃脘冷痛、小腹发凉、腰膝冷痛，对胃寒缺乳之产妇，有通乳作用。

双鞭汤

［配料］牛鞭100g，狗鞭10g，羊肉120g，母鸡肉50g，花椒、生姜、料酒、味精、猪油、食盐各适量。

［功效］壮阳补肾，暖宫益精。适用于冬季肾阳不足引起的肾冷不育、阳痿早泄、妇女宫寒不孕、白带清冷以及虚劳体弱者。

羊肉益智汤

［配料］益智仁10g，山药15g，羊肉300g，生姜3片，食盐、味精各少许。

［功效］温补肾阳。适用于冬季肾阳虚弱，症见手脚不温、畏寒怕冷、头晕目眩，以及脾胃虚寒，症见涎唾自流不能控制、食欲不振等。

胡桃猪肚汤

［配料］胡桃肉35g，生姜2片，山药18g，红枣2枚，益智仁15g，猪小肚2个，食盐、味精少许。

［功效］温阳补肾。适用于冬季肾阳亏虚而致脱发、小便频、夜尿多或耳聋、耳鸣等。

杜仲胡椒猪肚汤

［配料］杜仲、白胡椒各20g，猪小肚2个，红枣2枚，食盐、味精各少许。

［功效］温补脾肾。适用于冬季肾虚，症见腰痛、阳痿、小便频、夜尿多、遗精等。

参芪竹丝鸡汤

［配料］竹丝鸡1只，猪瘦肉250g，黄芪、党参各50g，红枣10枚，生姜3片，食盐、味精各适量。

［功效］补益气血。适用于冬季脾胃气血亏虚而致体虚贫血、体倦乏力，并适用于白细胞减少症、形瘦气短、食欲不振、头晕眼花、面色萎白或产后病后虚羸等。

乌豆腐竹汤

[配料] 乌豆、腐竹各50g，胡椒粉、食盐各少许。

[功效] 滋养补虚。适用于冬季阴阳两虚而致自汗过多、阴虚盗汗、脱发、白发、发枯不荣等。

杜仲鹌鹑山药汤

[配料] 鹌鹑3只，杜仲50g，山药100g，枸杞子25g，生姜3片，红枣8枚，食盐、味精各少许。

[功效] 补益肝肾，强筋壮骨。适用于肝肾不足而致腰膝无力、筋骨萎软，或先天不足、发育不良之站立无力、行走脚软等，也适用于中风后遗症、小儿麻痹、下肢萎软患者。

牛奶姜汁韭菜汤

[配料] 韭菜250g，生姜25g，牛奶150g。

[功效] 抑肝扶脾。适用于冬季肝气犯脾而致急性腹泻，症见情绪紧张或激动后发生腹泻，腹痛即泻，泻后痛减，伴胸胁痛、胸脘纳呆、舌苔薄白、脉弦细等。

第二十二章　漫话体质

第一节　中医体质与临床

一、中医体质概念

中医对于体质，不仅积累了丰富的实践经验，而且形成了一系列比较深刻的理论与认识，已成为人类认识自身和研究自身规律的系统理论。重视体质问题研究，有助于分析疾病的发生、发展和演变规律，对提高疾病的预防、诊断和治疗水平具有重要意义，对人体养生保健可起到重要的作用。

"体"指人体的形体结构及生理功能，"质"即特性。体质是人体生命过程中，禀受于先天，调养于后天，在生长、发育过程中所形成的与自然、社会环境相适应的人体个性特征。这一定义，强调了人体体质的形成是基于先天禀赋和后天调养两个基本方面。先天因素是人体体质形成的重要基础，而体质的发展与差异性在很大程度上还取决于后天因素的影响。正常人体是有差异性的，《内经》曰："人之生也，有刚有柔，有弱有强，有短有长，有阴有阳"，这种差异性就表现为一定的体质。

人体的体质特征包含形体结构、生理功能、物质代谢等几方面。人体体质结构与人体内脏腑的形态和功能特点分不开，是构成并决定体质差异的最根本因素。脏腑经络、精气血津液是体质形成的生理基础，体质是由脏腑经络、精气血津液的盛衰偏颇而形成的个体特征。反之，人体外部的形态、体格、体型也反映了机体内在脏腑、精气血津液的功能状况，正如《内经》曰："有诸内，必形诸外。"

二、体质与临床

正因为体质的形成与脏腑经络、气血津液的生理功能分不开，因此，从体质的强弱、体质的特点可以判断体内脏腑、气血津液的盛衰及病理。临床上对人体疾病的诊断、治疗等，与人体体质的认识、分析、具体运用是绝对分不开的。临床上具体运用如下。

（一）说明病因的易感性

体质决定个体对某种致病因素的易感性，《内经》曰"同气相求"，如素体阳虚体质，形寒怕寒，则易感寒邪而多为寒性病，素体阴虚体质，不耐暑热，而易感热邪，发生中暑或热病。体质的偏颇是造成机体易于感受某病的主要原因。

（二）预测发病的倾向性

因个体对某些致病因素的易感性不同，故不同体质的个体，其发病情况也各不相同。一般而言，体质健壮，正气旺盛，则邪气难以致病。《内经》曰："正气存内，邪不可干。"体质虚弱，正气内虚，则邪气乘虚侵入而导致疾病的发生。小儿脏腑娇嫩，体质未壮，易患咳喘、腹泻、食积等病；老年人五脏六腑之气多虚，体质较弱，易患痰饮、咳喘、眩晕、心悸诸病。

凡此种种，均说明体质的偏颇是造成机体易于罹患某病的重要原因。

（三）指导临床辨证论治

1.指导辨证

体质是辨证的基础，决定着疾病的证候类型。

（1）同病异证：即感受同一致病因素或患同一疾病，因患者体质差异，常表现出不同的证候类型。如同感受风寒病邪，而素体强壮者，表现为风寒表证；素体阳虚者，正不胜邪，寒邪直中脾胃，表现为脾阳不足之里寒证。

（2）异病同治：即感受不同致病因素，或患不同疾病，如胃寒、腹痛、腹泻，因患者体质在某些方面具有共同点，常可表现为相同或类似的证候类型，即所谓"异病同证"。例如阳热体质者，不但感受暑热邪气可导致热证，感受风寒邪气也可化郁化热，成为表热证。可见，体质特征是形成"同病异证""异病同证"的决定性因素。因此，临床辨证要特别重视体质因素，要将体质状况作为辨证的前提和重要依据。

2.指导治疗

体质决定治疗的效果。体质有强、弱之分，有偏寒、偏热之别，因此必须结合体质而辨证施治，此即"因人制宜""因人论证"。例如阳盛或阴虚之体质，内火易动，要慎用温热伤阴之药，如干姜、附子、麻黄、桂枝等，而宜应用清热与滋阴养液之剂。而阴盛或阳虚之体质，要慎用寒凉伤阳之药，若感受寒湿之邪，则用干姜、附子、人参之类大热之药，否则邪不能祛。

第二节　中医体质分类与调理

不同个体体质具有差异性，根据中医阴阳五行、脏腑、精气血津液等基本理论来确定不同个体的体质，对体质进行分类。人体体质复杂多样，近些年中医研究人员根据中国人常见各种体质，归纳出有过敏体质、寒湿体质、气郁体质、阴虚体质、阳虚体质、血虚体质、湿热体质、气虚体质、血瘀体质、痰湿体质、平和体质等，临床上细辨则有更多类型，以下介绍常见的体质类型。

一、过敏体质

（1）精神调养：保证睡眠充足，养成有规律的生活习惯，不熬夜，三餐规律，大便定时，尽量避开过敏源，避免情绪紧张，坚持适合自己的运动，平衡心理，顺其自然。

（2）起居调摄：居处避风保暖，干燥通风，不在室内吸烟，定期清洁空调过滤网。室内减少盆栽植物，不用填充的或长毛绒玩具，不铺设地毯和挂毯，避免饲养小动物。

（3）饮食调节：饮食宜清淡、均衡，粗细、荤素搭配合理。少食荞麦、蚕豆、白扁豆、牛肉、鹅肉、茄子、浓茶等辛辣之品、腥膻发物，以及含致敏物质的食物。少吃胀气难消化食物，如豆类、山芋等。

（4）运动调理：以柔缓运动为主，多动少静，适量活动与运动，可选择散步、太极、气功、瑜伽等运动。

（5）中医药调理

①一般性过敏体质：可选灵芝脱敏茶（灵芝烘干，打成粉，每次3g，酌加蜜或糖）。

②过敏性哮喘：红枣是改善过敏性哮喘，特别是婴幼儿过敏性哮喘最好的食物之一。红枣适量，煎水服或生食红枣。此外，还可选用灵芝苏叶茶（灵芝、紫苏叶、厚朴、茯苓，可加适量冰糖煎煮，代茶饮），或灵芝半夏茶（灵芝、半夏、紫苏叶、茯苓煎煮，代茶饮）。

③风疹块（荨麻疹）：常用中药桂枝汤合剂或玉屏风散、消风散及消风止痒颗粒。

④过敏性鼻炎：逆转其体质的良药是补中益气汤（丸）和参苓白术汤（丸）等。另外可用辛夷花煲鸡蛋（其中加大枣），用以改善体质。

⑤经络调理：自行按摩上星、肺俞、曲池、血海、足三里、三阴交等穴位。

（6）易患及需预防疾病：慢性鼻炎、鼻窦炎、咽炎、风疹、哮喘、血友病等。

二、寒湿体质

（1）精神调养：保证睡眠，养成有规律的生活习惯，不熬夜，三餐规律，大便定时。

（2）起居调摄：注意保暖，早睡，不熬夜，避开阴湿环境。

（3）饮食调节：多吃具有健脾利湿功效的食物，如莲子、薏苡仁、山药、扁豆，以及多食芳香化湿食物，如白蔻仁、砂仁、橘皮；少吃油腻味厚生湿的食物，如糯米、鸭肉、海参，特别是不要吃寒凉或具有滑肠泻下作用的食物，如苦瓜、绿豆、西瓜、柿子等。此外，介绍两种饮品。

①茯苓饮：茯苓30g，加入清水，小火煮30分钟，再加6g白蔻仁，煮10分钟，去渣取汁，热饮。

②薏苡仁粥：薏苡仁30g，小火炖40分钟，加葡萄干煮烂热服。

（4）运动调理：祛寒散湿简单有效的方法就是经常运动，因为运动生热生阳气，适当运动，微出汗，可助排出寒气。

（5）中医药调理

①艾灸神阙（肚脐眼）、气海（肚脐正中直下2横指）、足三里（足外膝眼往下4横指）等穴位。

②可选用艾叶煎水泡脚。

③平日可选择姜、茴香、砂仁、桂枝，用1~2样泡茶喝。

三、气郁体质

（1）精神调养：此种人性格内向，神情常处于抑郁状态，根据《内经》"喜胜忧"的原则，应主动寻求快乐，多参加社会活动、集体文娱活动，常看喜剧、滑稽剧，以及富有鼓励、激励意义的电影、电视，多听相声，勿看悲剧、苦剧。多听轻快、开朗、激动的音乐，以提高情志。多读积极的、鼓励的、富有乐趣的、展现美好生活前景的书籍，以培养开明、豁达的意识，在名利上不计较得失，知足常乐。

（2）起居调摄：春季借助自然之力舒展形体，舒展自己的情绪是改善气郁体质的黄金季节，多去旅游，徜徉于自然山水之间，清除郁闷，气机自然舒展。

（3）饮食调节：可少量饮酒，以通经活血，提高情绪。多食一些能行气、解郁消食的食物，如佛手、橙子、柑皮、荞麦、韭菜、茴香、大蒜、火腿、高粱皮、刀豆、香橼、海带、海藻、萝卜、金橘、山楂、葱、蒜等。睡前避免饮茶、咖啡等提神醒脑的饮料。

（4）运动调理：因体育和旅游活动能运动身体，流通气血，既欣赏自然美景，调剂精神，呼吸新鲜空气，又能沐浴阳光，增强体质。气功方面，以强壮功、保健功、动功为宜，着重锻炼呼吸吐纳功法，以开导郁滞。

（5）中医药调理

①香附、佛手、香橼、柴胡、枳壳、茉莉花等，选2~3样泡水代茶饮，以疏肝理气。

②痰郁者，平时常吃萝卜可顺气化痰或用木蝴蝶、厚朴花各3g泡水代茶饮，以理气化痰。

③中成药：可选逍遥散、柴胡疏肝散、越鞠丸。

④经络调理：可自行按摩肝俞、太冲、行间等穴，亦可常按压三阴交穴，以调节心情。

⑤药膳：可选择食疗方，如甘麦大枣粥（空腹食用）、百合莲子汤或粥、双花西米露（西米50g，玫瑰花20g，茉莉花20g，共煮），失眠多梦、易惊醒、多疑者亦可食用百合安神羹（鲜百合200g，五味子5g，茯神15g，龙眼肉30g，泡软的白木耳200g）。

（6）易患及需预防疾病：失眠、抑郁症、月经不调。

四、阴虚体质

（1）精神调养：应遵循《内经》中"恬淡虚无""精神内守"之养神大法，平素在工作中，对非原则性问题，少与人争，以减少激怒，要少参加多胜负的文娱活动。

（2）起居调摄：夏季应注意避暑，多到海边、山林、河畔等负离子丰富的地方散步、游玩；住低楼层的房子。不宜洗桑拿，以免汗出过多。应保证充足睡眠，节制性欲，以藏养精气。工作紧张、熬夜、剧烈运动、高温酷暑能加重阴虚倾向，要尽量避免。中午保证一定的午休时间。

（3）饮食调节：应保阴潜阳，饮食宜清淡，远肥腻厚味、燥烈之品，可多吃些芝麻、糯米、蜂蜜、乳品、甘蔗、鱼类、豆腐、桃子、银耳、蔬菜、水果等清淡、甘寒性凉之品，有滋补机体阴气功效。也可适当配合补阴药膳有针对性地调养。阴虚火旺的人，也要注意少吃葱、姜、蒜、韭、薤、椒等辛辣之品。

（4）运动调理：避免剧烈运动，锻炼时要控制出汗量，及时补充水分。可练习静坐，舌抵上腭，分三口下咽生出的津液。

（5）中医药调理

①阴虚最突出表现为干和燥，津液亏虚多为肾功能失调，宜滋补肾阴，以甘凉滋润食物，如瘦肉、鸭肉、乌鱼、绿豆、冬瓜、西瓜、芝麻、百合为宜，羊肉、狗肉、烧烤煎炸类食物尽量少吃。

②经络调理：自行按摩三阴交、太冲、太溪、涌泉穴。

③中成药：可酌情服二至丸、六味地黄丸，眼睛干涩，用杞菊地黄丸，尿黄用知柏地黄丸，如果睡眠差、多梦，可用天王补心丹。

④药膳

莲子百合汤（或粥）：有清心润肺，益气安神之功效，适用于阴虚见咳、失眠、心烦、心悸等症者食用。

蜂蜜蒸百合：百合用蜂蜜拌均匀，蒸至熟软，时含数片，咽津，嚼食。能补肺，润燥，清热，适用于肺热烦闷，或燥热烦闷，或燥热咳嗽、咽喉干痛等症。

秋季是阴虚体质保养的重要季节，可常用银耳、燕窝、冬虫夏草、百合或用沙参、麦冬、玉竹、雪梨、瘦猪肉一起煲汤。

（6）易患及需预防疾病：咳嗽、便秘、失眠、月经紊乱、闭经、甲亢、肺结核、经前期综合征、干燥综合征。

五、阳虚体质

（1）精神调养：中医认为，阳虚是气虚的进一步发展，故而阳气不足常表现出情绪不佳，易于悲哀，故必须加强精神调养，要善于调节自己的情感，去忧悲，防惊恐，和喜怒，消除不良情绪的影响。

（2）起居调摄：注意避寒保暖，提高人体抵抗力。选择南方或东方、阳光充足的高楼居住。多晒太阳，即使夏季也可进行20次左右日光浴，每次15分钟。对于年老及体弱之人，夏季不要在外露宿，不要使用电扇直吹，亦不要在树荫下停留过久。

（3）饮食调节：多食有壮阳作用的食品，如羊肉、狗肉、鹿肉、鸡肉以及葱、姜、蒜、花椒、韭菜、辣椒、胡椒等。少食生冷寒凉食物，如黄瓜、藕、梨、西瓜等，少喝凉开水，少吃冷饮。

（4）运动调理：因为"动则生阳"，一年四季中每天进行1~2次运动，具体项目因体力而定，如太极拳、易筋经、八段锦、内养功等。

（5）中医药调理

①根据"春夏养阳"的法则，夏日三伏，每伏可食羊肉附子汤一次（羊肉250g，白附子10g，山药30g，生姜25g，炖汤），还可进行"三伏灸贴"。

②经络调理：自行按摩气海、足三里、涌泉穴，或经常艾灸关元、气海、神阙穴（"三阳开泰"法）。

③药膳：如当归生姜羊肉汤，能够温中补血，祛寒止痛（冬日食用），韭菜炒胡桃仁，能够补肾助阳，温暖腰膝，此外，还可常食河虾、海虾、海参、核桃仁、蜂王浆等甘湿助阳食物。

④常用中成药：金匮肾气丸、补中益气丸。

（6）易患及需预防疾病：寒性病、腹泻、脾虚、关节病、心肾及生殖系统疾病。

六、血虚体质

（1）精神调养：血虚者常精神不振，失眠，健忘，注意力不集中，故应振奋精神，不要过度耗伤自己元神，不要过多思虑，劳逸结合，放慢节奏，放松自己的身心。

（2）起居调摄：春、夏季应早睡早起，秋、冬季宜早睡晚起，晨起进行适当的运动锻炼，养成有规律的生活习惯，谨防"久视伤血"，保证充足的睡眠，不可熬夜，不可过度劳累。

（3）饮食调节：可常食有补血养血作用的食物，如桑椹、大枣、荔枝、松子、黑木耳、菠菜、胡萝卜、猪肉、羊肉、牛肝、羊肝、甲鱼、海参、平鱼等。

（4）运动调理：以舒缓的运动为主，可选择散步、太极拳、气功等项目。

（5）中医药调理

①贫血：可以多吃黑豆、胡萝卜、菠菜、猪肝、红枣、桂圆等。女性因特殊生理易出现贫血，可服用"三红汤"（红枣7枚，红豆50g，花生红衣适量）或经常食用桑椹干、黑枣、蜜枣、紫葡萄等。常用补血中药有当归、何首乌、熟地黄、川芎、阿胶等；常用方有四君子汤、四物汤、归脾汤等。

②经络调理：平时可按摩足三里、关元、膈俞、肝俞等穴。

③药膳：当归生姜羊肉汤或当归党参炖母鸡、桂圆桑椹汤、海参炖猪肝汤。

（6）易患及需预防疾病：贫血及出血性疾病、消化道疾病，女性易患不孕症、功能失调性子宫出血等。

七、湿热体质

（1）精神调养：保证充足的睡眠，湿热体质常见性情急躁、易怒、紧张、焦虑、压抑，因此应该注意静养心神，避免熬夜以及过于劳累，多听流畅、悠扬、舒缓、有镇静作用的音乐。

（2）起居调摄：尽量避免在炎热潮湿的环境中长期工作、居住，湿热体质的人皮肤特别容易感染，最好穿天然纤维、棉麻、丝绸等质地的衣服，内衣不要过紧。

（3）饮食调节：饮食清淡，多吃甘寒、甘平食物，如绿豆、空心菜、苋菜、芹菜、黄瓜、冬瓜、藕、西瓜等，适当喝凉茶。少甜少酒，少辣少油，少食辛温助热的食物，或戒除烟酒。适度饮水，避免水湿内停或湿从外入，最适合的食物之一是薏苡仁，可多食薏米红豆粥、薏米山药粥、薏米南瓜粥等。

（4）运动调理：适合进行中长跑、游泳、爬山、各种球类、武术等运动。应早睡早起，室内经常通风换气，能不用空调尽量不用，养成按时大便的习惯，早起出来活动到出汗为止，出汗可帮助排湿，但也不要大汗淋漓，以免伤气。

（5）中医药调理

①夏季可服清暑祛湿汤（白扁豆、赤小豆、薏苡仁、紫苏叶、佛手、莲子、白茅根）。

②平日常用"三花茶"（菊花、金银花、茉莉花泡水代茶饮）。

③口气不好可喝金银花露，试试口含生姜或用佩兰叶泡水代茶饮。

④经络调理：自行按摩肝俞、胃俞、阴陵泉、三阴交等穴；或每天按劳宫穴，每日2~3次，每次3~5分钟。

⑤中成药：可选六一散、清胃散、甘露消毒丹等。

⑥药膳：泥鳅炖豆腐，可清利湿热；绿豆百合炖汤，有清热祛湿、消除痤疮之功效。

（6）易患及需预防疾病：脂溢性皮炎、痤疮、湿疹、肝胆疾病、泌尿生殖系统疾病、三高症（高血压、高血糖、高脂血症）、冠心病等心脑血管疾病。

八、气虚体质

（1）情志调养：特别注意"静养"，修养自己的心性，用平和的心态看待问题，同时养成有规律的作息，不熬夜，不过度思虑，培养广泛的兴趣。

（2）起居调摄：注意睡眠充足，居处要避风保暖，不过于劳累，气虚体质是比较敏感的体质，容易水土不服，易遭外邪侵袭，需遵守基本养生原则：不熬夜，三餐规律，大便定时。

（3）饮食调节：应注意多补充蛋白质、矿物质和多种维生素，平衡营养，不偏食，不暴饮暴食，多吃具有益气健脾功效的食物，如豆类、香菇、大枣、桂圆、粳米、小米、大麦、马铃薯、怀山药、胡萝卜、鸡肉、鹅肉、兔肉、鹌鹑、牛肉、青鱼等。尽量少吃油炸食品，少吃空心菜、生萝卜等耗气的食物。

（4）运动调理：以舒缓轻柔的运动为主，使身体微汗出，尽量不要进行剧烈运动，可选择步行、太极拳、气功等。

（5）中医药调理

①经络调理：平时可按摩足三里、气海、关元等穴。

②常自汗、感冒者可服玉屏风颗粒预防，酌情服用补中益气丸。

③人参大补元气服法：将人参切成片，每次取5~8片，放入罐中，加冷水浸泡15分钟后盖好盖，文火熬40~60分钟，如此煎熬2~3次，汤汁变浓，此时连汤带渣一起服，对老人喘息不止疗效甚佳。

④药膳：山药粥（山药和粳米一起煮粥），可在每日晚饭时食用，具有补中益气、益肺固精、强身健体的作用。

⑤茶补：黄芪养心茶，黄芪60~90g，红枣30g，加水煎煮，每日1次。

（6）易患及需预防疾病：感冒、脱肛、内脏下垂、腹泻等。

九、血瘀体质

（1）精神调养：和血瘀体质密切相关的是气郁体质，血瘀体质者要培养乐观的情绪，精神愉快则气血和畅，营卫流通，有利血瘀体质的改善。反之，苦闷、忧郁则可加重血瘀倾向。

（2）起居调摄：保证足够睡眠，不熬夜，多做运动，少用电脑。

（3）饮食调节：血瘀体质的人容易患出血、中风和冠心病，建议多吃具有疏肝、活血、行气功效的食物，如红糖、桃仁、油菜、黑大豆、海带、紫菜、胡萝卜、山楂、花茶、绿茶、韭菜、菇类、金橘、蜜橘、玫瑰、黑木耳等。可少量饮酒，多食醋，山楂粥、花生粥亦颇相宜。宜少吃盐和味精，避免血液黏稠度升高，不宜吃甘薯、蚕豆、山芋、栗子等易胀气的食物，忌食肥肉、奶油、蟹黄、巧克力等增加血脂的食物，以免堵塞血管，少吃冷饮，以免影响气血运行。

（4）运动调理：运动是活血化瘀最简单有效的方法，最好每天坚持"快步走"，能帮助改善血瘀体质。其他如太极拳、舞蹈、瑜伽等活动，可以锻炼全身各部位，以助气血运行。

（5）中医药调理

①黑木耳能消除血管壁上的淤积，山楂或米醋能降血脂和血液黏稠度，少量饮红葡萄酒有活血化瘀、扩张血管、改善血液循环的作用。

②常用活血化瘀中药有三七、桃仁、红花、当归、赤芍、川芎、丹参、益母草。常用方剂有桂枝茯苓丸、血府逐瘀汤等。

③经络调理：血瘀体质者适合进行针灸调理，可自行按摩重要穴位，如曲池、合谷、血海、三阴交等。

④验方：可用川芎、丹参、三七、益母草、红花煎水擦洗面、双手，以活血调经，祛除脸上斑点。

⑤药膳：三七粉1~1.5g，温水冲服，或三七15g，煲汤服用。此外，亦可服当归田七乌鸡汤，乌鸡1只，当归15g，三七5g，生姜1块，煲汤，治疗功能失调性子宫出血、产后瘀血最相宜。桃仁粥（桃仁、生地黄、粳米煮粥）有祛瘀通经、活血止痛功效。

（6）易患及需预防疾病：冠心病、脑梗死、子宫肌瘤、痛经等。

十、痰湿体质

（1）情志调养：多做一些自己喜欢的事情，陶冶情操。

（2）起居调摄：合理安排生活、工作、休息，养成规律的生活作息。不宜居住在潮湿的环境中，在阴雨季节，要避免湿邪侵袭。多晒太阳，散湿气，振阳气。多洗热水澡，常泡浴，至皮肤发红，毛孔开张、出汗后不宜立即用凉水冲洗，一定要把汗出透，自然落汗。少用空调。衣服宽松，宜散湿气。

（3）饮食调理：建议"管住嘴，迈开腿"，少食肥甘厚味及甜黏油腻食物，酒类也不宜多饮，且勿过饱。多吃蔬菜、水果，尤其是一些具有健脾利湿、化痰祛痰功效的食物，更应多食之，如白萝卜、荸荠、紫菜、海蜇、海带、洋葱、枇杷、白果、大枣、扁豆、薏苡仁、红小豆、蚕豆、包菜、冬瓜、金橘、葱、蒜、芥末等，不要吃"宵夜"，一定要吃早餐，主食尽量以粗粮为主。

（4）运动调理：应长期坚持锻炼，可选择散步、慢跑、球类、游泳、武术、八段锦、五禽戏以及各种舞蹈。活动量应循序渐进，让疏松的皮肉逐渐转变成结实、致密之肌肉。

（5）中医药调理

①健脾胃祛痰湿常用中药有党参、扁豆、砂仁、陈皮、怀山药、薏苡仁、茯

苓等，中成药有二陈汤、参苓白术散等。

②经络调理：可采用"三位一体法"，即浴足+足底按摩+穴位按压（涌泉、足三里、合谷、内关穴）。自行按摩丰隆穴（足外踝上8寸），以利于祛湿，此亦为防嗜睡之要穴。此外，还可以自行摩腹。

③药膳：山药冬瓜汤，可健脾，益气，利湿。

（6）易患及需预防疾病：肥胖病、高血压、高血脂、高血糖、痛风、脂肪肝、冠心病等。

十一、平和体质

（1）情志调养：清静立志，开朗乐观，心理平衡，顺其自然，即为之有度，适可而止，凡事有度，从不过分。

（2）起居调摄：保证睡眠，养成有规律的生活习惯，不熬夜，三餐规律，大便定时，注意避寒保暖，冬天多晒太阳，多到海边、河畔等负离子多的地方游玩，呼吸新鲜空气。不要过度劳累，不宜食后即睡。

（3）饮食调节：饮食要有节制，避免过冷、过热或不干净的食物，合理搭配膳食，少食过于油腻及辛辣之物。戒烟限酒，酒少饮有益。

（4）运动调理：根据自己的体力与爱好选择并坚特自己喜欢和适合的运动项目，不宜太过激烈运动，不宜汗出过多。

（5）中医药调理：常自我按摩足三里、涌泉穴，及坚持腹部按摩。

平和体质若不注意后天调养，亦可变为偏颇体质。如有不适，可找医师调理或治疗。

第三节　消瘦、肥胖与健康

一、消瘦

（一）消瘦的定义与体征

我国现行的成人标准体重（公斤）=身高（厘米）-105。如果实重在标准体重±10%以内为正常体重，如果超过20%则为肥胖。人体因疾病或某种因素致使体内的脂肪和蛋白质减少，体重下降超过正常标准20%以上时称为消瘦。

消瘦之人皮肤粗糙且缺乏弹性，肌肉萎缩，皮下脂肪减少，显露骨性。

（二）消瘦的原因

1.病理性

由于某些疾病所致，如严重营养不良、长期低烧、结核病、慢性肝病、消化不良、贫血、消渴（糖尿病）、癌症等。手术之后的患者也常会出现消瘦。

2.生理性

男性40岁左右，女性50岁左右，其体重便发展到了顶峰，以后随着年龄的增加，体重便开始逐渐下降。其原因一般认为是由于骨骼、肌肉逐步萎缩，以及细胞和脏器组织脱水、萎缩。但由于个人营养状况、生活方式、环境条件和社会心理等因素不同，体重下降的程度和速度也不同。我国正常男性40~60岁，体重下降3.3kg，女性下降4.1kg；而60~80岁男性下降4.8kg，女性下降3.7kg。

（三）中医对消瘦的认识

消瘦主要是由内热亢盛，壮火食气，使机体消耗过盛，脾气虚弱，生化之源不足所致。

（1）脾胃虚弱多表现为形体消瘦，食欲不振，大便溏薄，舌淡苔白，脉弱等，治宜健脾益气，服用六君子汤加焦三仙等。

（2）气血两虚表现为形体消瘦，面色萎黄少华，眩晕，倦怠少气，舌淡苔薄，脉弱等，可用补气养血的八珍汤加焦三仙等。

（3）肝火亢盛表现为形体消瘦，烦躁易怒，胁痛，口苦咽干，大便干，舌红苔黄，脉弦数等。应从清泻肝火方面治疗，可用龙胆泻肝汤加白芍、青皮、陈皮等。

（四）食疗

1.黄芪蒸鸡

取黄芪30g，童子鸡1只（约750g），蒸熟调味即可。此方可大补气血，养阴填精。

2.豆龙粥

取红豆60g，黑豆30g，大枣250g，龙眼肉30g，桑椹30g，煮粥。此方可健脾补肾，益气养血。

3.增液鸭

取人参、生地黄、麦冬各30g，沙参50g，老鸭半只（约1000g），焖煮调味即成。此方可益阴填精，多用于糖尿病阴虚内热导致的口渴喜饮、口干舌燥、大便秘结等。

4.扶中汤

取炒白术、生山药、龙眼肉各10g，加水煮成汤，代茶饮。此方常用于调治小儿、老年人营养不良。

5.瘦人增肥方

瘦人多虚多火，多表现为肝肾阴虚，心肾不交症状。治以滋阴养血、降火安神为主，加入适量补气药。

取鸡腿2只，生牡蛎、枸杞子、山茱萸各30g，当归、何首乌、夜交藤各15g，太子参、炙黄芪各10g，菊花15g，水煎服，每日1次。

6.瘦人调养

瘦人一般是阴虚，血亏，津少，所以在饮食方面应多吃甘润、生津的食物。建议食用奶制品、豆制品、蛋类、甲鱼、海参一类的食物。

另外，可以多做一些有氧运动来锻炼自己的肌肉，从而达到理想的效果。

二、肥胖与健康

（一）什么是肥胖？

肥胖是指机体摄入的热量多于消耗量，体内脂肪堆积过多或者异常。肥胖的判断标准有多个，腰围是判断肥胖的重要指标之一，一般认为男性腰围>90cm，女性腰围>80cm，即可判定为肥胖。肥胖患者的典型表现为体重较大，身材短肥，部分男性患者生殖器可能埋于脂肪中，使阴茎外观短小。部分患者可能伴有怕热、活动力低、气促、睡觉打鼾等症状。

（二）肥胖的危害

肥胖患者可并发高血压、高胆固醇血症、2型糖尿病、阻塞型睡眠呼吸暂停综合征、关节炎以及会增加冠心病的发病风险，对肾脏也会产生不良影响。

（三）致病、诱发因素

肥胖是一种慢性代谢性疾病，引发因素多样，如遗传、炎症、肠道菌群失调、内分泌调节异常等，均可导致或诱发肥胖。导致肥胖的十大原因如下。

（1）甜食如饼干、巧克力等所含的糖分比米饭或面包中的复合糖质消化速度快，吃过不久即会感到饥饿，而进食进一步刺激分泌胰岛素，促进脂肪合成，从而导致人体发胖。

（2）水果与甜食同为单纯糖质，多食也会发胖。因此，建议水果也不要过量食用，如苹果、橙子等水果，一天以2个为限。

（3）吃饭狼吞虎咽，进食过快和量过大均会把胃"撑大"，导致肥胖。

（4）突击性减肥或不规律反复减肥，会让体内脂肪率不断地增加，导致脂肪大量囤积。

（5）女性生理期前会出现烦躁不安、嗜吃嗜睡等经前期综合征症状，由于大吃大喝，疲倦无力，缺少运动，睡眠增加，会不知不觉长胖。

（6）不少人把烦恼作为暴饮暴食的借口，好吃油腻香甜食物，导致发胖。

（7）长期吃宵夜，食后不运动，导致营养物质囤积于体内，引发肥胖。

（8）运动不足，特别是在冬季，由于寒冷懒动，能量消耗少，体内多余能量会转变为脂肪囤积起来而导致发胖。

（9）零食与甜食的热量均高，长期零食不离口是肥胖的常见原因。

（10）饮食不均衡。平时多食大鱼大肉，进食蔬菜较少，尤其好食肥肉、五花肉、烤鸭等油腻、脂肪含量高的食物，导致发胖。

管住嘴，迈开腿，坚持运动，保持良好的生活习惯，控制体重，则可一定程度上保持健康，有益延年益寿。

（四）典型症状

（1）轻度单纯性肥胖可无明显症状，仅表现为体重超重。

（2）中、重度单纯性肥胖在超重的基础上，还可能会出现气急、关节痛、肌肉酸痛、体力活动减少以及焦虑症等症状。

（3）严重单纯性肥胖和继发性肥胖常与血脂异常、脂肪肝、高血压、冠心病、糖耐量异常或糖尿病等疾病同时发生。

（五）对策

1.正确减肥

（1）减肥不等于减重，快速减肥导致体重下降，大多减的是肌肉和水分，这样不仅很容易反弹，而且会降低我们身体的代谢率，影响身体健康。

（2）减肥是减脂，采用科学方法进行减脂，消脂塑形，逐渐变瘦，才能拥有健康的身材。

2.减肥的技巧

（1）大量吃蔬菜来提供饱腹感，减少高热量食物的摄入，建议每餐蔬菜占比应超过一半。

（2）多食瘦肉，包括里脊肉、鱼肉、鸡胸肉、兔肉、羊肉、虾，以上肉及海鲜中蛋白质含量高，摄入后会提供足够饱腹感，还能避免肌肉流失，提高食物的热效应，提高基础代谢率。少吃或者不吃含脂肪多的肉类。

（3）主食以粗粮、细粮搭配为宜，不建议全食粗杂粮。

（4）两餐之间适量食点心，以增加饱腹感。

（5）每天少量多次饮水，以白开水为主，还可以增加茶水、无糖咖啡、柠檬水等的摄入，每日饮水量保证在2000ml以上。

（6）吃饭时细嚼慢咽，一项研究表明，吃得快的人发胖概率是慢慢吃的人的4.4倍。每一口食物多咀嚼10~20次，不仅有助于减肥，也能减轻肠道负担。

（7）保障规律作息。如果经常熬夜，睡眠不足，则发胖概率大增，同时体质下降，容易生病。熬夜会导致身体激素紊乱，瘦素减少，饥饿素增加，从而增加了进食的风险，并且会抑制身体细胞的分解，更倾向于合成脂肪，不利于减肥。故健康的生活，规律作息很重要，每天11点前睡觉，每天睡够7~9个小时。

（8）刮油最狠的减肥蔬菜有苦瓜、生菜、黄瓜、西红柿、冬瓜、木耳等，刮油最狠的茶叶有普洱茶、乌龙茶、荷叶茶等，均有助于消化、减肥。具有减肥功效的几味药有玫瑰花，能够行气解郁，活血散瘀，山楂消食除积，去油解腻，薄荷除胃胀，治消化不良以及咽喉肿胀，加强血液循环，甘草抗氧化，增强肌肤免疫力以及减少黑色素形成，决明子清热明目，润肠通便，降血脂，降血压，抗菌等。

（9）一日三餐热量分配：早餐占全天热能的35%，中餐占全天热能的40%，晚餐占全天热能的25%。

3. 中药减肥方

（1）减肥茶：荷叶60g，生山楂、生薏苡仁各15g，桂枝5g。上几味药切碎，研细末，混匀。

功效：消食去脂，行气利水，燥湿减肥。

（2）山楂消脂汤：山楂30g，生槐米5g，荷叶15g，草决明10g。以上几味药同煎煮，滤汁，加麦芽糖，饮汤。

（3）消脂轻身合剂：焦山楂、生黄芪各15g，荷叶10g，生大黄5g，生姜2片，甘草3g。

功效：减肥，消脂，使人轻身健步，身体苗条。

（4）减肥祛脂降压合剂：决明子、山楂、荷叶、夏枯草各等份，每次6g泡茶。

功效：祛脂降压，减肥健身。

第二十三章 古方今用调五脏

步入老年后，人体功能会逐渐衰弱，或多或少产生某些不适症状或虚弱表现，需要通过中医药来调理恢复。现在，不少古方仍在指导老年人养生、调治疾病方面发挥着重要作用。本文分类介绍部分古方，供老年人和中医师在辨证论治时参考。

一、调理心系方药

1.天王补心丹

方药：党参（或人参）、玄参、丹参、茯苓、炙远志、桔梗、当归、天冬、五味子、柏子仁、酸枣仁、生地黄。

方解：此方功效为滋阴养心，补心安神，临床适用于心肾两虚、阴虚血少、虚火内扰等。心悸、盗汗、失眠、口干、口舌生疮，以及心动过速、冠心病、心梗、心律失常、高脂血症、怔忡、健忘等病症也可使用。

2.酸枣仁汤

方药：酸枣仁、知母、川芎、茯苓、炙甘草。

方解：此方有养心安神、清热除烦的功效，可调治虚烦不眠，咽干口燥，舌红，脉弦细，神经衰弱、心脏神经官能症、更年期综合征、心律失常等也可使用。

3.炙甘草汤

方药：炙甘草、生姜、桂枝、人参（或党参）、生地黄、阿胶、麦冬、麻仁、大枣。

方解：此方有滋阴养血、益气温阳、复脉止悸之功效，故又名复脉汤，临床适用于心悸、怔忡、失眠、脉结代、舌光少苔者，对功能性心律不齐、期外收缩也有较好的调治效果，还可用于治疗冠心病、风湿性心脏病、病毒性心肌炎、甲状腺功能亢进及气阴两伤之虚劳干咳等。

4.归脾汤

方药：黄芪、白术、茯神、酸枣仁、人参（或党参）、肉桂、广木香、炙甘草、当归、远志、生姜、红枣。

方解：此方有益气补血、健脾养心的功效，临床适用于神疲倦怠、纳差、心悸、怔忡、健忘、失眠、盗汗、便血、紫癜、舌淡、脉细无力、妇女崩漏见量多色淡等，也常用于冠心病、心动过速、阿尔茨海默病、更年期综合征、功能失调性子宫出血及老年食欲不振、失眠等，是治疗心脾气血不足的常用方。

5.黄连阿胶汤

方药：黄连、阿胶、黄芩、白芍。

方解：此方功效为滋阴降火，临床适用于阴虚火旺导致的心烦、失眠、口干舌燥、低热等症，也常用于病后余热未消，阴血损伤反复出现的心烦失眠，亦可用于老年人抑郁症、顽固性失眠等。

二、调理肺系方药

1.玉屏风散

方药：黄芪、白术、防风。

方解：此方功效为补气、固表、止汗，临床适用于体虚的老年人及卫气虚弱不能固表、易感冒者（多有神疲乏力、肢软、易汗出、自汗、面色㿠白、舌淡苔薄、脉浮虚等表现）。

2.苏子降气汤

方药：苏子、半夏、炙甘草、肉桂、前胡、陈皮、厚朴、当归、生姜。

方解：此方可降气平喘，温化痰饮，临床适用于老年人症见咳喘胸闷的慢性支气管炎、支气管哮喘及肺气肿气机壅实之人，症状表现为上实下虚咳喘，胸闷，痰多稀白，气短形寒，苔白滑或白腻。

注意：肾阴虚咳喘及肺热痰喘均不宜用。

3.导痰汤

方药：陈皮、法半夏、茯苓、枳实、大枣、胆南星。

方解：此方功效为燥湿祛痰，行气开郁，临床上主治痰厥，头目昏眩，老年人咳喘痰多、涎唾稠黏、坐卧不安也可使用。

4.涤痰汤

方药：陈皮、法半夏、茯苓、枳实、大枣、胆南星、党参、石菖蒲、竹茹。

方解：此方有涤痰、开窍、扶正之功效，临床适用于老年人中风痰迷心窍引起的舌强不语，即中风后遗症。

5.养阴清肺汤

方药：生地黄、麦冬、玄参、牡丹皮、赤芍或白芍、贝母、甘草、薄荷。

方解：此方功效为养阴清肺，清咽解毒，是调治白喉的常用方，临床常用于青年人阴虚咳嗽，如急性扁桃体炎、慢性咽炎、慢性气管炎、肺炎及属阴虚燥热的鼻咽癌患者。

6.参蛤散

方药：人参（或党参）、蛤蚧、甘草、杏仁、茯苓、知母、川贝、桑白皮。

方解：此方可补肺肾，定喘咳，临床适用于老年人肺肾两虚出现的咳喘（动则气促，身倦无力），老年人慢性支气管炎、慢性肾病综合征、慢性肺源性心脏病、心肌炎等也可使用。

三、调理脾胃方药

1.小建中汤

方药：白芍、桂枝、炙甘草、生姜、大枣、饴糖。

方解：此方功效为温中补虚，和里缓急，适用于腹中时痛、喜温喜按、虚烦不宁、面色无华、手足烦热、咽干口燥等虚劳里急证，临床常用于治疗胃及十二指肠溃疡、慢性肝炎、神经衰弱、再生障碍性贫血等。老年人脾胃虚弱引起的胃脘不适也可用此方调治。

2.四君子汤

方药：人参（或党参）、白术、茯苓、甘草。

方解：此方功效为健脾益气，适用于神疲乏力、嗜睡、面黄肌瘦、食欲不振、大便稀溏等，临床常用于治疗慢性肠炎、结肠炎及老年人食欲不振、纳差、腹泻、消化不良等，是补气的基本方。众多的补脾益胃方剂均由此方衍化而成，如健脾化痰的六君子汤（四君子汤加陈皮、法半夏）、健脾和胃的异功散（四君子汤加陈皮）、健脾柔肝的归芍六君子汤（即四君子汤加当归、白芍）、气血双补的八珍汤（即四君子汤加四物汤）、补血养心安神的人参养荣汤（即八珍汤去川芎加远志、陈皮、五味子）等。

3.补中益气汤

方药：黄芪、炙甘草、人参（或党参）、当归、陈皮、升麻、柴胡。

方解：此方功效为补中益气，升阳举陷，适用于以下证候。①脾胃气虚证，症见体倦纳差，少吃懒言，面色㿠白，大便稀溏。②气虚下陷证，症见脱肛，子宫脱垂，久泻，久痢，崩漏。③气虚发热证，症见身热自汗，渴喜热饮，气短乏力。本方临床应用甚广，为中老年人常见病药方，可用于调治内脏下垂、肌无力、乳糜尿、慢性肝炎等，亦可用于调治眼睑下垂、麻痹性斜视等。

4.半夏白术天麻汤

方药：半夏、天麻、茯苓、橘红、白术、炙甘草、生姜、大枣。

方解：此方功效为燥湿化痰，平肝息风，是治疗风痰眩晕的常用方剂，适用于痰湿上逆所致的胸闷痰多、恶心欲吐、心悸眩晕等，临床常用于慢性气管炎、震颤性麻痹及老年人体虚多眩晕病等。

5.藿香正气散

方药：大腹皮、白芷、紫苏、茯苓、半夏、白术、陈皮、厚朴、桔梗、藿香、甘草。

方解：此方功效为芳香化浊，散表和中，化湿和胃，解表散寒，主治恶寒发热，上吐下泻，临床常用于调治老年人外感风寒引发的感冒、腹泻、急性胃肠炎等，是夏季常用方剂。

6.保和丸

方药：山楂、神曲、半夏、茯苓、陈皮、连翘、莱菔子。

方解：此方功效为消食和胃，可调治食积内停导致的脘腹痞满、腹痛、嗳腐吞酸、厌食呕吐、大便泄泻等，临床常用于治疗急慢性胃炎、肠炎、消化不良、不完全性肠梗阻、老年便秘等。

7.五苓散

方药：白术、桂枝、猪苓、泽泻、茯苓。

方解：此方功效为利水渗湿，温阳化气，湿热者忌用。此方临床常用于治疗急性肠炎、尿潴留、腹积水，以及慢性肾炎、肝硬化引起的水肿。老年人体虚浮肿、尿少也可使用。

8.麻仁丸（又名脾约丸）

方药：火麻仁、芍药、枳实、大黄、厚朴、杏仁。

方解：此方功效为清肠泄热，行气通便，主治胃热肠燥、大便秘结、小便频数、舌苔微黄等，孕妇及血虚便秘者慎用。此方临床常用于治疗习惯性便秘、老年人便秘、痔疮术后便秘等。

四、调理肝肾方药

1.一贯煎

方药：北沙参、麦冬、当归、生地黄、枸杞子、川楝子。

方解：此方功效为养阴疏肝，是治疗阴虚气滞、脘胁疼痛的代表方剂。停痰积饮、舌苔白腻、脉沉弦者不宜使用此方。此方临床常用于治疗胃十二指肠溃疡、慢性肾炎、肋间神经痛、神经官能症、糖尿病等。

2. 六味地黄丸

方药：熟地黄、山茱萸、山药、泽泻、牡丹皮、茯苓。

方解：此方功效为滋阴补肾，是治疗肾阴虚的基本方，主治腰膝酸软、头晕目眩、口燥咽干等。脾虚泄泻者慎用此方。此方临床常用于治疗老年人动脉硬化、高脂血症、冠心病、陈旧性心肌梗死、阿尔茨海默病、高血压、糖尿病、脑动脉硬化、耳鸣耳聋、自汗盗汗、牙齿动摇等。在此方基础上衍化为如下方剂。①调治肾阴不足兼肝血虚的归芍地黄丸（六味地黄丸加当归、白芍）。②调治肺肾气虚、咳嗽气促的七味郁气丸（六味地黄丸加五味子）。③调治阴虚喘咳的麦味地黄丸（六味地黄丸加麦冬、五味子）。④调治阴虚火旺、骨蒸盗汗、小便混浊、腰酸背痛的知柏地黄丸（六味地黄丸加黄柏、知母）。⑤调治肝肾不足、头晕目眩、视力模糊的杞菊地黄丸（六味地黄丸加枸杞子、菊花）。⑥调治夜盲、眼睛干涩、视物模糊的明目地黄丸（杞菊地黄丸加当归、芍药、白蒺藜、石决明）。⑦调治肾虚耳鸣、耳聋目眩的耳聋左慈丸（明目地黄丸加五味子、灵磁石，另一方有柴胡，无五味子）。

3. 天麻钩藤饮

方药：天麻、钩藤、石决明、栀子、黄芩、川牛膝、杜仲、益母草、桑寄生、夜交藤、朱茯神。

方解：此方功效为平肝息风，清热活血，补益肝肾，是治疗肝阳偏亢、肝风上扰的方剂，可调治头痛、眩晕、失眠等，临床常用于治疗高血压、冠心病、心肌梗死、高脂血症、脑血管病、肾性高血压及老年人头晕头痛、肢体麻痹等。

4. 左归丸

方药：熟地黄、山药、枸杞子、山茱萸、川牛膝、菟丝子、鹿角胶、龟甲胶。

方解：此方功效为滋阴补肾，填精益髓，是治疗真阴不足的常用方，可调治头晕目眩、腰酸腿软等。此方临床常用于治疗老年人脑动脉硬化、阿尔茨海默病、视网膜病变、骨质疏松、自汗盗汗等。

5. 右归丸

方药：熟地黄、山药、山茱萸、枸杞子、菟丝子、制附子、肉桂、当归、鹿角胶。

方解：此方功效为温补肾阳，填精益髓，为治疗肾阳不足、命门火衰的常用方。此方主治神疲乏力，畏寒肢冷，腰膝酸软，临床常用于治疗阿尔茨海默病、脑供血不足、高血压、慢性肾炎、支气管哮喘、再生障碍性贫血、血小板减少性紫癜、红斑狼疮、肌萎缩侧索硬化、骨质疏松、肾病综合征、贫血等。

6. 桑螵蛸散

方药：桑螵蛸、远志、石菖蒲、龙骨、人参、茯神、当归、龟甲。

方解：此方功效为调补心肾，益精止遗，主治心肾两虚，水火不交，症见腰膝疼痛、神疲倦怠、小便频数、精神恍惚、健忘等。此方临床常用于治疗老年人夜尿多、尿失禁、糖尿病、神经衰弱等。

7. 逍遥散

方药：炙甘草、当归、茯苓、白芍、白术、柴胡。

方解：此方功效为疏肝解郁，养血健脾，为调肝养血的代表方，也是妇科调经的常用方，主治头痛目眩、口燥咽干、神疲食少、月经不调等。此方临床常用于治疗慢性肝炎、肝硬化、胆石症、胃十二指肠溃疡、慢性胃炎、胃肠神经官能症、乳腺增生症、更年期综合征、盆腔炎、子宫肌瘤等。

第二十四章　失眠调治

随着生活节奏的加快及生活压力的加大，失眠患者越来越多。失眠是老年人乃至中青年人常见的多发病，常有患者倾诉失眠的苦恼。关于失眠的调治，这里提出以下几点供参考。

一、病因病机

失眠是由于情志、饮食内伤，病后及年迈、禀赋不足、心虚胆怯等病因，引起心神失养或心神不安，从而导致经常不能获得正常睡眠为特征的一类病证。主要表现为睡眠时间、深度的不足，以及不能消除疲劳、恢复体力与精力。轻者入睡困难，或时寐时醒，或醒后不能再寐，重则彻夜不寐。

二、分证论治

1.心火偏亢型

［主症］心烦不寐，躁扰不宁，怔忡，口干舌燥，小便短赤，舌尖红，苔薄黄，脉细数。

［治则］清心泻火，宁心安神。

［方药］朱砂安神丸化裁。朱砂，黄连，生地黄，当归，炙甘草。

2.肝郁化火型

［主症］急躁易怒，不寐多梦，甚至彻夜不眠，伴有头痛头胀，目赤耳鸣，口干而苦，便秘尿赤，舌质红，苔黄，脉弦而数。

［治则］清肝泻火，镇心安神。

［方药］龙胆泻肝汤化裁。龙胆草，黄芩，栀子，木通，车前子，柴胡，当归，生地黄，泽泻，生甘草。

3.痰热内扰型

［主症］不寐，胸闷心烦，泛恶嗳气，伴有头重目眩，口苦，舌红，苔黄腻，脉实。

［治则］清热化痰，宁心安神。

［方药］橘皮，甘草，茯苓，黄连。

4.胃气失和型

［主症］不寐，脘腹胀满，胸闷嗳气，嗳腐吞酸，或见恶心呕吐，大便不爽，舌苔腻，脉滑。

［治则］和胃化滞，宁心安神。

［方药］保和丸化裁。法半夏，陈皮，茯苓，山楂，神曲，莱菔子，连翘。

5.阴虚火旺型

［主症］心烦不寐，心悸不安，腰酸足软，伴头晕，耳鸣，健忘，遗精，口干津少，五心烦热，舌红少苔，脉细而数。

［治则］滋阴降火，清心安神。

［方药］六味地黄丸合黄连阿胶汤化裁。熟地黄，山茱萸，怀山药，泽泻，牡丹皮，枸杞子，黄芩，黄连，白芍，阿胶，鸡子黄。

6.心脾两虚型

［主症］多梦易醒，心悸健忘，神疲食少，头晕目眩，伴有四肢倦怠，面色少华，舌淡苔薄，脉细无力。

［治则］补益心脾，养心安神。

［方药］归脾汤化裁。人参，白术，黄芪，甘草，当归，远志，酸枣仁，茯神，木香，龙眼肉。

7.心胆气虚型

［主症］心烦不寐，多梦易醒，胆怯心悸，怵事而惊，伴气短自汗，倦怠乏力，舌淡，脉弦细。

［治则］益气镇惊，安神定志。

［方药］安神定志丸合酸枣仁汤化裁。人参，茯苓，茯神，远志，龙齿，石菖蒲，酸枣仁，知母，川芎。

三、药膳举例

1.肝郁化火型

［做法］取生栀仁3~5g，粳米50~100g，鲜车前草30g，香附6g。将车前草洗净，煎汁去渣。所取汁液与粳米煮粥，将生山栀仁、香附研末，待粥将成时，调入粥中稍煮，即可食用。

2.痰热内扰型

［做法］取薏苡仁20g，鲜竹叶10~15g，厚朴花6g（或扁豆花或丝瓜花）。先

煎薏苡仁、竹叶，后入厚朴花或扁豆花、丝瓜花，去渣取汁，代茶饮。

3.阴虚火旺型

[做法]取北沙参15g，玉竹15g，粳米60g。将北沙参、玉竹用纱布包好，同粳米一起煮食，每天1次，可连服数天。

4.心脾两虚型

[做法]瘦猪肉250g，莲子30g，百合30g，共放砂锅内加水煮汤，调味服食。每天1次，连服数日。

四、食疗佳品

（1）莲子：味甘、涩，性平。将莲子加水煮熟后，加糖服用。可用于治疗心悸、失眠。

注意：大便燥结者不宜食用，因莲子有涩肠固精的作用。

（2）百合：味甘，性平。可将百合与大米一起煮粥，并加糖服用，也可加入蜂蜜和大枣一起服用。用于治疗惊悸、神经衰弱。

（3）猪心：味甘、咸，性平。可将猪心和大枣一起煮熟，吃猪心喝汤，可用于治疗心悸乏力、面色苍白等。也可将猪心加党参、当归、五味子一起煮熟，吃猪心并喝汤，用于治疗失眠、心悸、自汗、健忘等。

（4）红枣：味甘，性平。红枣与葱白加水一起煎汤饮用，可用于治疗烦躁、失眠、心神不定。也可将红枣与大米一起煮粥食用。

（5）黄花菜：黄花菜又名金针菜，味甘，性微寒。一般当菜吃，有养心安神的作用，可用于治疗烦闷、抑郁和精神不定。

（6）小米粥：催眠效果好。

注：吃小米粥时加入少量白糖。因睡眠与食物蛋白质中色氨酸的含量有关，小米中含有较多的色氨酸和淀粉，食后可促进胰岛素分泌，提高色氨酸在脑组织中的含量，起到催眠作用。

（7）每天可选食酸奶或豆浆、蜂蜜、蜂王浆、核桃仁等。

（8）将枸杞子30g、大红枣15个和鸡蛋2个，放入砂锅内加水煮，蛋熟后去壳再煮片刻，吃蛋喝汤，每日1次，连服数日。适用于肾阴亏虚型神经衰弱者，可提高睡眠质量。

五、穴位按摩

取穴：印堂、太阳、风池、肩井、神门、足三里、中脘、气海、关元。

步骤：印堂、太阳、风池、肩井、神门、足三里需医生揉按，用指法先按印堂→太阳→风池→肩井，再至神门穴，再到足三里穴，各穴揉按36次，致局部有酸胀感为宜。腹部的中脘、气海、关元三穴，睡前自行绕脐左右旋转揉按，手法由轻到重，由重复轻，各36次。

六、足浴疗法

（1）磁石、刺五加各20g，茯神15g，五味子10g。

（2）磁石、酸枣仁、柏子仁各30g，当归、知母各20g。

（3）磁石、菊花、黄芩、夜交藤各20g。

上述3组药方，每次选用1组，每组连用2日，3组轮换使用。

用法：上药清水浸泡20分钟。先将磁石加水2000ml煎汤，煮沸30分钟后加入其他药物再煎，煮沸20分钟后去渣取汁。剩余药渣再加水2000ml煎汤，煮沸10分钟后去渣取汁。两次药汤混合后，于睡前调温后浴足。每日1次，每次30分钟，日换药1剂，6日为1个疗程。

第二十五章　便秘调治

便秘是指大便秘结不通，排便时间延长，或虽有便意而排便困难。本证在《伤寒论》中有"阳结""阴结"及"脾结"等名称。后世一些医家又提出"风秘""热秘""气秘""湿秘""虚秘""风燥"等说。便秘是由多种原因引起，肠胃燥热，津液耗伤，情志影响，气机郁滞，劳倦内伤，年老体衰，气血不足等，导致大肠传导功能失常，引发便秘。其治疗方法有清热润肠、行气导滞、益气养血、温阳通便等。

临床一般分为虚、实两类，实证有燥热、气滞；虚证有气虚、血虚和阳虚。燥热者，宜清热润下，气滞宜顺气导滞；气虚宜益气润肠，血虚宜养血润燥，阳虚宜温肠通便之法。

一、分型用药

（1）热秘：清热润肠，治宜麻子仁丸加减（麻子仁、芍药、枳实、大黄、川朴、杏仁）。

（2）气秘：顺气导滞，治宜六磨汤加减（槟榔、沉香、木香、乌药、枳壳、大黄）。

（3）气虚：益气健脾升阳，治宜黄芪汤加减（黄芪、人参、芍药、桂心、生姜、大枣）。

（4）血虚：养血润燥，治宜润肠丸加减（麻子仁、当归、桃仁、枳壳、生地黄）。

（5）阳虚：温阳通便，治宜济川煎加肉桂等（当归、半夏、肉苁蓉、泽泻、升麻、枳壳）。

（6）老年体虚者或阴不足之人，一可用黑芝麻、胡桃、松子仁等份，研碎，加白糖或蜂蜜适量，拌匀服用，二可拟五仁润肠，即火麻仁、郁李仁、柏子仁、桃仁、松子仁、当归、白芍、牛膝。

（7）新产妇人气血干枯，见虚闭者，一可拟四物汤加松子仁、柏子仁、肉苁蓉、枸杞子、人乳之类以润之，二可蜜煎导而通之。气血两虚者则用八珍汤。

（8）小儿阴津不足之便秘，用生地黄、女贞子、玄参、麦冬、石斛、生白术煎液，每次20ml，1日2次。

二、药膳举例

（1）大麦糠适量，水煎服。或大麦米适量，煮成粥吃。

（2）红萝卜适量，捣烂绞汁，加糖调服。

（3）陈皮适量，酒久煮后焙干研末，每次3~6g，用米汤送服。

（4）生槐米10~15g，水煎，每天1剂，分2~3次服（适用于热秘）。

（5）胖大海2个，白糖9~12g，开水冲泡，代茶饮（适用于热秘）。

（6）苏子、麻仁各9~12g，捣碎，与适量粳米共煮成粥服用（适用于寒秘）。

（7）鲜红薯叶300g，花生油10~12g，盐适量，炒热当菜吃。或红薯叶适量，做汤服食（适用于虚秘）。

（8）马铃薯适量，洗净，捣烂，绞汁半杯，分早、午煎2次喝（适用于虚秘）。

（9）肉苁蓉、当归各15g，加水略煎服，或开水冲泡，代茶饮。

（10）鲜萝卜去皮，削成条状，为小拇指大小，在尖端涂点油，塞入肛门内。

三、生活调养

习惯性便秘者应保持精神舒畅，加强身体锻炼，注意饮食调理和定时登厕等。

第二十六章　漫话足疗

足疗即中药浴足疗法，是中医学在长期社会实践中的知识积累和经验总结，集防病、治病、保健、养生于一体，对日益增多的慢性病、多发病、疑难杂病均有独特疗效。

一、中药浴足疗法功效

（1）促进血液循环：双足处于人体最低位置，距离心脏最远，双足末梢血液循环相对较差，保暖功能差，"寒从脚下起"则说明了双足的这一生理特征。通过中药药液的温热刺激和透皮吸收，可以促使足部血管扩张，降低血流阻力，提高血液流速和流量，从而改善全身血液循环，对心脑血管病、肢体关节疼痛及肠胃疾病均有显著疗效。

（2）促进新陈代谢：随着全身血液循环的改善，促使机体各内分泌腺体分泌激素功能加强，有利于促进人体新陈代谢，调节内外环境，增进健康。

（3）促进血压稳定：中药浴足使全身血液循环得到改善后，机体大小循环畅通，小静脉回流功能加强，可有效降低血压。辨证采用足浴方，对慢性低血压也有调节作用。

（4）提高免疫功能：中药浴足在促进全身血液循环的同时，也能改善淋巴液的循环。淋巴液循环加快，可使淋巴细胞不断产生抗体，提高人体免疫功能。实践证明，中药浴足对反复感冒等多种免疫功能低下导致的疾病有显著疗效。

（5）改善睡眠，消除疲劳：浴足的温热刺激通过皮肤感受器作用于中枢神经，使兴奋和抑制得到有序控制，使人容易入睡，提高睡眠质量，消除疲劳，蓄养体力，故有"睡前泡泡脚，胜似吃补药"的说法。

（6）舒筋活络，祛寒除湿：人在日常生活中常常会受到风、寒、湿气的侵袭，若邪气滞留于经脉、肌肉、关节，会造成经脉闭塞，气血瘀滞，中药浴足时的温热刺激和药透效应，可使人毛孔疏通，腠理开泄，气血通畅，起到祛寒除湿、舒筋通络、活血化瘀、消肿止痛的作用。

二、中药浴足的方法

（1）浴足器皿：可选用木制桶、盆，或一般洗脚盆，有条件者也可选用电加热自动温控浴足器。

（2）浴足时间：可因人、因时而异。保健养生以20~30分钟为宜；防病治病以30~60分钟为宜。冬季浴足时间可长些。用于保健养生，1天1次或2天1次皆可；用于治疗疾病，每天可浴足2次。睡前浴足是提高睡眠质量、消除疲劳的有效措施，一般半小时即可。

（3）入药方法：①一般中药（叶、茎、根等）先用清水浸泡30分钟，若药较多，可加水2000ml煎汤，若药仅2~3味且量小，可加水1000ml煎汤。煮沸20分钟后去渣取汁，调温后浴足。②若治疗疾病，有的药物可内服、浴足兼用，先取的药汁分早、晚2次服用，剩余药渣再加水2000ml煎煮，煮沸10分钟后去渣取汁，调温后浴足。

三、常见病浴足药方及用法

（一）感冒

（1）风寒感冒：防风、独活、荆芥、羌活各15g，风油精1小瓶。将风油精与3000ml上药煎取液入桶混合，先熏后浴双足。

（2）风热感冒：金银花30g，连翘50g，薄荷30g。煎汁浴足。

（3）流行性感冒：紫苏叶、陈艾叶、葱白各30g。煎汁浴足。

（二）高血压

（1）夏枯草、钩藤、菊花、桑叶各30g。煎汁浴足。

（2）小苏打50g。将小苏打放入泡脚桶，用1000ml沸水冲溶，5分钟后用温水调温浴足。

（三）动脉硬化、高脂血症

何首乌、泽泻、丹参、绿茶各10g，可内服、浴足兼用。

（四）胃病

（1）肝气犯胃型胃痛：香附30g，橘皮、青皮各60g，木香30g。煎汁浴足。

（2）寒性胃痛：干姜50g，吴茱萸30g，艾叶60g。煎汁浴足。

（五）运动系统常见病

（1）足跟痛：制川乌、制草乌各20g，艾叶10g，五灵脂、木瓜、红花各30g。煎汁浴足。

（2）踝关节扭伤：伸筋草30g，五加皮、三棱、苏木各20g，乳香、没药各20g。煎汁浴足。

（3）痹证（风湿性、类风湿、损伤性及增生性关节炎等）：当归、五加皮、黄芪各20g，川芎、桃仁、红花、巴戟天各10g，制附子、川草乌、肉桂、连翘各12g，细辛7g。煎汁浴足。

附 录

医家简介

黄存垣教授1939年出生于宋朝古城虔州府，现江西赣州市。

1965年从江西中医学院（现江西中医药大学）首届本科（六年制）毕业。主任医师，教授，硕士研究生导师，江西省名中医，2021年被授予"江西省国医名师"荣誉称号。20世纪80年代初任江西省中医院院长、党委书记，1994年调任江西中医学院中医系任系主任。至今已从事医疗、教学、科研达60载。1984年被选为南昌市东湖区人大代表，连任两届。1984年担任江西省中医工作咨询委员会委员兼秘书长。曾任江西中医药学会秘书长，1997年被选为江西省教育委员会职称改革领导小组成员，同年被选为江西省高教教师系列高级职务评审委员会学科组成员。1996年至今被《老友》杂志聘请为医疗保健顾问。2019年至今担任江西省老科学技术工作者协会卫生分会副会长。

1964年毕业实习期间，跟随著名老中医、江西中医泰斗——姚荷生教授到基层进行临床诊治、巡回医疗与科研。1965年毕业后，经组织选留到江西省中医研究所跟随姚老，为"名师带高徒"计划师承学生之一，继续深造和整理名老中医宝贵经验。期间跟师参加了湖口地方病的临床研究和巡回医疗。1965年流行性脑脊髓膜炎（流脑）大流行，在南昌青山湖工人疗养院组建了一个医疗点，采用中医方法治愈了大批流脑患者。此外，黄老还到市传染病院采用中医药治疗白喉、流行性乙型脑炎（乙脑）等。在江西省中医院开设了用中医药治疗肠伤寒病的专科病房，以中医药为主治疗该病，收到良好疗效。

在江西省中医院担任院长、党委书记期间，黄老与全院职工上下齐努力，将医院病床数从80张扩建成500张。重视培养优秀中医人才，每年选留中医学院优秀本科毕业生，选拔、培养学科带头人，增设医技科室，增添现代检测设备，将省中医院建设成为江西省中医药人才的培养基地。在职期间，曾多次带队下基层，到赣南瑞金、吉安井冈山、抚州唱凯、清江树槐、店下镇、九江湖口马影、南昌新建松湖等地，开展业务人才的培训，进行巡回医疗，治疗血吸虫病等。

在中医战线摸爬滚打60载，擅长治疗内科常见病、时病、杂病、疑难杂症以及妇科病、儿科病、老年性疾病。临床以中医内科疾病为主，以肝、胆、脾胃病为研究方向。曾多次应邀为港澳台同胞、海外侨胞、外国友人诊治与会诊。

通过医疗实践，黄老感悟甚多。①深感做医生难，做个好医生更难。一个好医生应是医德与医术兼优，受病友生命健康之托，焉能马虎应对？故无问贵贱贫穷、病症轻重，尤其在抢救急危重症时，更应争分夺秒。急患者之所急，痛患者之所痛，视病者为亲人。②中医注重临床实践，要把所学的理论运用于临床实践，重视医案的总结和留存。③做个名副其实的好中医，突出中医特色，以中医药为主，中西结合诊治患者，力争治愈或减轻患者痛苦。④中医学包含古代朴素的唯物论和哲学，要学好中医需掌握好多学科的知识，如天文学、地理学、心理学、历史学、哲学等，为中医所用，古为今用，洋为中用，挖掘整理，继承发扬中医。⑤仲景言："勤求古训，博采众方。"吾辈应熟读经典，勤于临床，把"读经典，勤临床，跟名师，多总结"作为学好中医的座右铭。⑥在继承发扬中医的治疗特色外，更要重视发扬中医的预防医学，预防大于治疗。只治不防，越治越忙；只治不防，花钱心慌；只治不防，痛苦悲伤。正为"上工治未病，中工治欲病，下工治已病"。

黄老为主编或副主编出版了《中医四大经典学习指导》《杏林耕耘录》《中医养生金钥匙》等著作，计百万余字。自1996年至今，作为《老友》杂志医疗保健顾问，发表了200余篇中医学术性科普文章，为《卫生保健》栏目修改稿件达300余篇，回复稿件上千封，深得读者称赞。

老骥伏枥，志在千里。春蚕到死丝方尽，黄老为了人类的健康，一直在努力奉献！